Prof. Dr. Ingo Froböse

mit Ulrike Schöber

DIE GESUNDHEITS FORMEL DER 100-JÄHRIGEN

7 Schlüssel für ein langes Leben

Inhalt

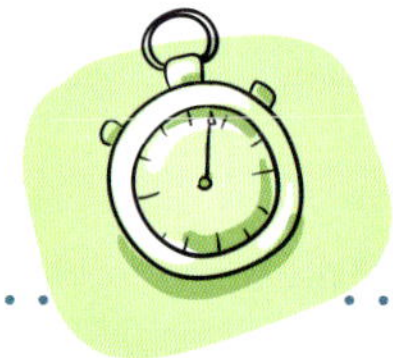

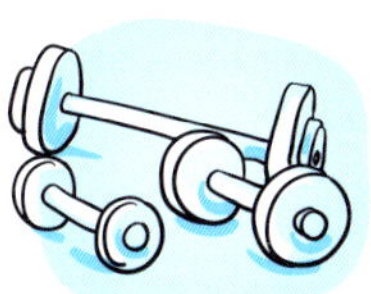

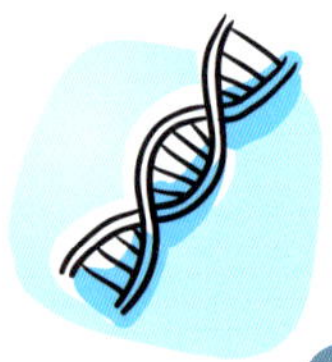

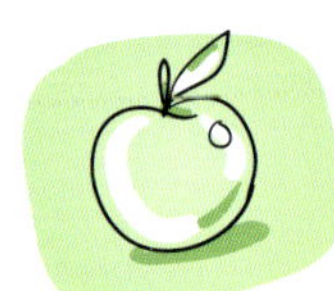

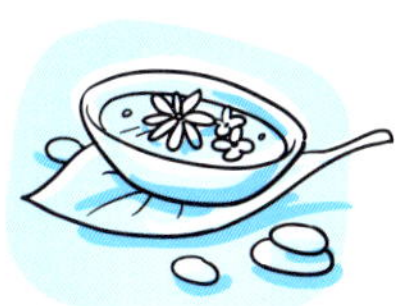

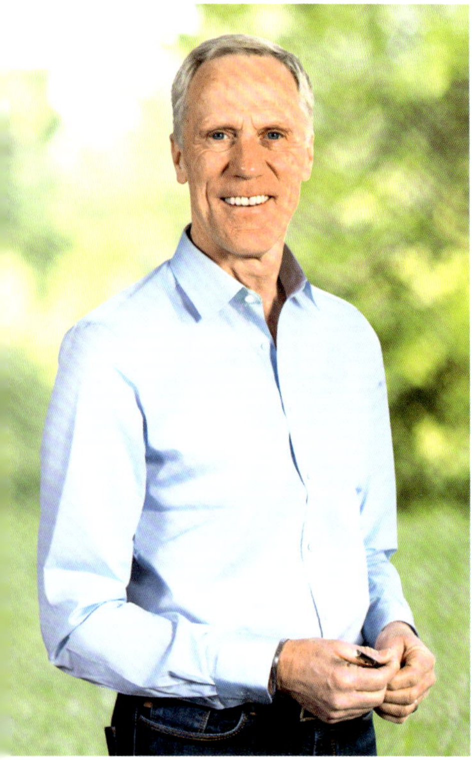

Liebe Leserinnen und Leser,

sie sind eine Inspiration für jeden Sportler, aber auch ein Vorbild für alle anderen Menschen: Orville Rogers und Julia Hawkins, genannt „Hurricane" Hawkins. Beide sind bereits über 100 Jahre jung (102 und 104) und mehrfache Leichtathletik-Weltrekordler auf ganz verschiedenen Strecken. Rogers hält mittlerweile die Weltrekorde über 60, 200, 400, 800 und 1500 Meter und noch nie war ein Mensch in seinem Alter schneller als er. Dabei hat er erst mit 50 angefangen, Sport zu treiben und zu laufen. Und auch „Hurricane" Hawkins begeistert die Zuschauer in den Stadien mit ihren Weltrekorden über die Sprintdisziplinen und ist der beste Beweis dafür, dass es nie zu spät ist, mit Sport und einem gesunden Lebensstil zu beginnen.

Mehr als 100 Jahre jung und fit wie ein Turnschuh! Das klingt wie eine Mission, eine atemberaubende Perspektive. Möchten Sie auch möglichst so lange leben und dabei so fit sein wie die beiden? Haben Sie in Ihrer Familie viele Angehörige, die richtig lange gelebt haben? Ist das ein gutes Zeichen? Können Sie überhaupt so alt werden, wenn Ihre Eltern und Großeltern leider schon früh verstorben sind? Fragen, die wir uns sicher alle stellen. Aber welche Antworten gibt es darauf?

Sehr häufig werden die Gene als Hauptursache für Gesundheit und Vitalität in einem langen Leben angesehen. Das aber ist falsch, denn die neuesten Forschungsergebnisse zeigen, dass nur maximal 7 bis 10 Prozent unserer Lebensqualität im Alter durch die Gene vorprogrammiert und bestimmt werden. Der andere große Rest, also mehr als 90 Prozent, wird dagegen von unserem eigenen Lebensstil direkt und unmittelbar beeinflusst, und da können wir ansetzen.

„Manche Leute altern, andere reifen!" Mit dieser Aussage trifft Sean Connery es exakt: Es geht nicht darum, möglichst viele Lebensjahre zu sammeln, sondern diese Lebensjahre optimal auszufüllen, zu gestalten und zu genießen. Genau das haben wir selbst in der Hand: Wir können unser Leben und unsere Gesundheit ganz allein direkt und unmittelbar beeinflussen und lenken. Es ist kein Zufall oder Schicksal, ob wir lange gesund, fit und vital bleiben. Es ist die Summe unseres Handelns und Lebens, was mit unserer Gesundheit und unserer Lebensqualität geschieht.

Umfassende wissenschaftliche Studien über die Merkmale des Lebensstils von hochbetagten Menschen jenseits der 90 und 100 Jahre zeigen eindrucksvoll, wie es klappen kann, 100 Lebensjahre und mehr bei bester Gesundheit und optimaler Lebensqualität zu genießen. Ich habe die neuesten wissenschaftlichen Erkenntnisse herangezogen und daraus die „Gesundheitsformel der 100-Jährigen" entwickelt mit den 7 Schlüsseln für ein langes Leben: Genügend Bewegung, ein effektiver Stoffwechsel, eine gute Ernährung für gesunde Zellen, ein schlagkräftiges Immunsystem, gepaart mit der richtigen Portion Regeneration und Entspannung, mit Glück, Zufriedenheit und Optimismus sowie einer leistungsfähigen Selbstreinigung des Körpers, führen als Belohnung zu einem genussvollen, langen und vitalen Leben.

Folgen Sie mir und den Alten dieser Welt und Sie werden sehen, wie leicht das gesunde Altern doch letztlich ist: Viel Freude dabei und bleiben Sie gesund!

Ihr Ingo Froböse

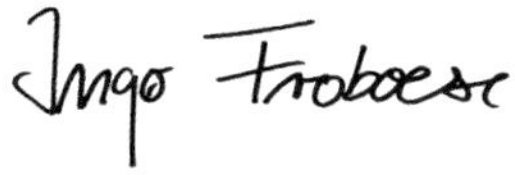

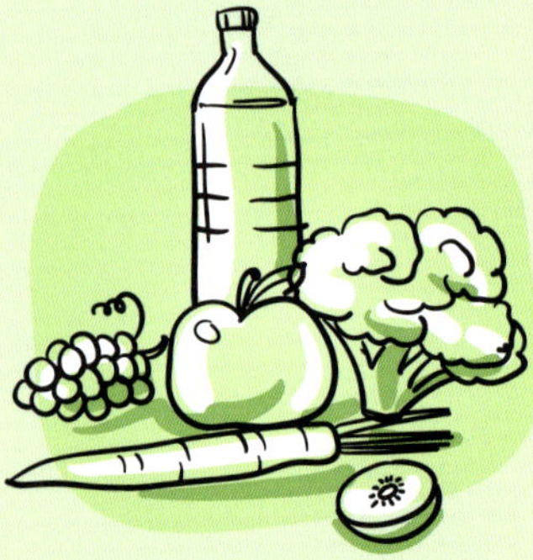 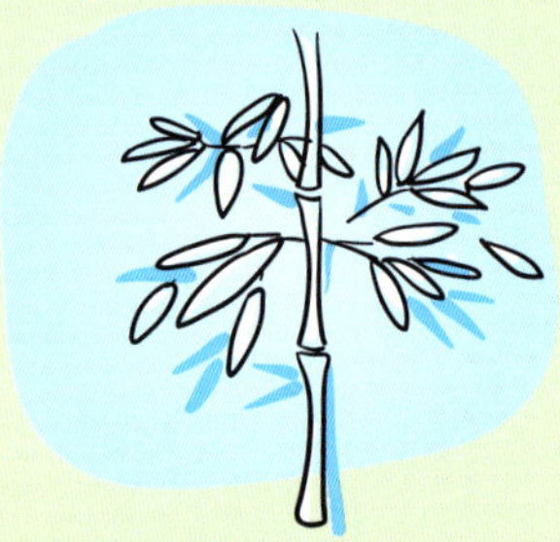 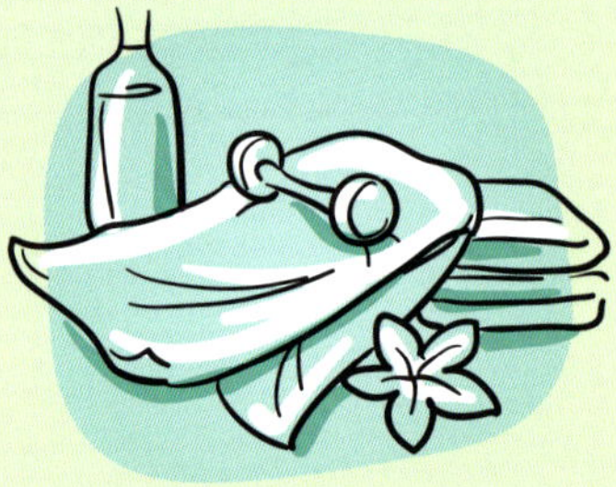

100 JAHRE UND TROTZDEM FIT – GEHT DAS?

Alt werden wollen wir alle. Aber bitte so, dass wir auch im hohen Alter noch aktiv am Leben teilnehmen können. Wie wir das schaffen können, zeigen uns die quicklebendigen 100-Jährigen auf der ganzen Welt. Von ihnen können wir einiges abschauen.

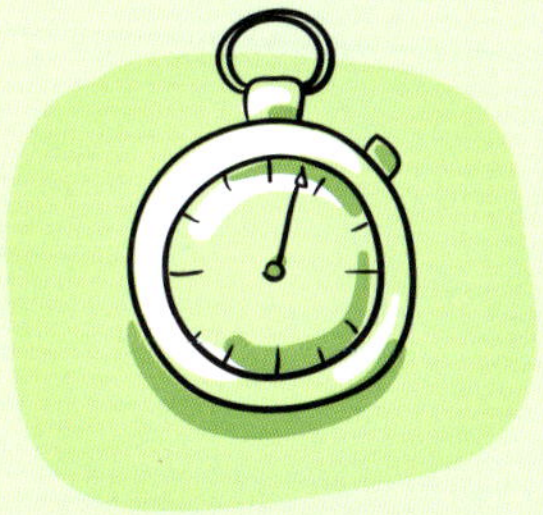

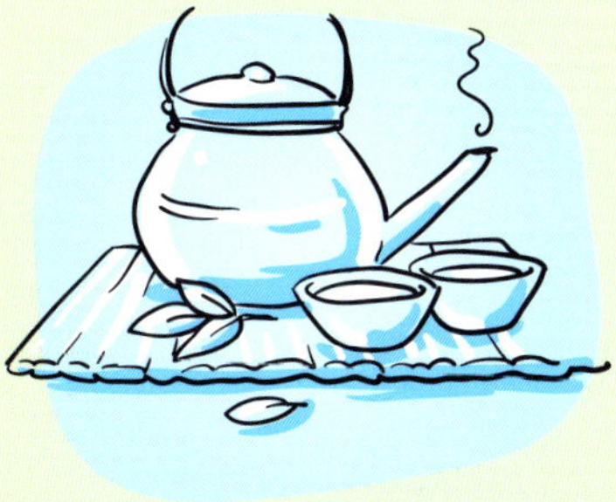

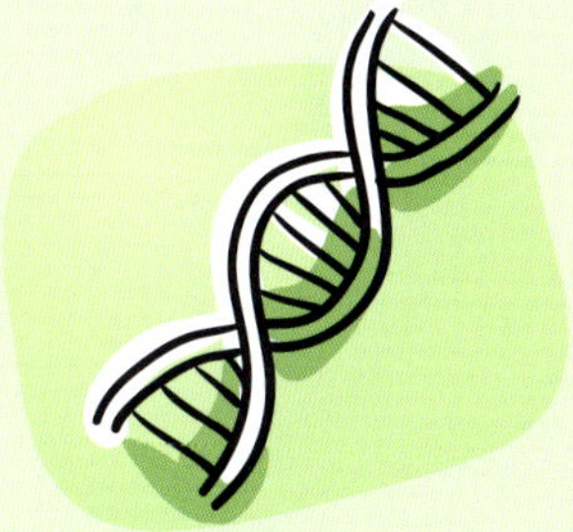

Gar nicht mehr so selten: 100 Jahre alt!

100 Jahre! Das klingt wie ein unerreichbares Ziel. Doch tatsächlich gibt es weltweit immer mehr Menschen, die diese Schallmauer erreichen und ihr Leben auch genießen, weil sowohl ihr Körper als auch ihr Geist noch fit und gesund sind. Gebrechlichkeit spielt für viele dieser Menschen keine Rolle – oder falls doch, höchstens in den letzten zwei bis drei Lebensjahren.

Die Wissenschaft schaut sich diese Menschen schon länger genau an: Von ihnen können wir lernen und Strategien ableiten, die jedem von uns helfen, lange und dabei auch vital zu leben – egal, ob es dann 100 oder „nur" 90 Jahre werden. Tatsächlich stellen wir bei den 100-Jährigen der unterschiedlichen Kulturen dieser Welt viele Gemeinsamkeiten fest. Ausreichend Bewegung, gesunde Ernährung und regelmäßige Regeneration sowie Entspannung, kombiniert mit sozialen Kontakten, Glück und Zufriedenheit, scheinen über alle Grenzen hinweg die Garanten für eine gute Lebensqualität bis ins höchste Alter zu sein.

Hohes Alter: regional ungleich verteilt

Wie alt jemand heutzutage wird, hängt leider auch davon ab, in welcher Region er das Licht der Welt erblickt. 2015 hatten jene Kinder, die in den 29 wohlhabendsten Ländern dieser Welt geboren wurden, im Durchschnitt eine Lebenserwartung von mindestens 80 Jahren. Dagegen betrug die Lebenserwartung der Jungen und Mädchen, die in den 22 afrikanischen Ländern südlich der Sahara entbunden wurden, weniger als 60 Jahre. Aber auch für diese Region gibt es gute Nachrichten: In afrikanischen Ländern ist das Durchschnittsalter in den letzten 15 Jahren immerhin um 9,4 Jahre angestiegen – das sind die stärksten Wachstumsraten auf der ganzen

LEBENSERWARTUNG IN JAHREN

Mittlere Lebenserwartung in Jahren für ausgewählte Länder

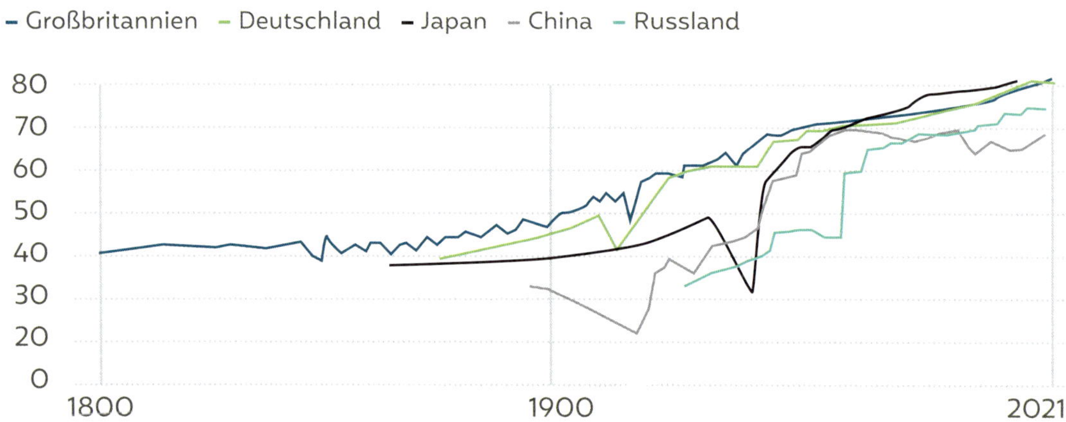

Quelle: Life Expectancy by Max Roser, Esteban Ortiz-Ospina and Hannah Ritchie, first published in 2013, last revised in October 2019

Welt. Grund dafür ist nach Angaben der Weltgesundheitsorganisation WHO die immer bessere Bekämpfung von Malaria und die Beschränkung der Ausbreitung von HIV.

An der Spitze in puncto Lebenserwartung liegen seit Jahren die Frauen in Japan mit durchschnittlich etwa 87 Jahren. Bei den Männern liegt die Schweiz mit 81,3 Jahren vorn. Deutsche leben heute 81,2 Jahre (Frauen: 83,6; Männer: 78,7; Stand: 2016). Im Vergleich mit den europäischen Nachbarn schneidet Deutschland leider nicht so gut ab und liegt mit Platz 18 ziemlich weit hinter unseren Nachbarn (Quelle: Statista, 2018). Schweizer, Spanier und auch Italiener leben in Europa am längsten. In den Mitgliedstaaten der Europäischen Union ist die Lebenserwartung von 1990 bis heute durchschnittlich um mehr als sechs Jahre von 74 Jahren auf etwa 80,5 Jahre angestiegen. Außerdem nimmt die Lebenserwartung bei Neugeborenen jedes Jahr um etwa drei Monate zu.

Doch auch innerhalb Europas gibt es deutliche Unterschiede, wenn wir genau hinschauen: Die Menschen in Süd- und Westeuropa leben im Durchschnitt etwa acht Jahre länger als die Bewohner von Mittel- und Osteuropa. Unterschiedliche Standards in der Gesundheitsversorgung, Ernährung, klimatische und umweltbedingte Faktoren sowie das in den Ländern unterschiedlich ausgeprägte allgemeine Wohlbefinden vermutet der EU-Gesundheitskommissar Vytenis Andriukaitis als Ursache bei der Vorstellung des Europäischen Berichts zur Lebensqualität 2016.

Zoomen wir mit der Lupe noch näher heran und schauen nur auf Deutschland, finden wir wiederum klare Differenzen. Das Robert-Koch-Institut stellt in seinen jährlichen Berichten fest, dass die Ungleichheiten zwischen den sozialen Schichten nicht nur Einkommen und Bildung betreffen, sondern auch die Lebenserwartung: Gut gebildete und situierte Bürger werden älter. Diese Altersschere zwischen Arm und Reich scheint sich künftig sogar noch zu vergrößern, sofern wir nicht intensiv dagegen vorgehen.

LÄNGERES LEBEN NUR FÜR REICHE?

Mit einer höheren Lebenserwartung steigen auch die Gesundheitskosten. Das ist in unserem Gesundheitssystem schon seit Jahren zu beobachten. Mittel- und langfristig kann das dazu führen, dass der Wunsch nach mehr Lebenszeit nur einer kleinen Gruppe vorbehalten bleibt, die sich „Ersatzteile“ sowie lebenserleichternde Operationen und Behandlungen leisten kann. Genau dort sehe ich aktuell die Gefahr der zunehmenden Industrialisierung der Altersforschung, die gerade in den USA immer stärker auf lebensverlängernde Produkte abzielt.

100, 120, 150 Jahre – gibt es eine Obergrenze?

Allein in Deutschland hat sich die Lebenserwartung in den vergangenen 100 bis 150 Jahren im Durchschnitt nahezu verdoppelt, und zwar von etwa 43 Jahren auf 81,2 Jahre. Möglicherweise wurden aktuell sogar bereits Menschen geboren, die 150 Jahre alt werden kön-

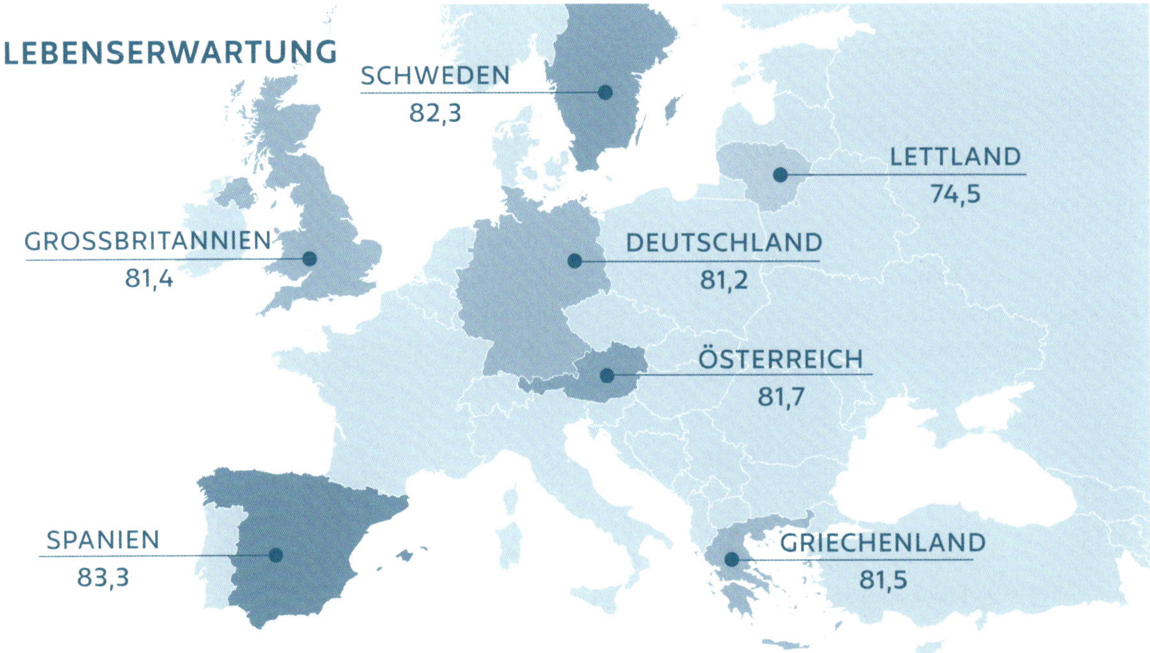

Alles andere als rekordverdächtig: Bei der durchschnittlichen Lebenserwartung liegt Deutschland leider nur auf Platz 18.

nen, vermuten manche Forscher. Ist 100 also in den nächsten Jahren nicht mehr die Schallmauer, sondern verschieben wir diese zunehmend weiter nach hinten? Wissenschaftler des Berlin-Instituts für Bevölkerung und Entwicklung beschäftigen sich mit diesem Phänomen und werten dazu kontinuierlich die neuesten wissenschaftlichen Arbeiten zur globalen, aber auch zur regionalen Lebenserwartung aus.

„Es gibt ein Plateau von gut 100 Jahren, darüber gibt es nicht mehr viel Luft nach oben", sagt Reiner Klingholz, der Leiter des Berlin-Instituts. Umfassende statistische Analysen deuten darauf hin, dass irgendwo zwischen 115 und 120 Jahren ein biologisches Limit, also ein Höchstalter liegt, über das hinaus niemand altern kann. Nur in Einzelfällen, so Klingholz, sei es möglich, diese Grenze nach oben zu verschieben. Das sehen manche US-amerikanische Wissenschaftler wie Prof. David Sinclair von der Harvard Medical School in Boston anders. Für ihn ist Altern kein natürliches Geschehen mehr, sondern eine Krankheit, der man mit entsprechenden Maßnahmen und biomedizinischen Interventionen begegnen kann. Die Forschung wird in den nächsten Jahren und Jahrzehnten zeigen, ob es wirklich gelingen kann, durch genetische und operative Eingriffe sowie Arzneimittel die Obergrenze des Alters noch viel weiter nach hinten zu verschieben – und das zugleich auch ethisch und moralisch vertretbar.

Vorsicht: kürzere Lebenserwartung durch schlechten Lebensstil!

Forscher gehen heute davon aus, dass in einigen Industrieländern in den Geburtsjahrgängen ab dem Jahr 2000 mindestens die Hälfte der Menschen bereits 100 Jahre und älter wird. Ob es wirklich dazu kommt, ist jedoch längst nicht ausgemacht: In den USA sank beispielsweise die mittlere Lebenserwartung 2015 gegenüber dem Vorjahr erstmals um fünf Wochen. Darüber spricht kaum jemand, weil es wenig spektakulär klingt. Doch es sollte uns hellhörig machen, denn es zeigt eindrucksvoll, dass der Trend zum höheren Alter kein Selbstläufer ist. Jene durch den Lebensstil verursachten Krankheiten wie Diabetes, Adipositas, Herz-Kreislauf-Erkrankungen und Krebs bremsen die Langlebigkeit massiv aus.

Dieses Phänomen wurde nicht nur in den USA beobachtet, sondern es wirkt sich mittlerweile auch in vielen anderen Regionen dieser Welt negativ aus, sogar in den sogenannten Blue Zones (siehe Seite 17).

HEALTHSPANNER ODER IMMORTALIST: ZWEI WEGE ZU HÖHEREM ALTER

In den vergangenen Jahren investierten zahlreiche Unternehmen im Silicon Valley in regenerative Medizin und Langlebigkeit in der Hoffnung, die Endlichkeit des Lebens und damit den Tod zu besiegen oder zumindest weit nach hinten zu schieben. Dabei lassen sich die Wissenschaftler grundsätzlich in zwei verschiedene Strömungen aufteilen.

Die „Healthspanner“ haben primär im Fokus, die Qualität des Lebens und besonders den vollen Besitz der körperlichen und geistigen Kräfte so lange wie möglich zu gewährleisten. Sie setzen dabei hauptsächlich auf Veränderungen des Lebensstils, die sich positiv auf die Vitalität auswirken. Das entspricht etwa meiner persönlichen Denkweise und auch den Inhalten dieses Buchs.

Die andere Gruppe sind die „Immortalists“, Unsterblichkeitsvisionäre, die davon überzeugt sind, dass das menschliche Leben so lange wie möglich dauern soll und ihm kein definitives Ende gesetzt werden darf. Dieser Idee hängt auch Facebook-Gründer Mark Zuckerberg an, der 600 Millionen US-Dollar für ein eigenes Forschungszentrum ausgab.

Der Körper ist für Immortalisten eher eine Maschine, die repariert werden kann und bei der alles Verbrauchte oder Kaputte einfach ausgetauscht wird. Sie hoffen auf die Manipulation von Genen und auf die Verknüpfung des Körpers mit künstlicher Intelligenz. Völlig neue digitale Produkte sollen den uralten Menschheitstraum von Langlebigkeit endlich erfüllen. Selbst vor der Verbindung ihres Gehirns mit einer Cloud schrecken manche nicht zurück.

Im Tierversuch klappt schon einiges. Eine Studie der Mayo-Klinik zeigt zum Beispiel, dass Mäuse länger leben, wenn man bei ihnen regelmäßig bestimmte Zellen austauscht. Diese sogenannten seneszierenden Zellen werden für schnelleres Altern mitverantwortlich gemacht, weil sie negative Signale aussenden.

Blue Zones – wo Altsein normal ist

Wer Langlebigkeit wissenschaftlich erforschen möchte, muss dorthin gehen, wo möglichst viele hochbetagte Menschen leben. Besonders verdient gemacht haben sich in den Anfängen dieses Forschungsfelds die beiden Wissenschaftler Dr. Gianni Pes von der Universität Sassari auf der italienischen Insel Sardinien und Dr. Michel Poulain von der Katholischen Universität Löwen in Belgien.

Im Rahmen ihrer Forschungsarbeiten zur Demografie bestimmter Gesellschaften und Kulturen war den beiden Wissenschaftlern im Jahr 2000 aufgefallen, dass speziell in der Provinz Nuoro mit ihren 74 kleinen Gemeinden im östlichen Teil Sardiniens europaweit die größte Ansammlung an männlichen 100-Jährigen anzutreffen ist. Auf einer Landkarte der Region kreisten sie – zufällig mit einem blauen Stift – jene Dörfer ein, wo besonders viele männliche Hochbetagte wohnten. Die beiden Forscher bezeichneten von da an diese speziellen Regionen als „blaue Gebiete": Das war die Geburtsstunde des mittlerweile sehr populären Begriffs „Blue Zones". Er steht weltweit für Regionen mit auffällig vielen, sehr alten Menschen, also für Zentren der Langlebigkeit.

Gemeinsam mit dem Journalisten Dan Buettner erweiterten Pes und Poulain die Blue Zones um die japanische Insel Okinawa sowie um die kleine Adventisten-Gemeinde Loma Linda im Süden Kaliforniens. Später kamen dann noch die Halbinsel Nicoya in Costa Rica und die kleine griechische Insel Ikaria in der nördlichen Ägäis dazu.

Blue Zones in der Kritik

Die Blue Zones haben weltweit große Aufmerksamkeit erregt, versprach man sich doch, dort einen „Jungbrunnen" für die Menschheit zu finden. So verwundert es nicht, dass das Konzept der blauen Zonen sowohl wissenschaftlich als auch moralisch hinterfragt wird: Den Entdeckern dieser Gebiete wird häufig vorgeworfen, Regionen ausgewählt zu haben, die nur über sehr dürftige statistische Aufzeichnungen verfügen. Durch fehlende Geburtsregister kann das Alter oft nur geschätzt werden, ist also keinesfalls verlässlich und nachprüfbar. Gerade Überprüfbarkeit ist aber ein grundlegender Anspruch in der naturwissenschaftlichen Arbeit.

Außerdem sind die fünf ausgewählten blauen Zonen entweder über Jahrhunderte abgeschnittene Regionen, einsame Täler und Inseln oder religiöse Enklaven, also ziemlich abgeschieden vom westlichen Fortschritt um sie herum. Die meisten sind dadurch geprägt, dass dort Menschen in relativer Armut, mit geringer Bildung und unter harten klimatischen Umweltbedingungen leben.

Wenn diese Merkmale entscheidend für die Langlebigkeit sein sollten, dann ist das Konzept der blauen Zonen sicher nicht zielführend oder gesellschaftlich akzeptabel. Genau deswegen habe ich mich von der alleinigen Betrachtung der blauen Zonen gelöst und mir auch andere regionale Beispiele vorgenommen, um einen weiteren Blick zu bekommen.

Die Alten von Okinawa

Die Forschungsgruppe Gerontologie der Universität von Kalifornien (UCLA, Los Angeles) sammelt in einer Datenbank permanent die Namen und Daten der Ü100-Menschen weltweit. Schaut man sich diese Liste an, dann fällt auf, dass 21 von 45 in Japan leben (Stand: Mai 2020). Fast die Hälfte der international ältesten Menschen sind also Japaner – ein guter Grund, genauer hinzuschauen und sich mit dem dortigen traditionellen Lebensstil intensiver zu beschäftigen. Das sogenannte Ikigai (= Lebenswert; siehe Seite 160) gehört als zentraler und traditioneller Bestandteil dazu und ist in Japan weitverbreitet.

Der Hotspot der Langlebigkeitsforschung ist Okinawa, eine Insel im Süden Japans mit subtropischem Klima. Statt im Altenheim leben die meisten Hochaltrigen auf Okinawa noch allein, arbeiten oft sogar noch oder haben ein Hobby, dem sie täglich nachgehen. Pensionierung, Rente oder Ruhestand sind Begriffe, die es im Sprachgebrauch und täglichen Leben auf der Insel nicht gibt! Obwohl die Blue-Zone-Forscher sich am Alter der Männer orientierten und dadurch auch auf Okinawa kamen, fällt auf, dass es hier vor allem die Frauen sind, die eine überdurchschnittlich hohe Lebenserwartung haben. Die fast vegetarische Ernährung der Bewohner hat bereits als sogenannte Okinawa-Diät bei den Abnehmwilligen im Westen Karriere gemacht. (Obwohl sich diese Diät deutlich von der tatsächlichen Ernährung der Insulaner unterscheidet.) Dort isst man sehr häufig maximal 80 Prozent des tatsächlichen täglichen Energiebedarfs – die Wissenschaft nennt das kalorische Restriktion, die Japaner nennen es „Hara hachi bu", was so viel bedeutet wie nur 80 Prozent zu essen. Dieses Prinzip soll bereits in den Lehren des Konfuzius verankert sein. Die Ernährung ist sehr pflanzlich ausgerichtet und enthält täglich wenig Kalorien (etwa 2000 kcal). Ganz hoch im Kurs stehen dabei Süßkartoffeln, Tofu und besonders die Bittergurke Goya mit ihren hohen antioxidativen und den Blutzucker regulierenden Bestandteilen.

TEURE GEBURTSTAGE

Bisher waren die Japaner unendlich stolz auf ihre 100-Jährigen und feierten sie jedes Jahr mit großem Aufwand. Seit mehr als 50 Jahren erhielt jeder Japaner, der 100 wurde, vom Staat ein kostbares Geschenk: eine Sake-Schale aus Silber. Außerdem gibt es im September einen Feiertag, um den Respekt vor den Alten zu dokumentieren. Die 100-Jährigen stehen dabei wie große Stars im Mittelpunkt der Feierlichkeiten. 2016 wurde die Ehrung der 100-jährigen Jubilare mit wertvollen Geschenken eingestellt, weil es dem Staat wohl inzwischen zu teuer geworden war: Als man 1963 zu zählen begann, gab es nur 153 100-Jährige, 2016 waren es 4124 Männer und Frauen! Übrigens leben in Japan aktuell etwa 70 000 100-Jährige. Um aufzufallen, braucht es also besondere Leistungen – nur alt zu sein, reicht in Japan nicht mehr. So stellte Hidekichi Miyazaki 2015 einen Rekord über 100 Meter auf: Er lief die Strecke im Alter von 105 Jahren in 42,22 Sekunden!

Die Gartenarbeit wird auf Okinawa hochgeschätzt, weil sie nicht nur viele frische Lebensmittel liefert, sondern auch Stress reduziert und reichlich Bewegung mit sich bringt. Dadurch bleiben die Bewohner aktiv und sind oft an der frischen Luft, tanken Tageslicht und Sonne. Durch die klassische Sitzhaltung auf dem Boden trainieren Japaner ihre Beinmuskeln ganz unbewusst jeden Tag mehrmals, wenn sie aus der Kraft ihrer Beine aufstehen. Außerdem wird auf Okinawa viel Sport in Form der traditionellen japanischen Sportarten wie Karate und Judo betrieben. Auch Gateball – die japanische Form des Krockets – wird fast täglich gespielt und gehört zum Leben einfach dazu. Dan Buettner berichtet sogar von über 80-Jährigen, die noch täglich für den Zehnkampf trainieren.

Doch eins kann ich Ihnen in diesem Zusammenhang nicht vorenthalten: Leider schwindet die Langlebigkeit auf der Insel langsam aufgrund vielfältiger Einflüsse. Andere japanische Städte haben aufgeholt oder Okinawa bereits überholt. Dazu mehr ab Seite 17.

Die Adventisten von Loma Linda

In Loma Linda, einer kleinen Stadt im Süden Kaliforniens, leben besonders viele Sieben-ten-Tags-Adventisten, also Mitglieder einer protestantischen Freikirche. Sie werden schon seit über 40 Jahren von der Wissenschaft in der „Adventist Health Study" begleitet und beobachtet, weil es auch dort eine sehr große Menge an außergewöhnlich alten Menschen gibt. Selbst mit über 90 Jahren pflegen viele von ihnen noch ungewöhnliche Hobbys wie Wasserskilaufen und Motorradfahren. Manche üben ihren Beruf noch erfolgreich aus. In dieser großen Studie wollen die Forscher ermitteln, ob es einen direkten Zusammenhang zwischen der Langlebigkeit und speziellen Ernährungsmerkmalen gibt. Die Menschen in Loma Linda leben im Schnitt, so die Angaben von Journalist Dan Buettner, etwa vier bis sieben Jahre länger als die übrigen Bewohner Kaliforniens.

Die Adventisten selbst sagen, dass ihr Glaube und vor allem ihre optimistische Einstellung zum Leben sie so lange gesund und fit halten. Dass beides sicher eine wichtige Rolle spielt, beweisen zahlreiche Studien, die bereits mit Bewohnern von Klöstern gemacht wurden. Die alten Mönche und Nonnen berichten, dass sie Stress kaum kennen und dass ihnen besonders die Kameradschaft und die Nähe zu Gleichgesinnten viel Kraft und Unterstützung gibt.

Fettleibigkeit ist in der Gemeinde völlig unbekannt: Der Body-Mass-Index (BMI) liegt bei den meisten deutlich unter 30 oder sogar unter 25. (Ab einem BMI von 30 spricht man von Adipositas bzw. Fettleibigkeit, ab 25 von Übergewicht.) Die Adventisten sind täglich sehr viel zu Fuß unterwegs und essen reichlich Gemüse – mindestens dreimal pro Woche Bohnen oder andere Hülsenfrüchte und fünfmal pro Woche eine größere Portion Nüsse mit guten Omega-3-Fettsäuren. Auffällig ist auch, dass abends niemals nach 19 Uhr gegessen wird und nur kleine Portionen aus leicht verdaulichen Nahrungsmitteln auf den Tisch kommen. Außerdem trinken die Adventisten viel Wasser als Hauptgetränk, sicher fünf bis sechs große Gläser über den Tag verteilt.

Was verbindet die Zentren der Langlebigkeit?

Neben den Blue Zones gibt es noch einige weitere Regionen auf der Welt, in denen die Menschen steinalt werden – wie das italienische

Dorf Campodimele, die ecuadorianische Gemeinde Vilcabamba oder die chinesische Gemeinde Bama. Zwar weist jede Kultur ihre Besonderheiten auf, und schon aufgrund der geografischen Lage sowie des Klimas müssen sich zwangsläufig Unterschiede in der Ernährung und der Lebensweise finden. Trotzdem gibt es einige Aspekte, die auf die Bewohner all dieser Gebiete auffällig häufig zutreffen und die uns den Weg zum gesunden Altern weisen:

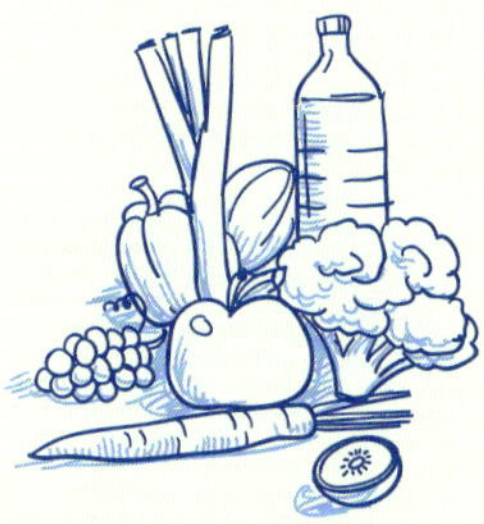

- vorwiegend pflanzliche Ernährung

- viel Bewegung im Alltag
- häufiger Aufenthalt an der frischen Luft

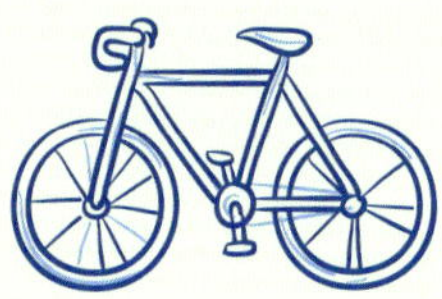

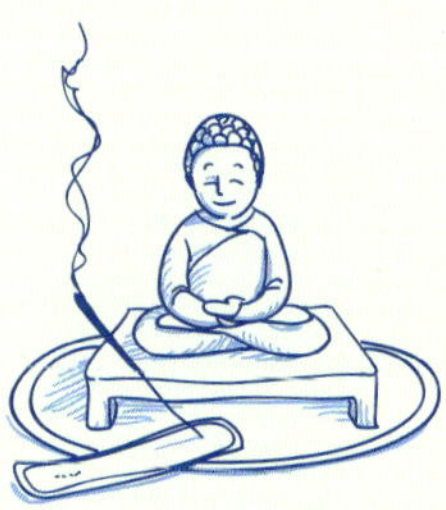

- wenig Stress

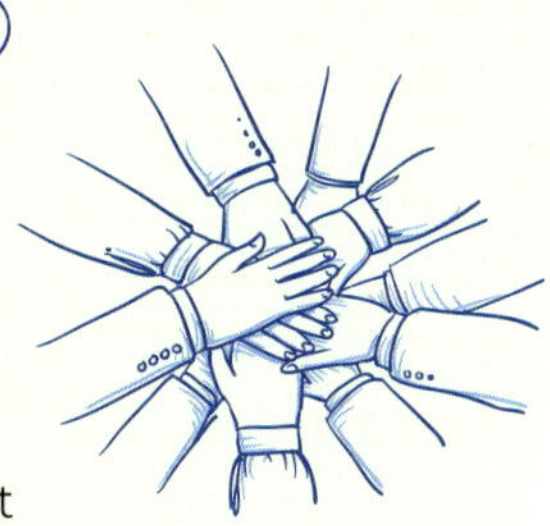

- soziales Engagement
- familiärer Zusammenhalt

Dr. Gianni Pes, der Altersforscher aus Sardinien, sieht es allgemeiner: Die Menschen leben dann am längsten, wenn sie sich im Kreuzungspunkt zwischen traditioneller und moderner Lebensweise bewegen. Seiner Meinung nach gibt es optimale Voraussetzungen für ein hohes Lebensalter, wenn die ärgste Kargheit – etwa im Leben der Bauern oder Hirten – zwar überwunden ist, aber der moderne Lebensstil nach westlicher Prägung gerade erst so weit zum Tragen kommt, dass er noch segensreich wirkt, zum Beispiel durch eine bessere medizinische Versorgung, gute Hygiene und eine ausgewogenere, gesündere Ernährung.

Sobald allerdings die Nachteile wie Überernährung, Bewegungsmangel und Stress sich in einer Gesellschaft ausbreiten, sinkt die Lebenserwartung wieder. Dies würde bedeuten, dass nur die Wahrung alter traditioneller Lebensweisen langfristig und nachhaltig gesundheitsförderlich wirkt und jeglicher Überfluss sich negativ auf die Entwicklung der Lebenserwartung auswirkt. Dafür spricht, dass die Ü100er in einigen Zentren der Langlebigkeit in den letzten Jahren leider eher weniger als mehr werden.

Aber: Den Alten geht der Nachwuchs aus

Zwischen 1970 und 1990 waren die Menschen auf Okinawa bei allen Analysen des japanischen Gesundheitsministeriums immer jene mit der höchsten Lebenserwartung. Aktuell liegen die Männer aus Okinawa nur noch auf Platz 30! Ein Grund ist, dass andere Regionen Japans aufgeholt haben.

Vor allem aber hat die weltweit grassierende Epidemie der lebensstilbedingten Erkrankungen auch Okinawa erreicht, denn die jüngeren Menschen dort leben immer weniger auf die traditionelle Weise. Prof. Makoto Suzuki, der schon sein ganzes Leben die Langlebigkeit in Okinawa wissenschaftlich erforscht, bringt es auf den Punkt: Die jungen Leute gehen heute viel weniger zu Fuß, sie essen Fast Food oder Fertiggerichte aus der Mikrowelle und ziehen in die Stadt. Das Leben in Okinawa ist immer näher herangerückt an den westlichen Lebensstil der großen Industrienationen.

Eine Studie des Arztes Prof. Hidemi Todoriki von der Universität Ryukus zeigt, dass der Fettanteil der Ernährung in Okinawa von traditionell 10 Prozent auf über 30 Prozent angestiegen ist – das steht dem Fettgehalt der typischen westlichen Ernährung in nichts nach. Entsprechend hat heute fast jeder zweite Mann im Alter zwischen 20 und 70 Jahren auf Okinawa Übergewicht und um das Alter von 55 finden sich Krankheiten, die es früher dort überhaupt nicht gab. Besonders Leberschäden sind unter den Männern sehr verbreitet und auch Herz- oder Nierenversagen sowie das Auftreten von Diabetes sind rasant gewachsen.

Aktuell versucht die Regierung der Präfektur, diesen rasanten gesundheitlichen Verfall der Bürger mit Diätplänen in Schulen in den Griff zu bekommen. Prof. Suzuki bezweifelt allerdings den Erfolg: Es sei eben nicht nur das Essen, was sich verändert habe, sondern durch die Urbanisierung verschwänden auch viele andere Werte der traditionellen japanischen Lebensweise. Der hochgelobten Halbinsel der 100-Jährigen geht offensichtlich der Nachwuchs aus.

Damit steht Okinawa jedoch nicht allein: Ähnlich sieht es auch in Nicoya auf Costa Rica aus, in Bama, einer Region in der chinesischen Provinz Guangxi, oder im ecuadorianischen Vilcabamba.

Das sind nur einige der Langlebigkeitszentren, die den zunehmenden Wohlstand mit ihrer guten Gesundheit und ihrem langen Leben bezahlen: Die Kinder und Enkelkinder der 100-Jährigen altern schneller und früher als ihre Großeltern dank Fast Food, Autos und Co.!

SONDERFALL LIMONE

Wenn jemand gesund sehr alt wird, liegt das in der Regel nicht an seinen „guten Genen", sondern an seinem guten Lebensstil. Anders verhält es sich bei den Bewohnern von Limone, einem kleinen italienischen Ort am Gardasee. Auch hier werden die Menschen sehr alt bei guter Vitalität. Aber durch einen Zufall fand man bei ihnen tatsächlich eine genetische Veränderung: Eine sehr große Zahl an Menschen in Limone zeigt eine genetische Besonderheit, die zum Auftreten von „Apolipoprotein A-1 Milano" im Blut führt. Dieses „anormale" Protein transportiert mit großer Geschwindigkeit „gefährliche" Fette aus den Blutgefäßen zur Leber, von wo aus sie dann ausgeschieden werden. Damit hat der Körper der Limoneser eine außergewöhnlich wirksame Waffe gegen Atherosklerose und Herzinfarkt oder Schlaganfall entwickelt.

Langes Leben auch in Deutschland

Wie alt wir werden, hängt also gar nicht selten davon ab, in welcher Region oder Stadt auf der Welt man lebt. Aber ist das bei uns in Deutschland auch so? Gerade im Nordwesten Deutschlands liegt der Anteil der hochbetagten Bürger um mehr als 50 Prozent über dem Bundesdurchschnitt. An der Spitze liegen die Regierungsbezirke Hannover und Schleswig-Holstein.

Auf der anderen Seite zeigt sich aber auch, dass sich gerade Städte und Regionen im Süden Deutschlands sehr förderlich auf die Lebenserwartung auswirken. Seit vielen Jahren liegen die Region um Starnberg und auch das Breisgau immer an der Spitze der deutschen Rankings. In diesen Gebieten ist die Lebenserwartung am höchsten, während sie in einigen östlichen Bundesländern noch nicht so positiv entwickelt ist.

Doch es gibt auch bei uns weitere Einflussfaktoren für ein hohes Alter, die nicht zu unterschätzen sind. So ist zum Beispiel auffällig, dass die Hälfte der über 100-Jährigen am Lebensende nicht weiter als 25 km von ihrem Geburtsort entfernt wohnen und leben. Der Lebensmittelpunkt der Hochbetagten liegt also bei den meisten sowohl zu Beginn des Lebens als auch zum Ende des Lebens relativ nah beieinander. Das spricht für die wichtige Bedeutung sozialer Netzwerke, wie Wissenschaftler vom Rostocker Max-Planck-Institut für demografische Forschung im Jahre 2014 feststellten.

Nur die guten Jahre zählen

Nach einem Blick in unsere Senioren- und Pflegeheime kommt sicher nicht nur bei mir die Frage auf, ob sich ein langes Leben wirklich lohnt. Es geht eben nicht nur darum, möglichst lange zu leben: Der viel wichtigere Aspekt ist die Lebensqualität. Nur wenn wir sie möglichst lange auf hohem Niveau halten können, wenn wir viele gute Jahre haben können, dann macht ein langes Leben Freude. Wie wir beschwerdefrei, also ohne große Beschränkungen und Einschränkungen, das Leben genießen können, darum geht es in diesem Buch.

Genau damit sieht es bei uns Deutschen jedoch gar nicht so gut aus, wie die Studie „Gesundheit im Blick: Europa 2016" herausfand: Wir liegen im europäischen Vergleich mit Platz 18 weit hinten. Das Leben ohne gesundheitliche Beeinträchtigungen erreichen die Deutschen schon mit Mitte 50. Der europäische Durchschnitt dagegen liegt mit 61,5 Jahren deutlich später. In Malta oder Schweden setzen erste körperliche Gebrechen sogar erst mit dem 70. Lebensjahr ein!

Auch wenn die Medizin uns hinsichtlich der Lebenserwartung im europäischen Vergleich auf Augenhöhe mitspielen lässt, zeigt sich beim Blick auf die Lebensqualität leider, dass wir zunehmend eine Gesellschaft von chronisch kranken Menschen werden. Viel zu früh erkranken hierzulande Menschen dauerhaft. Prävention und Vorbeugung spielen in Deutschland im Vergleich zu vielen anderen Ländern eine viel zu kleine Rolle. Deshalb müssen wir das selbst in die Hand nehmen!

„Gute“ Gene für ein langes Leben?

Der Großvater wurde 89, die Mutter 93 und ihr Bruder hat gerade seinen 90. Geburtstag gefeiert – wer aus einer solchen Familie mit vielen Alten kommt, hat doch „gute" Gene geerbt und wird sicher auch alt. Der Gedanke liegt nahe und ist weitverbreitet, aber stimmt es tatsächlich, dass unsere individuelle Lebenszeit genetisch vorbestimmt ist?

Bei der Entschlüsselung der DNA hoffen die Genetiker bis heute, Erbfaktoren zu finden, die für das Altern und sogar für die Langlebigkeit verantwortlich sein könnten. Das wäre eine gute Grundlage, um neue Strategien und vor allem gut verkäufliche Mittel gegen das Altern und zur Förderung der Langlebigkeit zu entwickeln. Bis jetzt ist das aber nicht gelungen, im Gegenteil: Die Entdeckung der sogenannten Methusalem-Gene war eine der peinlichsten Falschmeldungen in der Genetik überhaupt (siehe Kasten).

Umwelt und Lebensstil wichtiger als Gene

Mit den Genen konnten wir uns immer schön rausreden – bis 2018 eine Studie mit ganz anderen Ergebnissen erschien: Die Analyse der Daten von 400 Millionen Menschen aus dem 19. und 20. Jahrhundert ergab, dass die Gene wahrscheinlich höchstens 7 Prozent ausmachen im Hinblick auf unsere Lebenserwartung! Ihr Einfluss bleibt damit weit zurück hinter dem von Umweltfaktoren und vor allem unserem Lebensstil.

Prof. Graham Ruby aus San Francisco versucht mit seinen Kollegen seit vielen Jahren, den Schlüssel für Langlebigkeit zu finden. Mithilfe statistischer Verfahren hat er die historischen Daten dieser Vielzahl von Menschen auf Lebensdauer, Verwandtschaftsgrad und auch soziokulturelle Faktoren untersucht. Ruby hält es

ALS FAKENEWS ENTLARVT: DIE METHUSALEM-GENE

Vor rund zehn Jahren trat der US-Mediziner Prof. Thomas Perls mit einem weltweit stark beachteten Forschungsergebnis an die Öffentlichkeit: Er hatte das Blut von Menschen im Alter zwischen 95 und 119 Jahren in Neuengland untersucht und dabei ein genetisches Muster gefunden, das für langes Leben verantwortlich sei. Die Entdeckung der Methusalem-Gene wurde im anerkannten Wissenschaftsmagazin „Science“ veröffentlicht. Doch dann deckten andere Forscher Fehler um Fehler in den Datenanalysen auf, sodass Perls die Veröffentlichung zurückziehen musste. „Retraction“ heißt dieser Vorgang – die Höchststrafe im Wissenschaftsbetrieb. Perls korrigierte seine Daten und interpretierte sie danach deutlich „seriöser“. Er veröffentlichte die modifizierten Ergebnisse erneut, allerdings in einem weniger bekannten Fachjournal. Nun war keine Rede mehr von Methusalem-Genen, im Gegenteil: Es sei äußerst unwahrscheinlich, dass ein einzelnes oder selbst einige wenige Gene einen Überlebensvorteil oder sogar eine Langlebigkeit verursachen, lautete sein aktuelles Resümee.

sogar für möglich, dass der genetische Einfluss auf unser Alter noch geringer ist. Blickt man auf jene Blue Zones, in denen die moderne Welt Einzug gehalten hat und wo seitdem die Langlebigkeit zurückgeht (siehe Seite 17), spricht tatsächlich viel für den Lebensstil als Hauptaspekt.

Das bestätigt auch eine Untersuchung darüber, in welchem Ausmaß Gene und Lebensstil zur Verkalkung der Herzkranzgefäße – also zur gefürchteten Atherosklerose – beitragen. Prof. Amit Khera und sein Team analysierten die Daten von mehr als 55 000 Menschen. Das bemerkenswerte Ergebnis: Egal, ob die Menschen eher eine „gute" oder „schlechte" genetische Ausstattung hatten – durch einen gesunden Lebensstil konnten sie das individuelle Krankheitsrisiko positiv beeinflussen und nahezu halbieren. Was der Kardiologe unter einem gesunden Lebensstil versteht, definierte er sehr klar. Mindestens drei von vier Punkten müssen erfüllt werden:

- nicht rauchen,
- nicht übergewichtig (adipös) sein,
- sich regelmäßig körperlich bewegen und
- sich ausgewogen ernähren.

Das sind doch gute Perspektiven, denn jeden dieser vier Aspekte können Sie ziemlich einfach selbst beeinflussen – wenn Sie es wirklich wollen.

Assortative Paarung: Gleich und gleich gesellt sich gern

Die Gene sind also nicht dafür verantwortlich, dass der Großvater 89, die Mutter 93 und ihr Bruder 90 wurde. Trotzdem ist eine derartige „Häufung" von alten Menschen innerhalb einer Familie auffällig und kommt immer wieder vor. Wie erklärt die Wissenschaft das dann? Hier kommt die Verhaltensbiologie ins Spiel und sieht das Prinzip der assortativen Paarung als Ursache: Nicht nur Tiere, auch wir Menschen neigen dazu, Partner auszuwählen – und damit auch deren Familien –, die uns ähneln und die ähnlich leben. Faktoren wie vergleichbare soziokulturelle oder auch ökonomische Hintergründe, also Bildung, Interessen, Einkommen, die Herkunft aus der gleichen Gegend oder sogar eine bestimmte Körperstatur sind oft für die Auswahl der Partner entscheidend. Die Partner treffen sich auf Augenhöhe und gestalten ihr Leben auf die gleiche Weise, das kann vital und aktiv sein genauso wie daddelnd am Handy und snackend vor der Glotze. Entsprechend ähnlich sind dann auch die Folgen dieses Lebensstils und seine Auswirkungen auf die Lebenserwartung.

Epigenetik: die Gene an- oder ausschalten

Während sich die Genetik mit der Zusammensetzung unserer Erbanlagen beschäftigt, erforscht das noch recht neue Wissenschaftsfeld der Epigenetik die molekularbiologischen Veränderungen der einzelnen Gene. Diese Forschungen sind für die Frage nach der Langlebigkeit viel interessanter, weil sie erklären, wie wir mit unserem alltäglichen Tun unsere Gene aktivieren oder deaktivieren und dadurch unseren Alterungsprozess verlangsamen oder beschleunigen. Klingt kompliziert? Ist es auch, aber die Beschäftigung damit lohnt, weil sich dadurch viele Vorgänge in unserem Körper erklären.

Stellen Sie sich Ihren Gensatz als Lexikon vor. Sie lesen nicht das ganze Buch, sondern nur die Informationen, die Sie interessieren. Alle anderen sind zwar vorhanden, aber Sie ignorieren sie. So funktioniert auch die Zelle: Sie nutzt nur jene Infos, die sie wirklich braucht. Die anderen werden durch biochemische Prozesse abgeschaltet: Nicht benötigten Genen wird zum Beispiel eine sogenannte Methylgruppe angehängt. Je mehr Methylgruppen an ein Gen geheftet werden, desto schlechter können seine Informationen abgelesen werden – der „überflüssige" Text wird quasi durchgestrichen und unlesbar gemacht. Das ist einer von bisher vier bekannten Mechanismen zur Abschaltung von Genen.

Grundsätzlich gilt, dass nur jene Gene abgelesen werden, die der Organismus für das Leben, das wir aktuell führen, auch benötigt. Verändern wir unseren Lebensstil, wirkt sich das auf unsere Erbanlagen aus! Das können wir für uns nutzen und den genetischen Schalter auf den Modus „vitales Altern" umlegen.

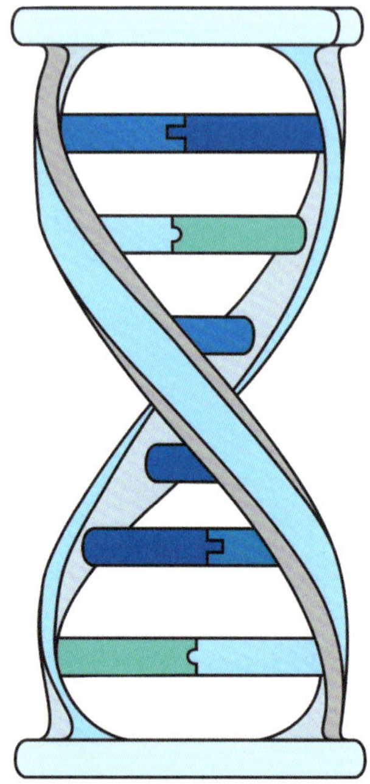

Wie lange unsere Lebensuhr läuft, können wir zu großen Teilen mit unserem Lebensstil beeinflussen.

DIE HORVATH-UHR

Prof. Steve Horvath von der University of California in Los Angeles hat sein wissenschaftliches Leben der Altersforschung verschrieben. Er entwickelte die Horvath-Uhr, die mittlerweile zum Standardinstrument der Altersforschung geworden ist. Horvath konnte zeigen, dass die sogenannte Methylierung, also das An- oder Abschalten von Genen, altersabhängig geschieht. Als seine Forschergruppe das herausfand, suchte sie weiter und fand letztlich 353 Orte in der DNA, deren Methylierung direkte Auskunft über das Alter eines Menschen geben kann. Im Innern all unserer Zellen wird die verstrichene Lebenszeit aufgezeichnet, erstaunlicherweise in jedem Gewebe und jeder Zelle unseres Körpers nahezu im Gleichtakt – sowohl in der Haut als auch in der Leber. Die Abweichungen der Altersangabe liegen nur zwischen einem und drei Jahren. Für die kriminalistische Forensik ist die Uhr schon jetzt ein gutes Instrument zur Altersbestimmung von Toten. Für die Altersforschung ist sie womöglich ein Baustein auf dem Weg, die Dauer des Lebens anhand unserer Zellen vorherzusagen.

Ist Altern eine Krankheit?

Diese Frage mag Sie überraschen, doch sie hat enorme Bedeutung. Von der Antwort darauf hängt zum Beispiel ab, ob sich Krankenkassen engagieren. Nur wenn Alterung als Krankheit anerkannt ist, werden Maßnahmen gegen die Alterungsprozesse auch finanziert. Das Gleiche gilt für Forschung und Entwicklung. Deswegen gibt es im Gesundheitsbetrieb viele, die großes Interesse daran haben, dass Alter als Krankheit eingestuft wird. Aber ob das so richtig ist?

Per definitionem ist Altern ein dynamischer Prozess, der eine fortschreitende Störung physiologischer Aktivitäten beschreibt, die die Fähigkeiten des Organismus verändert, die eigene Homöostase (das Gleichgewicht zwischen Ab- und Aufbau) zu behaupten, und dadurch die Empfänglichkeit des Organismus für Krankheit und Tod erhöht. Einfach ausgedrückt: Altern ist ein Vorgang, der die Fähigkeit des Körpers, sich zu erneuern, vermindert, sodass gesundheitliche Beschwerden und der Tod drohen.

Letztlich entwickeln alle Organismen im Lauf ihres Lebens Veränderungen, die auf das zunehmende Alter zurückzuführen sind. So lässt bei uns Menschen die Leistung unserer Systeme zu unterschiedlichen Zeitpunkten nach und beginnt beispielsweise beim Auge schon mit 15 Jahren (siehe Seite 24). Die Alterung verändert die Biochemie und die Physiologie der kleinsten Einheiten des Lebens, unserer Zellen, und damit natürlich auch die unseres gesamten Organismus: Die Zellen können dann ihre Aufgaben nur noch eingeschränkt oder gar nicht wahrnehmen. Der Stoffwechsel verändert sich. Der Abbau, Aufbau und die Faltung von Proteinen laufen nicht mehr störungsfrei und die Widerstandskraft gegenüber Infektionen und anderen krank machenden Prozessen verringert sich deutlich.

Nur alt oder doch krank?

Bei vielen älter werdenden Menschen treten mehrere Beschwerden gleichzeitig auf, die sich dann auch gegenseitig beeinflussen. In diesen Fällen sprechen wir von einer sogenannten Multimorbidität. Da sich die natürlichen Veränderungen in den Zellen durchs Altern und jene durch Krankheiten überschneiden, ist es schwierig und manchmal auch unmöglich, sie voneinander abzugrenzen. Deshalb werden Altern und Alterskrankheiten leider meist zusammen betrachtet. Das aber ist aus biologischer Sicht nicht korrekt. Zwei wichtige Faktoren sind für das Altern unseres Organismus ausschlaggebend und machen unser Leben endlich:

Primäres Altern: Die Zellen unseres Körpers haben grundsätzlich eine begrenzte Lebensdauer (siehe Grafik Seite 26). Während sich in jungen Jahren der Körper regelmäßig erneuert, nimmt diese Fähigkeit mit zunehmendem Alter ab. Dies wird deshalb auch physiologisches oder natürliches Altern genannt.

Sekundäres Altern: Auch Einflüsse von außen wirken sich direkt auf unsere Lebenserwartung aus. Je belastender sie auf uns einwirken, umso kürzer wird unsere Lebensspanne – in Abhängigkeit mit der individuellen Konstitution.

Der Alterungsprozess unseres Körpers gestaltet sich also ziemlich komplex und ist biologisch völlig natürlich und normal.

Wann lässt die Leistungsfähigkeit nach?

Unsere Organsysteme arbeiten mit der Zeit immer schlechter. Wann das einsetzt, ist sehr unterschiedlich, sodass die altersbezogenen Angaben stark variieren können. Herz, Muskeln und Co. leben davon, dass sie regelmäßig genutzt und beansprucht werden. Viele Menschen beschleunigen aber durch zu wenig körperliche Aktivität die Alterung ihrer Organsysteme. Zudem gilt: Je älter wir werden, umso mehr müssen wir tun, um die Funktionstüchtigkeit unseres Organismus zu erhalten.

Augen

Bereits ab dem 15. Lebensjahr nimmt die Elastizität der Linse ab und mit 40 Jahren verringert sich im Durchschnitt die Sehfähigkeit.

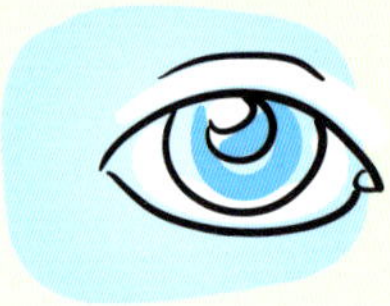

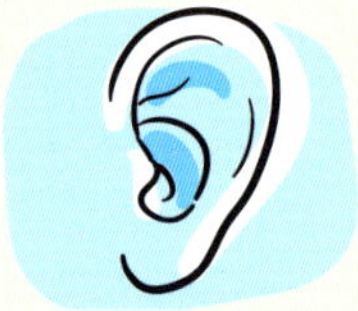

Ohren

Mit etwa 20 Jahren reduziert sich die Zahl der für das Hören so wichtigen Haarzellen in der Gehörschnecke und häufig setzt ab dem 60. Lebensjahr die sogenannte Altersschwerhörigkeit ein.

Lunge

Die Produktion von Lungenbläschen nimmt bereits mit dem 20. Lebensjahr langsam ab. Parallel reduziert sich auch die Elastizität der Lunge und dadurch wird das Lungenvolumen kleiner.

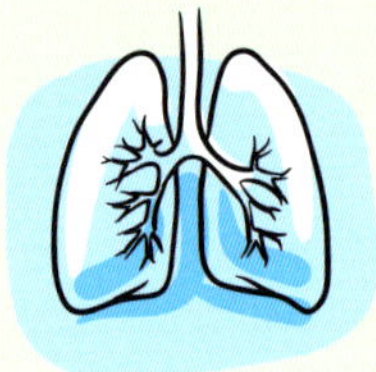

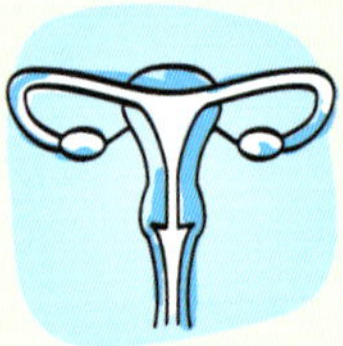

Geschlechtsorgane/Libido

Etwa ab dem 25. bis 30. Lebensjahr reduziert sich langsam bei Männern die Testosteronproduktion und bei Frauen sinkt die Fruchtbarkeit.

Gelenke/Knorpel

Ab dem 30. Lebensjahr verringert der Knorpel seine Fähigkeit, Wasser zu binden. Entsprechend bleibt er nicht mehr so elastisch. Dadurch wiederum lässt er sich nicht mehr so stark verformen, sodass die Knochen schlechter geschützt sind.

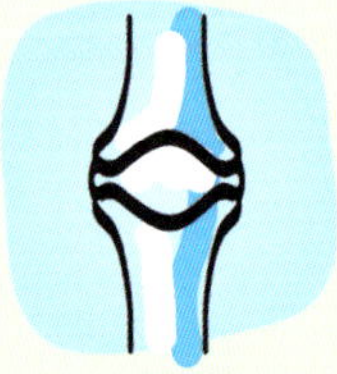

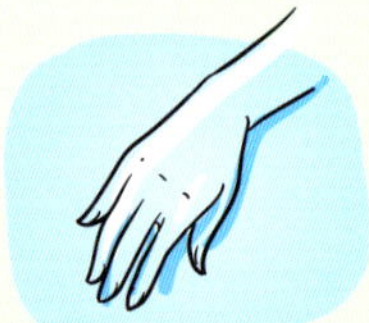

Haut

Spätestens ab 30 zeigen sich erste Spuren des Lebens in Form von Falten oder Pigmentveränderungen. Ab diesem Zeitpunkt verliert die Haut zunehmend ihre Elastizität, weil sie weniger Wasser binden oder speichern kann.

Knochen

Spätestens ab dem 35. bis 40. Lebensjahr kommt es zu einem Missverhältnis im Ab- und Aufbau der Knochenmatrix. Die Knochendichte reduziert sich dadurch schleichend.

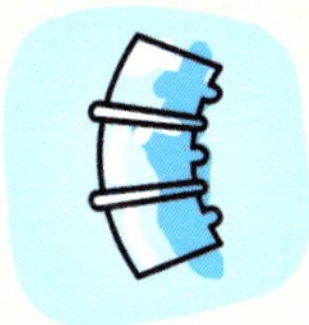

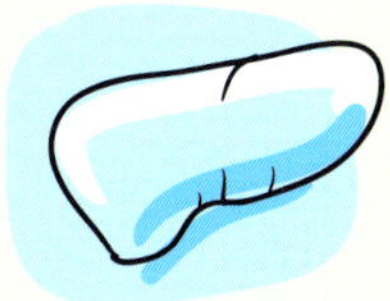

Niere/Leber

Ab dem 50. Lebensjahr verschlechtern sich die Reinigungsprozesse des Körpers in den großen Organen der Entgiftung.

Stoffwechsel

Mit 40 wird bei den meisten eine Veränderung im Stoffwechsel sichtbar, weil der Energieumsatz sinkt und sich dadurch die Körperzusammensetzung verändert: Das Verhältnis von Fett- zu Muskelmasse verschiebt sich zugunsten des Fetts.

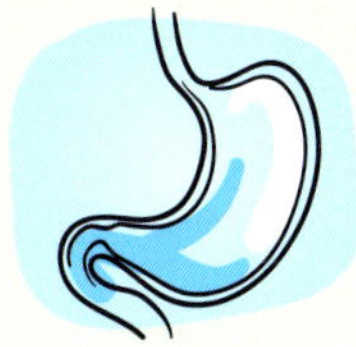

Muskeln

Spätestens mit 35 bis 40 Jahren setzt bei inaktiven Menschen der Abbau von Muskelmasse ein. Die gravierendsten Änderungen bei der Muskulatur ergeben sich allerdings erst ab dem 70. bis 75. Lebensjahr, weil das Zusammenspiel von Nerven und Muskeln massiv schlechter wird.

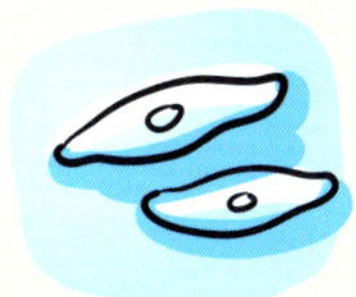

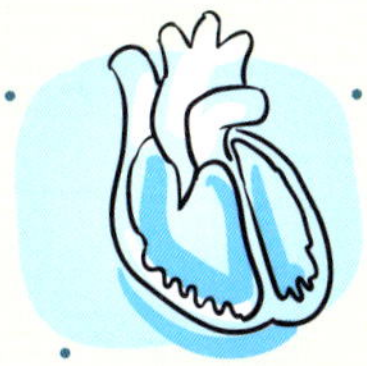

Gehirn

Bei vielen stellt sich ab dem 60. Lebensjahr ein Verlust von Gedächtnisfunktionen ein, der zunächst besonders das Kurzzeitgedächtnis betrifft.

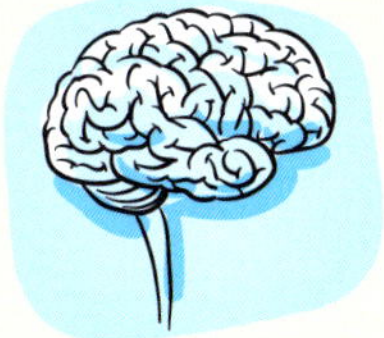

Herz/Gefäße

Spätestens ab dem 60. bis 65. Lebensjahr zeigen Blutgefäße eine geringere Elastizität sowie nicht selten auch Ablagerungen an den Wänden. Auch das Herz beginnt manchmal, erste Zeichen einer größeren Funktionsschwäche zu entwickeln.

Immunsystem

Die Zahl der Abwehrzellen nimmt ab dem 65. bis 70. Lebensjahr bei den meisten Menschen ab und so erhöht sich die Anfälligkeit gegen Infektionen.

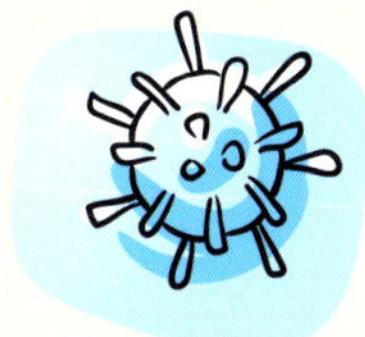

Faktoren, die das Altern beeinflussen

Oft wird der Körper als Maschine betrachtet, die mit der Zeit verschleißt und irgendwann ihren Dienst aufgibt. Aber unser Organismus kann etwas ganz Besonderes: Er verfügt im Gegensatz zu Maschinen über die Fähigkeit, sich selbst zu reparieren.

Wenn im Körper etwas kaputtgegangen ist, wird das Immunsystem (siehe ab Seite 128) aktiv und schickt Reparaturteams, um den Schaden zu beheben. Das passiert nicht nur bei großen Schäden wie Knochenbrüchen oder Entzündungen, sondern schon bei mikroskopisch kleinen Veränderungen auf zellulärer Ebene. Tatsächlich werden unzählige Zellen pausenlos tagein, tagaus erneuert oder ersetzt. Deswegen besitzen sogar 100-Jährige viele frische Zellen und jugendliches Gewebe. Wir erneuern uns innerlich täglich so umfassend, dass die Qualität der meisten Organsysteme ein langes Leben garantieren kann.

Gibt es eine natürliche Grenze?

Wenn etwas fünf oder gar 50 Jahre funktioniert, warum soll es dann nicht auch 150 oder 200 Jahre klappen? Theoretisch könnten diese Reparaturprozesse ein Leben lang ablaufen und alle Schäden im Lauf des Lebens reparieren und in den funktionstüchtigen Ursprungszustand zurückführen. Das ist die These der Immortalisten (siehe Seite 13) unter den Forschern – und sie verweisen auf Beispiele in der Natur: Kleine Süßwasserpolypen, die Hydra, scheinen unter Laborbedingungen überhaupt nicht zu altern. Bei Pflanzen wie der Westlichen Grannenkiefer (Pinus longaeva) konnten For-

LEBENSDAUER VON ZELLEN

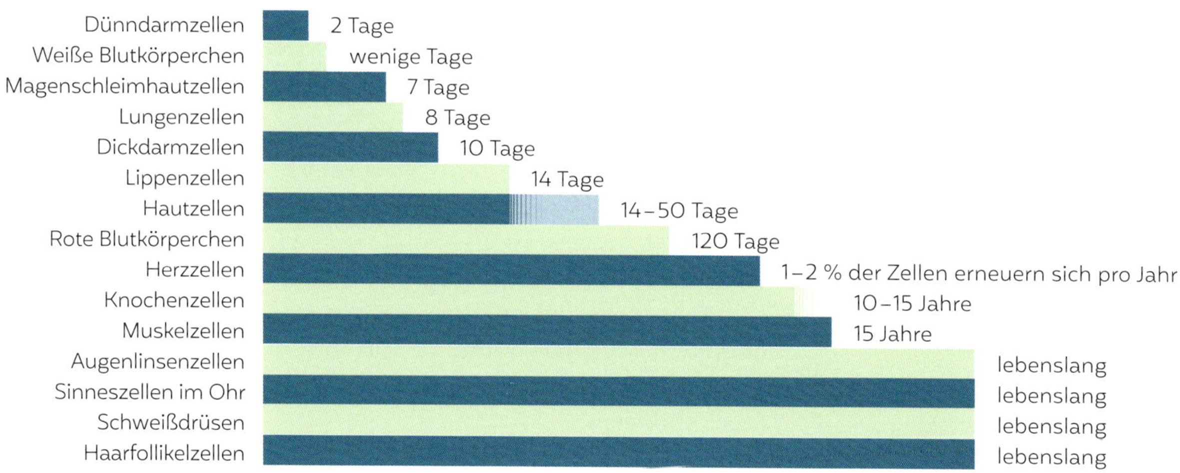

Die Lebensspanne unserer Körperzellen variiert stark: Die Zellen im Dünndarm werden alle zwei Tage erneuert, wohingegen unsere Haarfollikelzellen ein Leben lang bleiben. Stirbt eine Haarfollikelzelle ab, wächst an dieser Stelle auch kein Haar mehr.

scher bisher keinerlei Alterungsprozesse feststellen, denn die Zellen von jungen und von 3000 bis 4000 Jahre alten Bäumen unterschieden sich nicht.

Doch das sind beeindruckende Ausnahmen. Tatsächlich hat die Natur keinerlei Interesse daran, Lebewesen unsterblich zu machen: Das würde die evolutionäre Weiterentwicklung und die bestmögliche Anpassung an die sich verändernde Umwelt verhindern. Stattdessen sorgt die natürliche Selektion dafür, dass nur die starken und gut an die aktuelle Umwelt angepassten Exemplare einer Spezies durchkommen und sich vermehren. Das naturgegebene Ziel des Lebens sind nicht Langlebigkeit oder gar Unsterblichkeit, sondern Weitergabe, Erhalt und Anpassung des Erbguts der einzelnen Arten. Dafür ist eine gute Fortpflanzungsfähigkeit wichtig, nicht ein langes Leben.

Wenn wir diese Lebensaufgabe erfüllt haben, dann ist es biologisch nicht sinnvoll, dass wir noch unendlich lange leben. In den ersten Jahrzehnten nach der Geburt unserer Nachkommen sind wir für sie noch wichtig, um sie zu versorgen, auszubilden und ihnen unsere Erfahrungen weiterzugeben. Aber irgendwann werden wir zur Nahrungskonkurrenz für unsere Nachkommen. Entsprechend ist es – aus Sicht der Evolution – logisch, dass dann der Organismus zunehmend weniger in die Reparatur der Zellen investiert.

Bessere Regeneration bei 100-Jährigen?

Vielleicht ist genau das der Schlüssel zur Frage der Langlebigkeit. Lange hatten Wissenschaftler immer vermutet, dass 100-Jährige eine besondere genetische Ausstattung aufweisen, doch bis heute konnte diese These nicht bestätigt werden. Vielleicht verfügen sie „nur" über länger wirkende, bessere Reparaturprozesse, während sich bei Menschen, die nicht steinalt werden, bereits früher Fehler und Defekte bei der Regeneration einschleichen.

Meine Gedanken unterstützt eine Untersuchung von mehr als 13 000 hochbetagten Probanden am Kölner Max-Planck-Institut. Deren genetische Ausstattung weist nur ganz winzige Unterschiede auf. Diese können nicht dafür verantwortlich sein, dass Menschen überdurchschnittlich alt werden, stellte die Epidemiologin Prof. Eline Slagboom 2018 fest. Statt weiter im Erbgut zu suchen, schauten sich die Forscher das Blut der alten Menschen an, und zwar mit einem markanten Ergebnis: Der Stoffwechsel der 100-Jährigen ist in der Regel kerngesund! Ablagerungen in den Blutgefäßen, eine schlechte Leber- oder Nierenfunktion oder die Zunahme entzündlicher Prozesse konnten bei den Hochbetagten nicht nachgewiesen werden! Damit sind sie das komplette Gegenteil der meisten Menschen unserer Gesellschaft mit Störungen im Metabolismus.

Die Forscher des Max-Planck-Instituts haben daraufhin 14 Laborwerte – sogenannte Biomarker – herausgefiltert, darunter Blutzucker, Fettsäuren und Aminosäuren. Wenn man einen zuverlässigen Weg findet, sie als Profil auszuwerten, könnten diese Werte möglicherweise eine Aussage darüber treffen, wie stark Alterungsprozesse individuell voranschreiten und vielleicht sogar darüber, wie lange ein Mensch noch leben wird.

Stammzellen für die Erneuerung?

2012 erhielt der japanische Forscher Prof. Shinya Yamanaka den Medizinnobelpreis für seine spektakuläre Entwicklung, die sogenannten Yamanaka-Faktoren. Dabei handelt es sich um vier körpereigene Eiweißstoffe (Oct4, Sox2, c-Myc und Kfl4), die nahezu Wunder bewirken können und Alterungsprozesse komplett auf den Kopf stellen. Wirken diese vier Gene für etwa zwei bis drei Wochen auf irgendeine Zelle unseres Körpers, dann wird die Uhr dieser Zelle wieder auf null gestellt, weil durch deren Einfluss „alte" Zellen in junge, sogenannte pluripotente Stammzellen umgewandelt und reprogrammiert werden. Mit diesen pluripotenten und vor allem körpereigenen Stammzellen könnte ein lang gehegter Traum in Erfüllung gehen: die Produktion von neuem Gewebe zur Bekämpfung zahlreicher Krankheiten.

Der italienische Stammzellforscher Prof. Vittorio Sebastiano von der Stanford University in Kalifornien setzte menschliches Bindegewebe, Muskel- und Knorpelzellen dieser Jungbrunnentherapie mit den vier Eiweißen aus. Er bestimmte das Alter der behandelten Zellen mit der Horvath-Uhr (siehe Seite 22): Seine Zellen hatten sich um acht Jahre verjüngt.

Prof. Juan Izpisua Belmonte züchtet am Salk Institute in La Jolla außerhalb des menschlichen Körpers mithilfe von Stammzellen neue, junge Zellen oder sogar ganze Organe. So lässt er beispielsweise menschliche Herzen in den Körpern von Schweinen heranwachsen oder versucht, gebrechlichen Mäusen neue Jugendlichkeit zu geben. Dabei gelang es, sogar hochbetagten Mäusen wieder ein glänzendes Fell, starke Muskeln oder eine neue Beweglichkeit zurückzugeben. Doch leider nicht ganz ohne negative Begleiterscheinungen, denn einige der behandelten Zellen wandelten sich in schnell wachsende Krebszellen um … da gibt es also noch viel zu forschen. Besonders die Stammzellen könnten für eine verminderte Alterung und eine verbesserte Regeneration und Heilung sorgen. Stammzellen sind nämlich nichts anderes als Körperzellen, die sich je nach Anforderung zu völlig verschiedenen Gewebe- oder Zelltypen entwickeln können.

WAS SIND STAMMZELLEN?

Stammzellen sind sogenannte undifferenzierte Zellen, die sich einerseits selbstständig regelmäßig erneuern können und gleichzeitig über ein enormes Entwicklungspotenzial verfügen. Das Besondere an ihnen ist, dass sie sich

a) symmetrisch teilen. Dann entstehen aus einer Stammzelle zwei Stammzellen, die mit der Mutterzelle identisch sind, oder

b) asymmetrisch teilen (= inäquale Teilung). Dann können eine differenzierte Gewebezelle (etwa eine Leberzelle) sowie eine neue Stammzellen entstehen. Daraus ergibt sich quasi ein unendliches Reservoir an körpereigenen Zellen, weil die symmetrische Teilung immer wieder für Nachschub sorgt.

So forscht mein Freund, Prof. Jürgen Hescheler von der Universität zu Köln, bereits erfolgreich daran, die durch einen Herzinfarkt zerstörten Zellen des Herzmuskels durch Stammzellen zu erneuern und so die Folgen des Infarkts am Herzmuskel verschwinden zu lassen. Vorstellbar ist in diesem Zusammenhang auch, die vielen altersbedingten Veränderungen im Knorpel- und Knochensystem durch eine gezielte Stammzellregeneration zu beheben. Ob dies wirklich gelingt, wird sich vermutlich innerhalb der nächsten 20 Jahre zeigen.

Anti-Aging-Hormone: besser nicht!

Mit dem Älterwerden nimmt auch die Ausschüttung verschiedener körpereigener Hormone ab. Damit wir diesen „Mangel" ausgleichen können, bietet uns die Industrie Hormonersatzpräparate an wie Wachstumshormone, Testosteron, Melatonin oder auch Dehydroepiandrosteron (DHEA) und verspricht uns damit einen echten Jungbrunneneffekt. Vor allem aber ist es für die Industrie ein Riesenmarkt mit lukrativen Gewinnen. Niemanden scheint zu interessieren, dass es bisher keine wissenschaftlichen Beweise dafür gibt, ob solche Produkte überhaupt auf Alterungsprozesse einwirken können, betont Prof. Matthias Weber, Leiter der Endokrinologie der Universitätsmedizin der Uni Mainz.

In den USA ist die Einnahme von Hormonpräparaten seit vielen Jahren weit verbreitet, und vielleicht ist dies sogar die Ursache dafür, dass dort der Krebs so sehr auf dem Vormarsch ist: Ein unkontrollierter Umgang mit Hormonen ist immer ein massiver Eingriff in den menschlichen Organismus und steckt voller Gefahren. Erst 2018 warnte die Deutsche Gesellschaft für Endokrinologie vor dem unkontrollierten Einsatz von Hormonen oder frei verkäuflichen Hormonpräparaten, und das nicht ohne Grund:

- Das Wachstumshormon (Growth Hormon, GH) oder Somatropin ist ein verschreibungspflichtiges Medikament gegen Minderwuchs bei Kindern oder gegen starke Stoffwechselstörungen bei Erwachsenen, etwa bei eindeutigen Veränderungen des Fett- und Muskelanteils im Körper. Studien konnten keinerlei Effekt auf Alterungsprozesse nachweisen. Aber der Zuckerstoffwechsel wurde negativ beeinflusst, es bildeten sich Ödeme und unspezifische Gelenkschmerzen traten vermehrt auf. Außerdem steht GH unter Verdacht, die Entstehung von Tumoren zu fördern.
- Testosteron bringt manchmal kleinere Effekte bei Männern über 60 gegen eine nachlassende Libido. Andere positive Wirkungen wie die Förderung des Muskelaufbaus wurden bei älteren Männern nicht nachgewiesen. Dafür steht es unter Verdacht, das Herzinfarktrisiko und auch die Gefahr für Tumorbildung deutlich zu erhöhen.
- Melatonin wird als antioxidativer Radikalfänger angepriesen, ohne dass dies bisher nachgewiesen wurde. Es soll die Zellen vor frühzeitiger Alterung schützen, doch dies konnte bisher nur in Tierexperimenten mit teilweise extrem hohen Dosen festgestellt werden. Ein positiver Einfluss auf den Schlaf konnte allerdings bestätigt werden.
- Dehydroepiandrosteron (DHEA), das in den USA frei verkäuflich ist, wird als Vorläuferhormon im Organismus sowohl zu Östrogen als auch zu Androgenen umgewandelt. In puncto Altern konnte bisher keine Studie irgendwelche Wirkungen feststellen.

Falls Sie also überlegen, Hormone einzunehmen, um das Altern zu bremsen, verzichten Sie besser darauf: Die Risiken sind groß und der Nutzen ist nicht vorhanden bzw. sehr fragwürdig. Statt auf Pillen setzen Sie lieber auf die natürlichen Fähigkeiten Ihres Körpers. Das Zauberwort dazu heißt „Lebensstilveränderung".

Veränderung lohnt sich

Lohnt es sich überhaupt, die kostbare Lebenszeit in einen anderen Lebensstil zu investieren? Wirkt Vorbeugung tatsächlich gegen die Gebrechen des Alters und unsere Zivilisationskrankheiten? Seit 2017 gibt es darauf endlich eine eindeutige Antwort der Wissenschaft: Menschen, die sich an zumindest drei grundlegende Lebensstilmerkmale halten, profitieren von einer höheren Lebenserwartung von mindestens sieben Jahren verglichen mit dem Durchschnitt der Bevölkerung.

Zu diesem Ergebnis kamen Prof. Mikko Myrskylä vom Max-Planck-Institut für demografische Forschung und sein Kollege Prof. Neil Mehta von der Universität Michigan. Im Rahmen der „Health and Retirement Study" werteten sie über einen Zeitraum von 1998 bis 2012 die Daten von 14 000 Menschen im Alter von 50 bis 80 Jahren aus. Die Testpersonen wurden alle zwei Jahre zu ihrer aktuellen Gesundheit, zu ihrem Lebensstil – Alkohol- und Nikotingebrauch, Bewegung, Ernährung, Stress – und zu ihren körperlichen Daten gefragt. Außerdem erfassten die Forscher, in welchem Alter die einzelnen Probanden körperlich gebrechlicher wurden, wie lange sie mit dieser Beeinträchtigung lebten und wie hoch ihre Lebenserwartung war. Besonders deutlich war der präventive Effekt bei jenen Frauen, die nie übergewichtig waren, nie geraucht haben und nur mäßig Alkohol konsumierten. Sie lebten im Durchschnitt zwölf Jahre länger als Frauen mit einem hohen BMI und einem regelmäßigen Alkohol- und Nikotinkonsum. Männer gewannen durchschnittlich elf Jahre an Lebenserwartung hinzu.

Die Vielzahl der Daten zeigte umgekehrt aber auch: Ungesunde Verhaltensweisen schränken nicht nur die Lebenserwartung ein, sondern gehen auch einher mit einem deutlich früheren Auftreten von körperlichen Beeinträchtigungen.

Besonders gravierend ist es bei frühem Übergewicht: Dann müssen die Betroffenen davon ausgehen, dass sie eine deutlich längere Zeit ihres Lebens körperlich stark eingeschränkt sind und dadurch viel Lebensqualität verlieren. Ein gesundes Leben führt also nicht nur dazu, dass man länger lebt, sondern vor allem dazu, dass man seine Lebenszeit insgesamt auch gesund und vital verbringen kann.

BMI ALS MASSSTAB

Die Weltgesundheitsorganisation WHO nutzt den Body-Mass-Index (BMI) als Messgröße für ein gesundes Gewicht:

Übergewicht: ab BMI 25
Adipositas: ab BMI 30

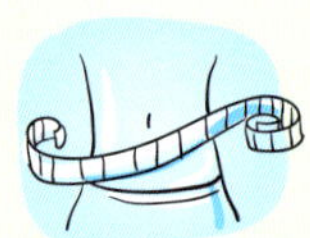

Der BMI errechnet sich so:
Das Gewicht in Kilogramm wird geteilt durch die Körpergröße im Quadrat.
Für eine Frau mit einer Größe von 1,68 m und einem Gewicht von 66 kg bedeutet das einen BMI von 66 kg/1,68 m x 1,68 m = 23,4 (= Normalgewicht).

Tod durch Lebensstil auf dem Vormarsch

56,9 Millionen Menschen starben 2016 weltweit. Davon starben 54 Prozent, also mehr als jeder Zweite, an nur zehn Haupttodesursachen, wie die Weltgesundheitsorganisation WHO ermittelt hat. Sogenannte ischämische Herzerkrankungen, verursacht von Durchblutungsstörungen am Herzen, sowie Schlaganfälle sind allein für rund 15,15 Millionen Todesfälle verantwortlich und damit weltweit die häufigste Todesursache. Die WHO schätzt aber auch, dass etwa 80 Prozent – also vier Fünftel! – der vorzeitigen Todesfälle durch Herz-Kreislauf-Erkrankungen durch eine gesündere Ernährung, regelmäßigen Sport sowie durch Verzicht auf Tabak hätten vermieden werden können. Die sich wohl am schnellsten verbreitende nicht übertragbare Krankheit ist aktuell weltweit Diabetes mellitus vom Typ 2. Verursacht durch Fehlernährung und Bewegungsmangel, ist international bereits jeder zehnte Mensch davon betroffen. Es gibt sogar Nationen im arabischen Raum oder kleine Staaten in der Südsee, wo bereits mehr als die Hälfte der Bevölkerung an Diabetes erkrankt ist. Menschen mit Diabetes haben außerdem ein deutlich erhöhtes Risiko für Herz- und Kreislauf-Erkrankungen sowie für Schlaganfälle.

Die Zahlen der WHO zeigen, dass allein die Zahl der Diabetestoten seit dem Jahr 2000 rasant angestiegen ist. Dieser negative Trend nimmt leider immer weiter zu – mit dem zunehmenden Wohlstand in der Welt. Bei den traditionellen Lebensformen spielte Diabetes Typ 2 bisher keine oder nur eine winzige Rolle. Der veränderte Lebensstil ist ganz eindeutig der Hauptverursacher von Diabetes. Besonders prägnant zeigt sich das an der chinesischen Bevölkerung.

Bis in die 1980er-Jahre war China relativ abgeschottet und eher verschlossen für alles Westliche. Diabetes Typ 2 war dort damals angesichts der vorherrschenden traditionellen Lebensweise und der Dominanz der traditionellen chinesischen Medizin überhaupt kein Thema. Doch nach der Öffnung veränderte sich das rasend schnell: 1980 litt etwa 1 Prozent der Bevölkerung an Diabetes Typ 2, im Jahr 2000 waren es bereits 5,5 Prozent, 9,7 Prozent im Jahr 2008 und 2013 schon 11 Prozent erkrankte Menschen. Heute führt China die weltweite Rangliste mit absolut mehr als 110 Millionen erkrankten Menschen an, das entspricht etwa 13 bis 15 Prozent aller Chinesen. Eindrucksvoller kann man wohl nicht belegen, wie ein veränderter Lebensstil eine komplette Nation krank werden lässt, nur weil anders gegessen und anders gelebt wird.

Auch Krebserkrankungen nehmen ständig zu. Das mag zum einen auch an den verbesserten Screenings liegen, das heißt, dass mehr Krebserkrankungen erkannt werden. Aber zum anderen ist den wenigsten Menschen bewusst, dass der Lebensstil gerade bei Krebs eine wichtige Rolle spielt. Das gilt nicht nur für den sofort einleuchtenden Zusammenhang zwischen Rauchen und Lungenkrebs. Nikotin fördert auch andere Krebsarten ebenso wie das hormonell aktive Bauchfett bei Menschen mit Übergewicht.

Prof. Rudolf Kaaks, Epidemiologe vom Deutschen Krebsforschungszentrum in Heidelberg, analysierte 2017 mit seinem Team die Gesundheitsdaten von mehr als 25 000 Deutschen im Alter von 35 bis 65 Jahren, um zu ermitteln, was den Menschen die Lebensjahre stiehlt. Das Resultat ist eindeutig: Rauchen raubt die meiste

Lebenszeit. So verliert eine Frau, die jeden Tag mehr als zehn Zigaretten raucht, 7,3 Lebensjahre und ein Mann sogar 9,4 Jahre. Wer „nur" bis zu zehn Zigaretten am Tag qualmt, muss etwa fünf Jahre früher sterben. (Falls Sie sich jetzt die Hände reiben, weil Sie auf E-Zigaretten umgestiegen sind: Auch dazu gibt es inzwischen einige Studien, die deren Schädlichkeit nachweisen.)

Aber auch Bewegungsmangel, der zu Übergewicht führt und zu massiven Stoffwechselveränderungen, verkürzt das Leben genauso wie jede unausgewogene Ernährung. Die Heidelberger Forscher errechneten sogar, dass sich das Leben um bis zu 17 Jahre verlängern lässt, wenn man Alkohol und Zigaretten meidet und den richtigen Mix aus Ernährung und täglicher Bewegung praktiziert.

VERLORENE LEBENSJAHRE aufgrund eines schädlichen Lebensstils*

	Männer	Frauen
starkes Rauchen täglich mehr als 10 Zigaretten	- 9,4	- 7,3
Adipositas Body-Mass-Index von 30 oder mehr	- 3,1	- 3,2
hoher Alkoholkonsum z. B. bei Männern mehr als 4 Getränke am Tag	- 3,1	- 1,0
Konsum von rotem Fleisch / Wurst über 120 g am Tag	- 1,4	- 2,4
zu wenig Obst und Gemüse unter 200 g pro Tag	- 1,3	- 0,8

* Bei über 40-Jährigen, Quelle: Deutsches Krebsforschungszentrum

Geheimnisse eines langen Lebens

Sie wissen nun, was das Leben der 100-Jährigen ausmacht, und Sie haben einiges darüber erfahren, was deren und unsere Lebenserwartung verkürzt. Aus beidem können wir viel lernen – und mit lernen meine ich nicht, dass wir unsere Jobs kündigen, in die Berge oder ans Meer ziehen und dort Ziegen oder Schafe hüten. Doch die 100-Jährigen machen sehr viel richtig und es lohnt sich, das auf unsere Verhältnisse zu übertragen und an unser Leben anzupassen.

Allerdings reicht es nicht, einfach nur zu sagen: Sorge für Bewegung, eine überwiegend vegetarische Ernährung mit kalorischer Restriktion, tägliche Entspannung, das Gefühl der Sinnhaftigkeit, das Gefühl der Zugehörigkeit und Eingebundenheit in die Familie und lebe deinen Traum. Das hört sich zwar gut an, aber wie geht das konkret in einem durchgetakteten Alltag mit Job, mit Familie, mit Haushalt? Die Hinweise, viel Gemüse zu essen oder sich täglich viel zu bewegen und die Muskeln zu kräftigen oder gar glücklich zu sein, reichen im Alltag nicht als strategisches Konzept für die eigene Langlebigkeit aus. Konkrete Maßnahmen müssen her und die habe ich Ihnen im folgenden praktischen Teil in meinen 7 Schlüsseln für ein langes Leben zusammengefasst.

In unserem Körper bilden sich in jeder Sekunde 50 000 neue Zellen, die alle unterschiedliche Bedürfnisse und Anforderungen haben. Deshalb gibt es auch nicht den einen Königsweg, der für alle passt, jeder Zelle gleichzeitig guttut und ihre Gesundheit erhält. Strategien gegen das vorzeitige Altern sind daher immer ein vielfältiges und umfassendes Konstrukt und Sie müssen sich an Ihrer individuellen Befindlichkeit orientieren. Wie wir das am Beispiel der 100-Jährigen gesehen haben, gibt es eine Vielzahl an Aspekten, die zusammenwirken. Genauso ist das mit meinen 7 Schlüsseln:

1. fitte Muskeln
2. ein effektiver Stoffwechsel
3. eine gute Ernährung der Zellen
4. ein starkes Immunsystem
5. ausreichend Entspannung und Regeneration
6. Glück und Zufriedenheit
7. eine optimale Reinigung des Organismus

Je früher wir uns um diese verschiedenen Aspekte oder auch möglichen Schwachstellen kümmern, umso sicherer können wir sein, dass alle Bausteine für ein langes Leben fest verankert bleiben. Das ist echte, wirksame Vorsorge! Sie garantiert uns, dass wir unsere Zeit mit hoher Lebensqualität bis zum Ende genießen und gestalten können.

Mir geht es nicht darum, grundsätzlich das Alter oder das Altern zu bekämpfen. Alter ist für mich ein durchaus sinnvoller Prozess, solange er gesund und vital abläuft und uns nicht die Lebensqualität nimmt – so wie bei den 100-Jährigen. Die Gebrechlichkeit entsteht durch Krankheiten, die zwar mit zunehmendem Alter mehr werden, aber ursächlich ist nicht das Altern, sondern der jeweilige Lebensstil. Unseren Lebensstil aber können wir jederzeit selbst beeinflussen und damit auch die Verantwortung übernehmen für die Art und Weise, wie wir altern.

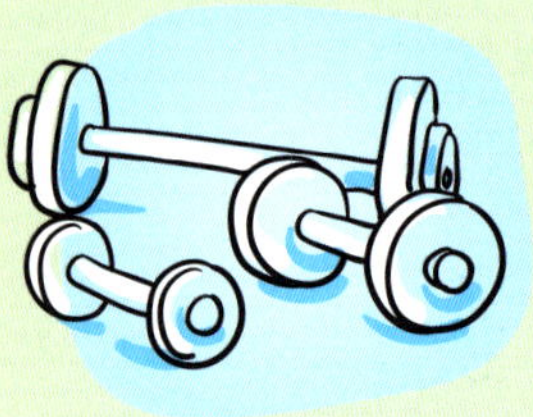

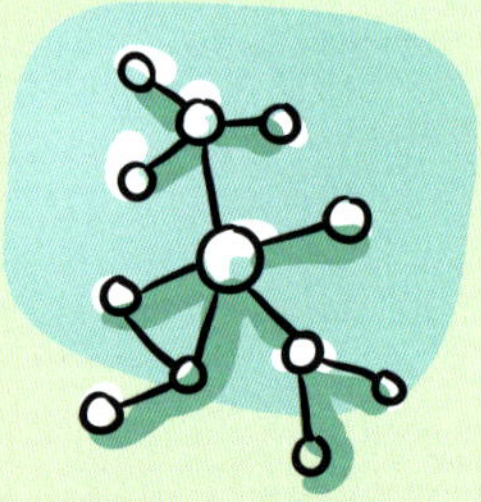

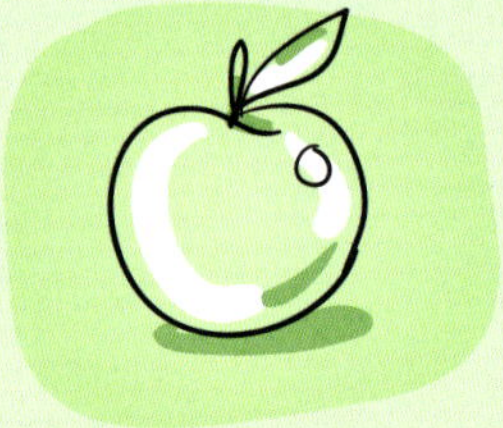

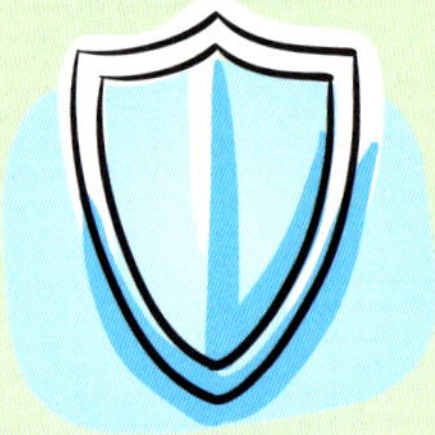

7 SCHLÜSSEL FÜR EIN GESUNDES LEBEN

Die alten Menschen auf der ganzen Welt machen es uns vor: Vital alt zu werden, ist möglich! Mit den 7 Schlüsseln der 100-Jährigen schaffen Sie das auch: Sorgen Sie für fitte Muskeln, einen effektiven Stoffwechsel, gute Zellernährung, ein starkes Immunsystem, ausreichend Regeneration und Entspannung, Glück, Zufriedenheit und Optimismus sowie für eine optimale innere Reinigung.

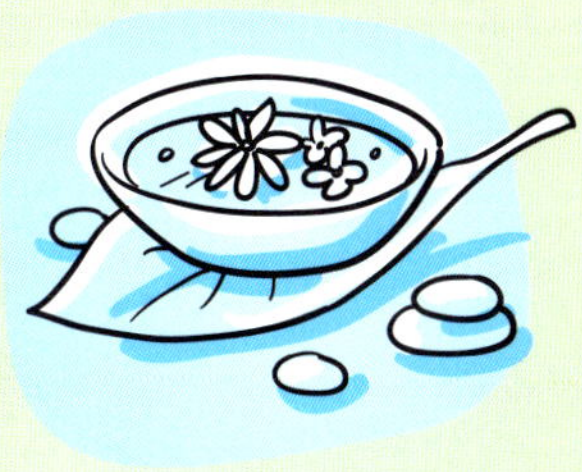

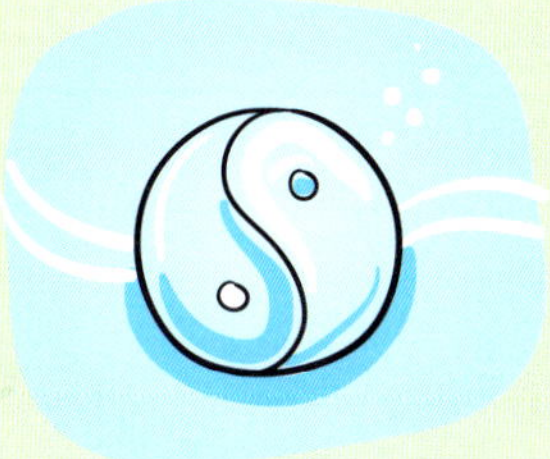

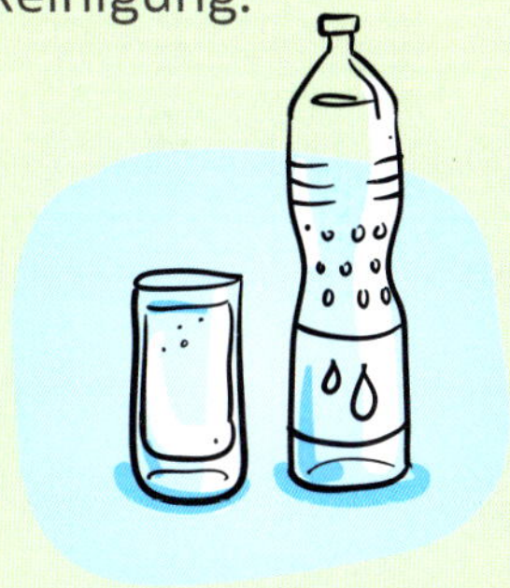

1
Fitte Muskeln

Regelmäßige Bewegung spielt eine extrem wichtige Rolle, wenn wir auf gesunde Art und Weise alt werden wollen. Das zeigen alle wissenschaftlichen Studien und auch der Blick auf das Leben in den Blue Zones lässt keinen anderen Schluss zu.

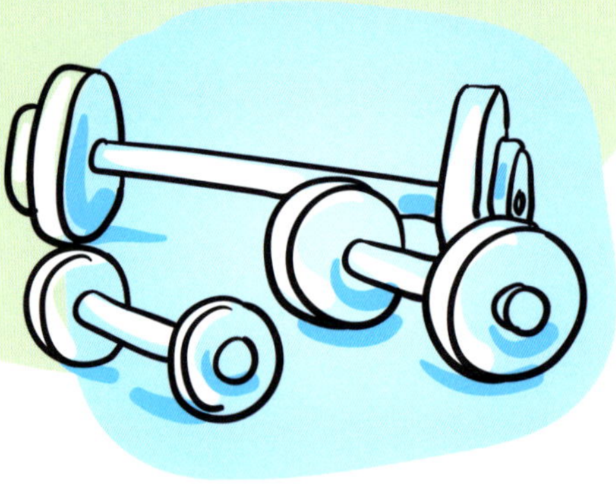

Je bewegter, desto länger das Leben

Solange sich die alten Menschen in den Blue Zones täglich bewegen müssen, weil sie mit ihren Ziegen von Weide zu Weide durchs Gebirge ziehen oder weil sie ihre weiter entfernt liegenden Felder erreichen müssen, auf denen sie dann körperlich arbeiten, halten sie ihre Muskulatur automatisch auf Trab und trainieren sie ganz unbewusst im alltäglichen Leben. In Japan beispielsweise ist es üblich, bis ins hohe Alter Sport zu treiben.

Genau dieser Bewegungsaspekt kommt jedoch in unserem Alltag bei sehr vielen Menschen zu kurz – und das gilt inzwischen für jede Altersgruppe. Doch es lohnt sich, dafür Zeit zu investieren: Wir werden dadurch nicht nur fitter, sondern auch gesünder und zufriedener.

Oder mit der großen HUNT-Studie auf den Punkt gebracht und sehr deutlich formuliert: Je inaktiver, umso früher tot! Wer über 20 Jahre lang am Stück mehr oder weniger inaktiv war, der hat ein doppelt so hohes Risiko, früher zu sterben als Menschen, die ihr Leben lang Sport und Bewegung aktiv, aber maßvoll betrieben haben. Zu diesem Resultat kommt die aufsehenerregende norwegische HUNT-Studie, die Dr. Trine Moholdt von der Universität im norwegischen Trondheim beim europäischen Kardiologenkongress 2019 in Paris vorstellte.

Die Analyse der Daten von 12 665 Frauen und 10 491 Männern ergab, dass jene, die sich nicht bewegen, ein doppelt so hohes Sterberisiko insgesamt haben und ein 2,7-fach erhöhtes Risiko für ein kardiovaskuläres Ereignis (also einen Herzinfarkt oder Schlaganfall) mit nachfolgendem Tod. Wer nur selten körperlich aktiv ist, riskiert eine um 60 Prozent höhere Gesamtsterblichkeit sowie eine um 90 Prozent höhere kardiovaskulär bedingte Sterblichkeit. Auch Studienteilnehmer, die in den ersten Jahren der Erhebung noch sehr bewegt gelebt hatten, später aber nicht mehr, zeigten ähnliche Sterberaten wie die inaktiven Probanden. Dagegen war bei Menschen, die nach einem passiven Leben erst später den Weg in die körperliche Aktivität und den Sport gefunden hatten, das Risiko zwar immer noch erhöht, jedoch deutlich niedriger als bei einem durchgehend inaktiven Lebensstil. Dies zeigt, dass es sich tatsächlich

MIT BEWEGUNG GEGEN DEMENZ

Muskeln sind der Motor für unser Gehirn: Gehirnzellen brauchen viele Reize, damit sie gut funktionieren. Neben aktivem Denken ist Bewegung der beste Reiz, denn sie durchblutet das Gehirn und versorgt es mit frischem Sauerstoff und Nährstoffen. Tatsächlich benötigt das Gehirn ein Fünftel des Sauerstoffs, den wir einatmen. Deswegen profitiert es durch die tiefere Atmung beim Sport. Durch regelmäßiges Training werden bestehende neuronale Verbindungen gefestigt. Vor allem das Erlernen von neuen Bewegungen sorgt für neue Verknüpfungen und die Entstehung neuer Zellen im Gehirn. Eine US-amerikanische Studie zeigte, dass Menschen, die weniger als dreimal wöchentlich aktiv waren, zu 38 Prozent häufiger an Demenz erkrankten. Weitere Untersuchungen kamen zu ähnlichen Ergebnissen.

noch lohnt, wenn man erst in späteren Jahren mit Sport und Bewegung beginnt!

Die Wissenschaftlerin rät aber darüber hinaus, so früh wie möglich im Leben mit Bewegung zu beginnen und sie in den Tagesablauf vollständig zu integrieren, weil der gesundheitliche Nutzen nicht nur die Lebenserwartung verlängert, sondern auch positiv auf sämtliche Organe sowie die kognitiven Funktionen wirkt.

Diese ist nur eine von zahlreichen Studien, die übereinstimmend zeigen, dass körperliche Aktivität der Schlüssel gerade gegen die häufigste Todesursache unserer zivilisierten Welt ist, die Herz-Kreislauf-Erkrankungen. Aber auch Krebsmediziner weisen immer öfter darauf hin, dass Bewegung zum einen gegen Krebs vorbeugt, zum anderen aber auch gut bei der Behandlung der Erkrankung hilft. Das Gleiche gilt für Diabetes Typ 2, Bluthochdruck und andere Krankheiten.

Myokine, die Heilstoffe der Bewegung

Erst 2007 entdeckte die dänische Zellbiologin Prof. Bente Pedersen hormonähnliche Stoffe in der Muskulatur, die sie Myokine nannte. Den Namen leitete sie ab aus den griechischen Worten „mys“ für Muskel und „kinos“ für Bewegung, denn Pedersen fand auch heraus, dass Muskeln diese Botenstoffe nur während der Aktivität produzieren. Gleichzeitig entdeckte sie damit auch die Erklärung dafür, warum sich Bewegung so positiv auf viele Krankheiten und vor allem auf die zahlreichen chronischen Erkrankungen auswirkt: Nur wenn wir uns bewegen, schüttet die Muskulatur diese heilenden Botenstoffe aus. Über den Blutkreislauf gelangen sie dorthin, wo unser Körper sie benötigt – und das ist fast überall.

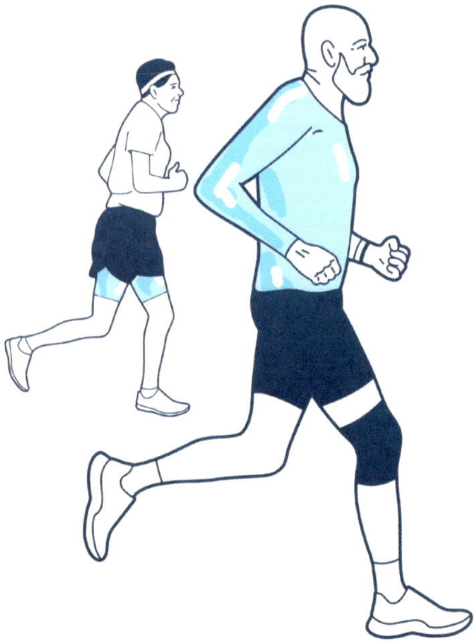

Regelmäßiges (Muskel-)Training ist das beste Mittel, um Muskeln zu erhalten und gesund zu bleiben.

Die Wissenschaft vermutet, dass es bis zu 600 unterschiedliche Myokine gibt, die zur einwandfreien Funktion unseres Organismus beitragen! Erforscht wurde bislang nur ein winziger Bruchteil:

- Interleukin 6 (IL-6) war das erste Myokin, das Pedersen entdeckte. Es wird durch kräftige und intensive Muskelbeanspruchungen produziert. Muskuläre Aktivierung kann die Konzentration des IL-6 um mehr als das 100-Fache steigern. Hört man allerdings mit der Muskelarbeit wieder auf, fällt der Spiegel rasch wieder ab. IL-6 fördert die Bildung von Immunzellen und wirkt gegen Entzündungen. Außerdem unterstützt es den Fettstoffwechsel und beugt einer Insulinresistenz sowie Diabetes vor.

- Interleukin 8 (IL-8) schickt weiße Blutkörperchen in entzündetes Gewebe und unterstützt den Entzündungsprozess, der für eine Gesundung nötig ist. IL-8 ist auch an der Bildung von Blutgefäßen beteiligt. Dadurch wird die Sauerstoffversorgung der arbeitenden Muskeln dauerhaft verbessert und das wiederum regt die Stoffwechselrate und den Energieumsatz intensiv an.
- Interleukin 15 wirkt aufbauend auf die Muskulatur und hilft bei der Zellkommunikation von Muskeln und Fettzellen. Außerdem ist es direkt am Abbau von schädlichem viszeralem Bauchfett beteiligt.
- Auch BDNF (Brain-derived neurotrophic factor) wird durch Muskelarbeit gebildet. Es gehört zu den Wachstumsfaktoren des Körpers und sorgt unter anderem im Gehirn für das Wachstum von Nervenzellen und deren Verbindungen, ein Aspekt, der besonders für die Hirnleistung im Alter bedeutend ist.

Dies sind nur vier von vielen Beispielen, die zeigen, wie wichtig Myokine für unseren Organismus sind. Da sie aber nur bei Bewegung ausgeschüttet werden, sind ausschließlich wir selbst dafür verantwortlich, dass uns diese Substanzen zur Verfügung stehen: Wir können sie nicht kaufen oder essen, wir können sie uns nur erlaufen, erradeln oder durch körperliche Aktivität und Training erarbeiten. Krafttraining scheint – zumindest auf die Produktion einiger Myokine – besonders gut zu wirken. Deswegen versuchen Sie, die Übungen, die ich Ihnen ab Seite 50 zusammengestellt habe, regelmäßig in Ihren Alltag einzubauen.

MUSKELN HABEN VIELE AUFGABEN

Beim Stichwort „Muskulatur“ denken wir spontan an einen dicken Bizeps oder an einen Waschbrettbauch sowie an Kraft und Bewegung. Aber Muskeln sind nicht nur für unsere Bewegung zuständig, sondern haben noch einige andere Aufgaben im Organismus:

- Sie beeinflussen den Stoffwechsel.
- Sie erzeugen Energie für alles, was wir im Leben tun.
- Sie wärmen.
- Sie stellen Botenstoffe (Myokine) her.
- Sie schützen die inneren Organe und die Knochen.
- Sie stabilisieren die Gelenke.
- Sie sorgen für eine gute Haltung.
- Sie fördern die Immunabwehr.
- Sie regulieren die Funktion des Gehirns.

Das alles funktioniert aber nur einwandfrei, wenn wir unsere Muskeln auch benutzen. Werden Muskeln nicht benutzt, verkümmern sie und erfüllen ihre Aufgaben nur noch unzureichend.

Stoffwechselorgan Muskulatur

Sie besitzen 654 Muskeln und alle arbeiten jeden Tag rund um die Uhr nur für Sie! In jedem noch so kleinen Muskel verbrennt Ihr Organismus nämlich Zucker und Fette, und zwar fast ausschließlich dort. Daraus produziert er die Energie, die Sie zum Leben benötigen, das Adenosintriphosphat, kurz: ATP. In den Mitochondrien, den Minikraftwerken der Zelle, entstehen davon täglich rund 40 Kilogramm! Dadurch ist die Muskulatur Ihr größtes Stoffwechselorgan.

Im Durchschnitt besitzen wir 30 Kilogramm Muskelmasse, die jeden Tag in Ruhe 1200 bis 1500 Kilokalorien verbraucht, also auch wenn wir uns nicht bewegen, einfach nur durchs Atmen, Verdauen, Denken und Am-Leben-Sein. Die Wissenschaft bezeichnet das als Grundumsatz. Hinzu kommen täglich noch die Kalorien, die wir für körperliche Aktivitäten benötigen, also fürs Aufstehen, Gehen, Einkäufe-Tragen, Kinderwagen-Schieben, Sporteln – kurz: für alles, was wir leisten. Deswegen heißt diese zusätzliche Menge Leistungsumsatz. Bei einem passiven Lebensstil sind das zusätzlich ungefähr 600 Kilokalorien, sodass dann insgesamt etwa 2000 Kilokalorien umgesetzt werden. Leben Sie aber aktiv, treiben Sport oder bewegen sich im Alltag viel, kommen Sie auf 2500 bis 3000 Kilokalorien Gesamtumsatz oder bei körperlich anstrengenden Berufen oder Leistungssport auf deutlich mehr.

GRUND- UND LEISTUNGSUMSATZ

Grundumsatz ist die Energiemenge (Kilokalorien), die der Körper bei völliger Ruhe für die Aufrechterhaltung der lebenswichtigen Funktionen (wie Atmung und Herzschlag) pro Tag benötigt.
Unter Leistungsumsatz versteht man die Energiemenge, die der Körper benötigt, um Arbeiten zu verrichten. Die Höhe ist abhängig von körperlicher Aktivität, Verdauungsarbeit, Wärmeproduktion und Bedarf bei Wachstum, Schwangerschaft und Stillzeit. Grundumsatz und Leistungsumsatz bilden zusammen den Gesamtumsatz, also den Kalorienbedarf, den ein Mensch pro Tag hat.

Wenn sich der Gesamtumsatz, also der Verbrauch von Kalorien, mit der Aufnahme von Kalorien die Waage hält, also dem, was wir über Essen und Trinken zu uns nehmen, bekommen wir keine Probleme mit dem Gewicht. Wer bereits Übergewicht hat, wird kaum dauerhaft abnehmen, wenn er nicht auch den Kalorienverbrauch durch Bewegung erhöht. Das gelingt durch Muskeltraining. Stärkere Muskeln benötigen nicht nur während des Trainings, sondern 24 Stunden am Tag mehr Energie, weil einfach mehr Mitochondrien vorhanden sind.

Muskeln kennen kein Alter

Früher ging man davon aus, dass Muskelabbau zwangsläufig mit dem Altern einhergeht, doch das stimmt nicht: Es ist inzwischen vielfach wissenschaftlich nachgewiesen, dass Sie Muskeln bis ins extrem hohe Alter trainieren können. Sie müssen sie dabei auch nicht schonen, sondern sollen Ihre Muskeln sogar voll belasten – genau wie bei jungen Menschen! So konnten über 90-Jährige nach einigen Monaten regelmäßigen Krafttrainings ihr Leben wieder ohne tägliche Betreuung führen: Sie konnten wieder ihre Wohnung verlassen, selbst einkaufen und am sozialen Leben teilnehmen. Das ist doch das, was wir auch im hohen Alter noch wollen!

Muskelzellen repariert und erneuert unser Organismus stetig. Daher sind selbst die ältesten Zellen, die wir in den Muskeln haben, nur etwa 15 Jahre alt, also immer noch „jugendlich". Deswegen können und müssen sie sogar täglich gefordert werden. Das ist die einzige und beste Pflege, die Sie Ihrer Muskulatur zukommen lassen können. Dann bleibt sie ein Leben lang leistungsfähig und stoffwechselaktiv.

Muskel ist nicht gleich Muskel

Da Muskeln unterschiedliche Aufgaben im Körper erfüllen, verwundert es nicht, dass sie sich auch äußerlich und funktional unterscheiden. Wenn Sie Fleisch zubereiten, kennen Sie die glatte Muskulatur wie bei Leber und die gestreifte Muskulatur bei Braten oder Steaks. Glattes Muskelgewebe können wir nicht bewusst ansteuern. Und das ist auch gut so, denn es regelt unsere grundlegenden Körperfunktionen wie Verdauung, Atmung und Blutkreislauf. Damit das immer funktioniert, auch wenn wir schlafen, ohnmächtig oder krank sind, arbeitet die glatte Muskulatur komplett eigenständig.

Quer gestreift dagegen ist nur die Skelettmuskulatur – mit Ausnahme des Herzmuskels – und sie kann aktiv angesteuert werden. Sie ist der Schlüssel für den Stoffwechsel, für die Ausschüttung von Myokinen sowie auch für das problemlose, eigenständige Leben im hohen Alter. Dass straffe Muskeln auch besser aussehen als wabbeliges Fett ist ein Extra, das Sie vielleicht zusätzlich motiviert. Um zu verstehen, wie unsere Skelettmuskeln funktionieren und warum deren Training wirklich sinnvoll ist, schauen wir genauer hin.

Rote und weiße Fasern

Unser Organismus arbeitet sehr ökonomisch und deswegen muss und kann nicht jeder Muskel alles. Bei den Skelettmuskeln sind unter dem Mikroskop deutlich die unterschiedlichen Farben zu erkennen, die jeweils einen eigenen Muskelfasertyp kennzeichnen:

- Die weißen Fasern sind wenig durchblutet, also entsprechend nicht so gut mit Sauerstoff und Nährstoffen versorgt. Sie können sehr schnell enorme Kräfte entwickeln, weil sie sich unglaublich schnell zusammenziehen, und heißen daher auch Fast-Twitch-Fasern. Das klappt aber nur für kurze Zeit, weil der Energienachschub durch das Blut fehlt. Diese Muskelfasern springen an, wenn wir kurz etwas Schweres heben oder wir plötzlich reagieren müssen, etwa um ein kleines Kind daran zu hindern, vor ein Auto zu laufen, oder um mit einem kurzen Sprint noch den Zug zu erwischen.
- Die roten Fasern sind gut durchblutet und damit auch gut versorgt. Sie sind im Alltag ständig im Einsatz, weil sie sehr ausdauernd arbeiten, ohne zu ermüden. Das gilt für Schreibtisch- genauso wie für Handarbeiten, fürs Beetumgraben genauso wie fürs Joggen. Große Kräfte oder schnelle Reaktionen jedoch können diese Fasern nicht entfalten, weil sie sich sehr langsam zusammenziehen. Deswegen heißen sie auch Slow-Twitch-Fasern.

Die beiden Muskelfasertypen ergänzen sich also bestens und daher kommen in jedem

ZWITTERFASERN: DIE ALLESKÖNNER

Es gibt in der Muskulatur auch einen kleinen Faseranteil, der besser durchblutet und daher ausdauernder ist als die weißen Muskelfasern und zugleich reaktionsschneller und kräftiger ist als die roten: die Zwitterfasern. Da sie mit ihrem Aufbau und ihren Eigenschaften zwischen den weißen und den roten Fasern liegen, nennt die Wissenschaft sie intermediäre Fasern. Diese Fasern können sich in Richtung rote oder weiße Fasern verändern, wenn von ihnen vor allem Ausdauer oder hauptsächlich Kraft verlangt wird. Durch gezieltes Training können Sie hier Einfluss nehmen.

Skelettmuskel auch beide Typen vor. Ihr jeweiliger Anteil ist von Mensch zu Mensch verschieden und kann nur bedingt beeinflusst werden, denn er ist genetisch festgelegt. Das habe ich am eigenen Leib zu spüren bekommen, als ich nach meiner sportlichen Laufbahn als Sprinter später joggen wollte: Es war ein zähes Unterfangen, meine Muskeln vom kurzen und schnellen Sprinten auf langes und langsames Laufen umzustellen. Aber es hat geklappt – dank der Zwitterfasern (siehe Kasten).

Wie Bewegung entsteht

Schneiden wir unterm Mikroskop einen Muskel quer durch, erinnert er an ein Kabel mit Hunderten feinen Leitungsbahnen, den Muskelfasern. Sie sind zu Bündeln zusammengefasst, die von einer Bindegewebshülle, der Faszie (siehe Seite 46/47), umgeben sind. Innerhalb einer Muskelfaser finden wir je nach Muskel wiederum bis zu 1000 Muskel- oder Myofibrillen. Sie setzen sich ihrerseits aus winzigen hintereinandergeschalteten Funktionseinheiten zusammen, in denen die Kraft entsteht. Das sind die sogenannten Sarkomere.

Ein Sarkomer ist nur zweieinhalbtausendstel Millimeter klein, bewirkt aber dennoch Großes: Es besteht aus den fadenförmigen Eiweißen Aktin und Myosin. Da die dünneren Aktin- über die Myosinfäden hinausragen, sieht die Skelettmuskulatur unterm Mikroskop quer gestreift aus. Hakt sich, ausgelöst durch einen Nervenimpuls, das Köpfchen des Myosinfadens an das Aktin, verkürzt sich das Sarkomer um einen tausendstel Millimeter. Da der Muskel eine Funktionseinheit bildet, passiert das natürlich nicht nur in einem Sarkomer, sondern in Hunderttausenden gleichzeitig – und es entsteht eine sichtbare Bewegung.

Damit das alles passieren kann, muss zunächst ein Bewegungsimpuls vom Gehirn über die Nerven an das Sarkomer geschickt werden. Unser Gehirn ist die Kommandozentrale und programmiert unsere Bewegungen. Es sendet elektrische Signale über das Rückenmark an die sogenannte motorische Einheit, die dafür sorgt, dass sich die Muskelfaser nicht unkontrolliert zusammenzieht. Die Signale werden extrem schnell weitergeleitet und zum großen Teil unbewusst, denn wenn wir beim Gehen über jeden einzelnen Schritt nachdenken müssten, kämen wir zu nichts anderem mehr. Das merken Sie beispielsweise nach einer Verletzung, wenn Sie Ihren Fuß bewusst aufsetzen, damit es möglichst wenig wehtut.

Die motorische Einheit setzt sich zusammen aus einer motorischen Nervenzelle, dem sogenannten Motoneuron, einer Nervenfaser, dem sogenannten Axon, und einer Gruppe von Muskelfasern. Je nach Aufgabe der Muskeln haben ihre Fasern viele oder wenige motorische Einheiten: Sind präzise, kleine Bewegungen wie mit den Fingern nötig, steuert eine Einheit nur wenige Muskelfasern. Beim großen Oberschenkel- oder beim Gesäßmuskel dagegen steuert eine Einheit bis zu 2000 Fasern, weil die Hauptaufgaben das Halten des Körpers sowie großräumige Bewegungen sind.

Durch leistungsfähige Muskeln mobil und selbstständig im Alter

Wie leistungsfähig unsere Muskulatur ist, hängt davon ab, wie viele motorische Einheiten wir aktivieren können – und das wiederum können wir durch Training, Willen und Motivation beeinflussen. Untrainierte Menschen nutzen rund 45 bis 60 Prozent ihrer motorischen Einheiten, Hochleistungssportler dagegen bis zu 90 Prozent. Die letzten 10 Prozent stehen uns nur in absoluten Ausnahmesituationen zur Verfügung und werden bei einem Notfall durch reichlich ausgeschüttete Stresshormone aktiviert.

Wollen wir gesund altern, liegt der Schlüssel darin, dauerhaft mindestens 50 Prozent der Leistungsfähigkeit unserer Muskeln jeden Tag zu nutzen. Nur so bleiben wir auch im hohen Alter mobil und können unseren Alltag noch gut und ohne fremde Hilfe bewältigen. Dann kommt der Gedanke „Dafür bin ich jetzt zu alt, das kann ich nicht mehr" gar nicht erst auf. Das ist auch die beste Vorsorge gegen Stürze und daraus resultierende Knochenbrüche: Wer seine Muskeln fit hält, kann bei einem Stolpern das Gleichgewicht meist wiederfinden, weil die Nervenimpulse vom Gehirn zur Muskulatur weiterhin schnell unterwegs sind. Wer seine Muskulatur jedoch nicht nutzt, wie das heute leider bei vielen Menschen der Fall ist, verliert seine Muskeln und damit auch die gute Reaktionsfähigkeit.

BLICK IN EINEN SKELETTMUSKEL

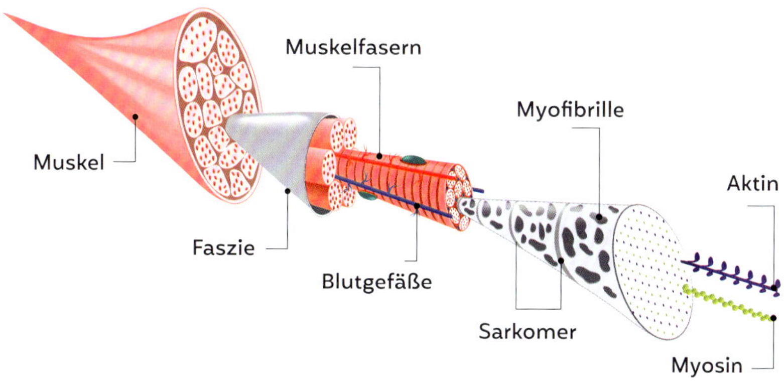

Ein Skelettmuskel besteht aus Hunderten von Muskelfasern. Diese ihrerseits enthalten bis zu 1000 Muskelfibrillen. Die Fibrillen wiederum setzen sich aus den sogenannten Sarkomeren zusammen. Sie sind die Funktionseinheiten des Muskels.

Use it or lose it – Muskelschwund

In der Natur existiert nichts Überflüssiges und alles hängt miteinander zusammen. Entsprechend gibt es aus Sicht des Organismus überhaupt keinen Grund, Muskeln gut zu versorgen und am Leben zu erhalten, die nicht benutzt werden. Ganz konsequent werden dann in den Sarkomeren die Eiweiße Aktin und Myosin und so die Muskeln selbst abgebaut. Wissenschaftlich bezeichnen wir diesen Muskelschwund als Muskelatrophie (im Unterschied zur Muskelhypertrophie, dem Muskelwachstum).

Studien an bettlägerigen Kranken zeigten, dass sich die Muskulatur nach 14 Tagen Liegen um bis zu 50 Prozent abgebaut hat! Das bedeutet nicht nur, dass Bewegungen viel schwerer fallen und anstrengender sind, sondern auch, dass weniger Muskeln vorhanden sind, die Myokine ausschütten und den Stoffwechsel auf Trab halten können. Zu wenig Muskulatur wirkt sich also auf den gesamten Organismus nachteilig aus! Deswegen liegt auch heutzutage niemand mehr lange nach einer Operation im Krankenhaus, sondern muss schnell aufstehen und sich bewegen.

Von der Muskelatrophie sind besonders unsere großen weißen Muskelfasern betroffen, wenn wir nicht viel mehr tun, als unserem Alltag nachzugehen. Die kleinen roten Fasern sind damit zufrieden, aber die weißen benötigen deutlich mehr und auch stärkere Reize durch reichlich Bewegung oder Sport. Fehlen diese Reize längerfristig, nutzt der Organismus den Platz, der durch den Abbau des Muskeleiweißes frei wird, als Speicher für Energie und lässt dort Fettpolster entstehen. Bei Frauen entwickeln sich so die gefürchteten „Winkearme", also hängende Haut an den Oberarmen, und bei Männern wächst statt eines Waschbrettbauchs eine Bierwampe. Dieser schleichende Prozess wird meist erst spät bemerkt, doch zum Glück lässt er sich umkehren – allerdings sind dann schon Anstrengung und Eigeninitiative notwendig. Besser lassen Sie es erst gar nicht so weit kommen.

Hüpfen – das schnelle Training im Alltag

Springen oder hüpfen Sie im Alltag immer mal wieder, zum Beispiel einfach von der letzten Treppenstufe. Treppen gibt es schließlich überall. Damit trainieren Sie Ihre weißen Muskelfasern ganz nebenbei. Wenn Sie es über den Tag verteilt auf 40 Sprünge bringen, regen Sie zwischendurch immer wieder den Kreislauf an und versorgen Ihr Gehirn mit Sauerstoff.

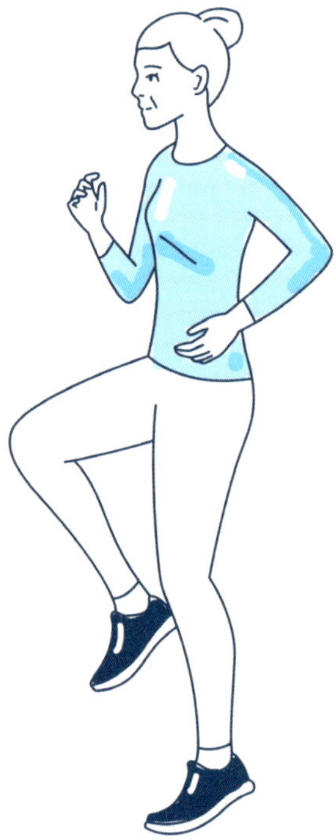

Volkskrankheit Sarkopenie – eine spezielle Form der Atrophie

Der Begriff „Atrophie" bezeichnet den Abbau von Gewebe im Allgemeinen und er wird auch für andere Organe des Körpers benutzt. Wenn wir von Muskelatrophie sprechen, wird zwar das Muskelgewebe weniger, aber die Grundstruktur des Muskels bleibt erhalten.

Das ändert sich jedoch, wenn wir sehr lange passiv leben oder wenn wir alt werden: Dann baut der Organismus auch die motorischen Einheiten ab. Da diese aber für die Reizweiterleitung unerlässlich sind, wird es viel schwieriger, die Muskeln anzusteuern, und es entwickelt sich eine Sarkopenie. Die normale Muskelatrophie wie nach einem Knochenbruch können Sie recht einfach durch regelmäßiges leichtes Training rückbilden. Wenn allerdings die motorischen Einheiten neu gebildet werden müssen, sind starke Reize notwendig und das bedeutet: anstrengende Übungen.

Im höheren Alter – etwa ab dem 70. Lebensjahr – kommt es recht häufig zur Sarkopenie. Die Ursache dahinter ist zwar noch nicht vollständig wissenschaftlich geklärt, aber die Forscher sind sich zunehmend einig, dass es bei der Übertragung des Nervenimpulses zur Aktivierung der Muskeln zu Beeinträchtigungen kommt. Im Fokus steht dabei die motorische Endplatte, von der aus die Impulse und Signale der Nerven auf die Muskelfasern übertragen werden sollen. Diese sollten die Signale ausführen und sich und damit den Muskel zusammenziehen, aber genau das funktioniert bei Sarkopenie nicht mehr.

Speziell die kräftigen weißen Muskelfasern sind von dieser mangelhaften Signalübertragung betroffen. Sie bauen bei Senioren deswegen umfassend ab, sodass sich die Kraft und die Schnelligkeit der Reaktionen drastisch verschlechtern. Die Sturzgefahr erhöht sich dramatisch und auch die Alltagsaktivitäten werden zunehmend schwieriger.

Die gute Nachricht: Sie können mit entsprechender körperlicher Aktivität einer Sarkopenie gegensteuern (siehe Kasten).

SARKOPENIE GEZIELT WEGTRAINIEREN

Muskeln können in jedem Alter trainiert werden und passen sich auch in höherem Alter immer noch positiv an. In diesem Fall muss es allerdings ein spezielles Training sein. Die kräftigen weißen Fasern erreichen Sie nur durch Trainingsreize, die hohe bis höchste Belastungen, das heißt maximale Anstrengungen, erfordern. Die Gewichte oder Intensitäten müssen also so gewählt werden, dass nur wenige Wiederholungen (höchstens drei bis sechs pro Serie) möglich sind. Dafür stellt sich der Effekt auch sehr schnell ein, denn die weißen Muskelfasern reagieren fast immer fix auf das Training.

Faszien – das kommunikative Bindegewebe

Faszien sind feine weiße Häute aus Bindegewebe, die jeden Muskel und auch jede Zelle umgeben, somit auch alle Organe, Sehnen, Bänder, Gelenke und Knochen. Sie halten als feines Stützgerüst unseren Körper in seiner Form, vor allem aber sind sie ein eigenes neuronales Organ: Wissenschaftler gehen davon aus, dass diese Häute etwa 90 Prozent aller Nervenenden und Sensoren enthalten. Damit sind sie für die Weiterleitung von Signalen im Körper unverzichtbar.

Das fasziale Gewebe scheint auch die Erklärung für die Wirksamkeit mancher Alternativheilmethoden zu sein wie Akupunktur, Osteopathie, Chiropraktik oder neuer Verfahren wie Fascial Stretch Therapie (FST): Da alle Faszien miteinander verbunden sind, kann eine veränderte Spannung am Kopf auch an ganz anderen Stellen des Körpers Wirkung zeigen.

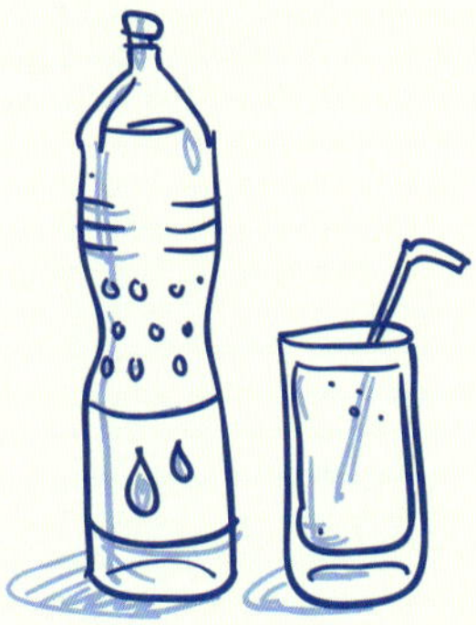

Ausgetrocknete und verklebte Faszien als Schmerzursache

Damit die Faszien unsere Bewegungen gut mitmachen können, sind sie aus den elastischen Materialien Kollagen und Elastin zusammengesetzt. Außerdem bestehen sie zu einem großen Teil aus Wasser, das für die Geschmeidigkeit sorgt. Trinken Sie zu wenig, werden die feinen, sensiblen Häute trocken, rau und spröde, manchmal fransen sie sogar aus. Das können Sie sich wie bei einem alten Gummiband vorstellen. Solche strapazierten Faszien reiben bei Bewegungen stark aneinander und bleiben aneinander hängen. Die vielen Nervenenden in den Faszien schlagen dann Alarm und es zieht unangenehm in dem Körperteil, das Sie gerade bewegt haben.

Die Hauptursache für die meisten Rückenprobleme und viele andere unspezifische Schmerzen, wie Ärzte Schmerzen ohne diagnostizierbare Ursache nennen, sind allerdings verklebte Faszien. Die feinen, sensiblen Häutchen verkleben aus zwei Gründen:

- Wir bewegen uns zu wenig.
- Im alltäglichen Leben entstehen immer wieder winzig kleine Verletzungen im Gewebe, die wir nicht verhindern können.

Im Grunde verkleben Faszien, weil sich unser Organismus irrt: Wenn wir stundenlang ziemlich starr sitzen, wie es von der Natur eigentlich nicht oder nur bei Verletzungen vorgesehen ist, staut sich die Lymphflüssigkeit. Normalerweise zirkuliert sie durch Bewegung im Körper. In der Lymphe ist der Blutgerinnungsfaktor Fibrinogen enthalten, der sich nun auch staut und in Fibrin verwandelt, unseren körpereigenen Wundkleber. Da wir aber nicht verletzt sind und es keine Wunde zum Verschließen gibt, klebt das Fibrin stattdessen die Faszien zusammen. Stehen wir dann auf, reißen wir sie wieder auseinander – und das tut wegen der vielen Nervenenden weh.

Verklebungen verhindern und lösen

Am besten lassen Sie es gar nicht erst zu, dass sich Ihre Faszien verkleben. Wenn Sie ausreichend Wasser trinken und sich wirklich regelmäßig bewegen, reicht das üblicherweise bereits. Achten Sie dabei darauf, dass auch alle Muskelgruppen zum Zug kommen. Das gelingt am besten mit Übungen wie ab Seite 50. Wenn Sie Ihr Augenmerk besonders auf die Faszien legen möchten, setzen Sie vor allem auf dynamische, federnde Dehnübungen. Oder hüpfen Sie öfter einmal zwischendurch: Die Flieh- und die Schwerkraft schieben dann die Faszien aneinander vorbei.

MEIN TIPP GEGEN VERKLEBTE FASZIEN

Genug trinken und bewegen sind die beiden besten Mittel, um die Faszien weich und geschmeidig zu halten! Wenn Sie im Alltag viel sitzen müssen, räkeln und recken Sie sich zwischendurch, setzen Sie sich immer wieder anders hin und nutzen Sie jede Gelegenheit zum Aufstehen und Gehen. Gönnen Sie sich dann zumindest in Ihrer Freizeit abwechslungsreiche Bewegung.

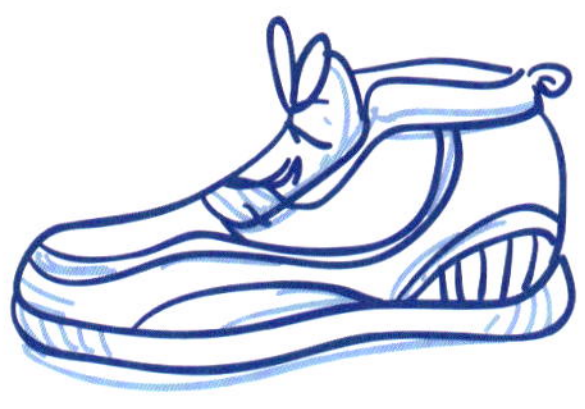

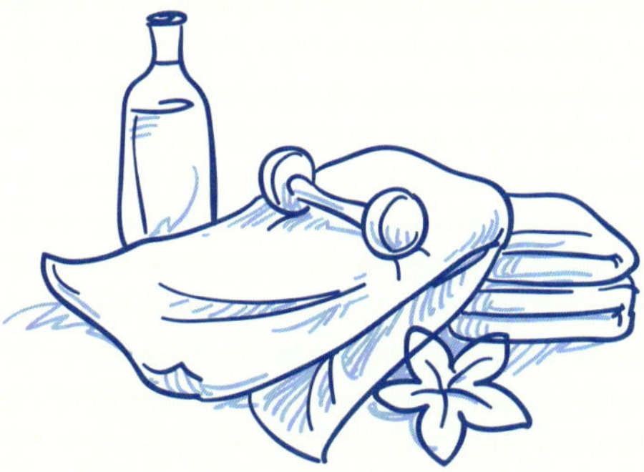

Das Ausrollen der Faszien mit einer Rolle oder einem Ball bietet sich an, wenn Sie regelmäßig Verklebungen spüren. Es löst diese sanft und drückt frische Nährstoffe ins Gewebe. Für viele Menschen ist es auch eine wunderbare Entspannung nach einem harten Tag. Rollen Sie aber immer so, dass Sie es noch gut aushalten können und nicht mehr als ein kleiner „Wohlweh"-Schmerz entsteht. Falls Sie sich eine Rolle kaufen, nehmen Sie eine ohne Noppen und besser auch keine Blackroll. Beides empfinden die meisten Menschen als zu hart und unangenehm und bleibt daher Spezialisten vorbehalten.

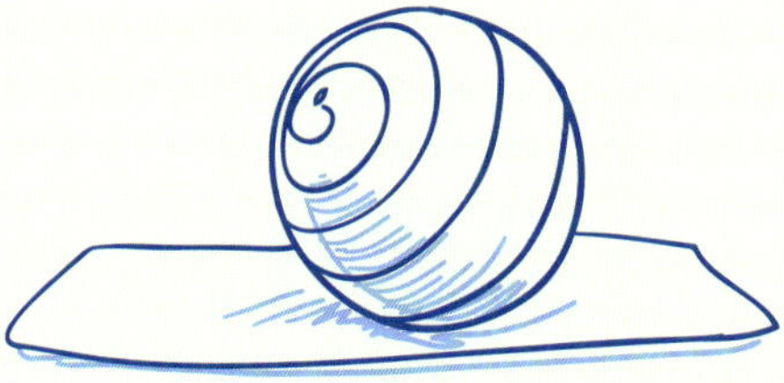

So wachsen Ihre Muskeln

Zum Glück können Muskeln auch wachsen: In Kindheit und Jugend ist es etwas ganz Normales, aber als Erwachsene müssen wir etwa ab dem 30. Lebensjahr schon aktiv etwas dafür tun, damit unsere Muskulatur nicht abnimmt oder sogar noch zunimmt. Krafttraining hat sich in vielen wissenschaftlichen Studien als sehr effektiv gegen den Verlust von Muskelmasse erwiesen. (Krafttraining bedeutet übrigens nicht automatisch Training im Fitnessstudio an Geräten, wie Sie an den Übungen ab Seite 50 sehen.) Wer seine Muskeln lebenslang regelmäßig genutzt hat, muss sich dafür gar nicht so sehr anstrengen.

Falls Sie bisher eher kein körperlich aktives Leben geführt haben, ist das kein Grund zu verzweifeln. Im Gegenteil: Sie werden schon nach wenigen Trainingswochen deutlich merken, dass Muskeln wachsen und sich Ihr Körper insgesamt verändert. Tatsächlich erreichen Sie binnen eines Jahres selbst bei untrainierten Muskeln eine Verdoppelung der Kraft, wie Studien zeigten.

Was passiert eigentlich beim Muskelwachstum?

Wenn Sie Ihre Muskulatur so belasten, dass sie an ihre Leistungsgrenze kommt, ist das für Ihren Organismus ein besonderer Reiz, ein klares Signal: Er baut mehr Eiweißstoffe in die Muskeln, sodass sie tatsächlich größer werden und dadurch mehr leisten können. Das klappt nur mit starken Reizen und bedeutet fürs Training anstrengende Übungen mit wenigen Wiederholungen. Sie müssen das Gefühl haben: „Hilfe, ich kann nicht mehr", und dann trotzdem noch einige Sekunden durchhalten, bis Sie ein brennendes Gefühl in den Muskeln merken. Aus dem Alltag kennen wir das von eher außergewöhnlichen Situationen wie Umzügen, wo wir x-mal die Treppen hoch- und runterlaufen oder noch zehn weitere Kartons schleppen, obwohl wir eigentlich schon nicht mehr können. Wenn wir unsere Muskeln gezielt trainieren, provozieren wir dieses Gefühl bewusst – und danach genießen Sie dann stolz das schöne Gefühl, durchgehalten und etwas richtig Gutes für sich getan zu haben!

Abwechslungsreich trainieren

Bis jetzt haben wir nur über den Muskelaufbau gesprochen, um Muskelschwund rückgängig zu machen, aber ein ausgewogenes Muskeltraining zielt nicht nur auf das Muskelwachstum ab, sondern auch auf die Koordination, Kraftausdauer und Kraftqualität. All diese Aspekte zusammen ermöglichen es uns, vital und selbstständig alt zu werden:

- Mit Koordination ist das gute Zusammenspiel der unterschiedlichen Muskeln gemeint. Nur wenn das klappt, funktionieren scheinbar einfache Abläufe wie Greifen oder Springen lebenslang problemlos. Trainiert wird das mit haltenden, stabilisierenden Übungen.
- Kraftausdauer bedeutet, eine anstrengende Tätigkeit nicht nur einmalig oder kurz durchführen zu können, sondern mehrmals und über einen längeren Zeitraum, beispielsweise nicht nur eine, sondern viele Treppen zu steigen. Dazu muss die Muskulatur gut durchblutet sein und der Stoffwechsel in den Muskelzellen muss einwandfrei funktionieren. Wichtig ist in diesem Zusammen-

hang: Kraftausdauer können Sie nicht durch Joggen oder anderen Ausdauersport erreichen, sondern durch Übungen mit vielen Wiederholungen. Viel bedeutet mindestens 20.

- Normalerweise nutzen wir nur etwa 60 Prozent der Muskelfasern. Beim Training der Kraftqualität geht es darum, mehr Fasern eines Muskels anzusprechen und die Kommunikation zwischen Muskeln und Nerven zu verbessern. Im Alltag klappen dadurch unerwartet notwendige schnelle Reaktionen besser, wenn etwa ein Glas umzukippen droht. Jetzt sind vor allem die großen weißen Muskelfasern dran, die durch die anderen drei Trainingsformen kaum beansprucht werden: Sie brauchen dafür nur sechs bis zehn sauber ausgeführte Wiederholungen von Übungen, die Ihnen schwerfallen.

Zu diesen vier Trainingsaspekten kommt noch die Beweglichkeit, die Sie durch Dehnübungen erhalten oder verbessern. Darauf sollten Sie keinesfalls verzichten, denn eine gute Beweglichkeit ist im Alltag wichtig. Wenn wir darüber im Alter nicht mehr verfügen, fällt es schwer, sich zu den Enkeln zu bücken und mit ihnen zu spielen oder auch nur etwas aufzuheben.

Pausen sind Pflicht!

Viel hilft viel, gilt nicht für den Sport, sondern führt oft direkt in die körperliche Überlastung. Die Muskeln brauchen Zeit, um sich an die höhere Belastung anzupassen. Nur in den Trainingspausen kann der Organismus nämlich die benötigten zusätzlichen Eiweiße einbauen und dadurch leistungsfähiger werden. Wenn Sie zu viel trainieren, fehlt dem Körper die Zeit, „geschädigtes" Gewebe zu reparieren, sodass Muskeln ihre Fitness verlieren können. In den Pausen Ihres Krafttrainings können Sie aber problemlos Ihre Ausdauer stärken. Oder Sie trainieren an einem Tag nur den Oberkörper, am nächsten den Rumpf und dann wieder den Oberkörper. So bekommt immer ein Teil der Muskulatur die notwendige Pause.

DAS RICHTIGE TRAININGSPENSUM

Grundsätzlich gilt: lieber mehrere kleine Einheiten im Lauf der Woche als nur ab und zu eine große. Ich empfehle dreimal pro Woche 20 Minuten Krafttraining, also etwa alle zwei Tage. Dazu noch zwei- bis dreimal wöchentlich 45 bis 60 Minuten Ausdauertraining (siehe Seite 82) – dann sind Sie bestens für einen gesunden Alltag und ein vitales Altwerden gerüstet.

Mein Übungsprogramm für Sie

Auf den folgenden Seiten habe ich für Sie einen abwechslungsreichen Mix an Übungen für ein gezieltes Ganzkörpertraining zusammengestellt. Sie benötigen dafür nur ein einziges Hilfsmittel: Ihr eigenes Körpergewicht. Das hat den großen Vorteil, dass Sie so an jedem Ort und zu jeder Zeit trainieren können, ganz ohne Geräte und Fitnessstudio. Versuchen Sie, die Übungen regelmäßig in Ihren Alltag einzubauen. Idealerweise absolvieren Sie an drei Tagen pro Woche eine Trainingseinheit von mindestens 20 Minuten, gern auch länger. Sie werden bald merken: Ihre Koordination und Beweglichkeit werden besser. Denken Sie auch daran, nach dem Training zu dehnen, das verbessert und beschleunigt die Regeneration.

CRUNCH RÜCKWÄRTS

Kräftigung der geraden Bauchmuskulatur

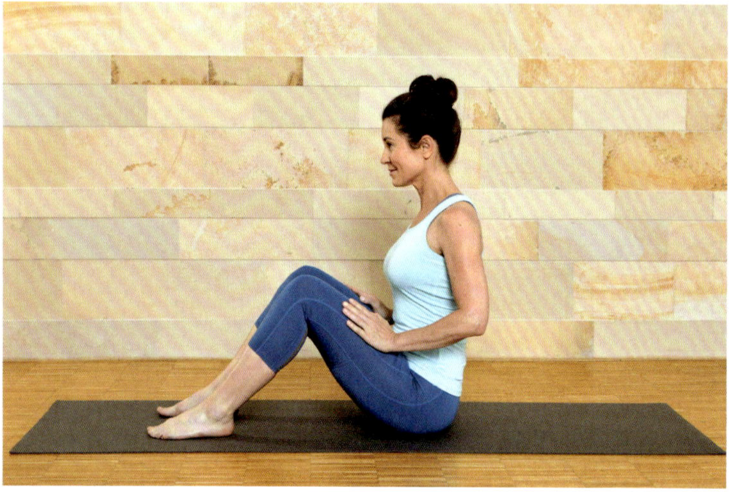

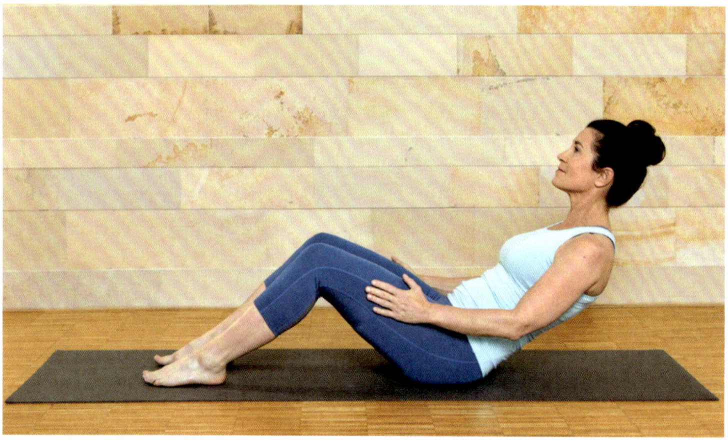

- Setzen Sie sich auf den Boden, stellen Sie die Füße bei 90-Grad-Kniebeugung mit der ganzen Fußsohle auf den Boden. Der Oberkörper ist aufrecht, die Hände liegen locker auf den Oberschenkeln.
- Den Oberkörper langsam nach hinten absenken, dabei bleiben die Hände auf den Oberschenkeln.
- Die Endposition zwei Sekunden halten – aufrichten und wieder absenken.

» *Anfänger: 10 Wiederholungen*
Fortgeschrittene: 15 Wiederholungen
Wichtig: Der Rücken bleibt die ganze Zeit gerade.

GROSSE SIT-UPS

Kräftigung der geraden Bauchmuskulatur

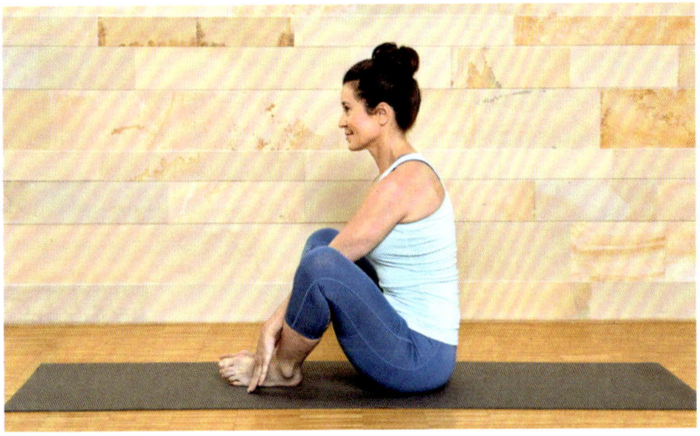

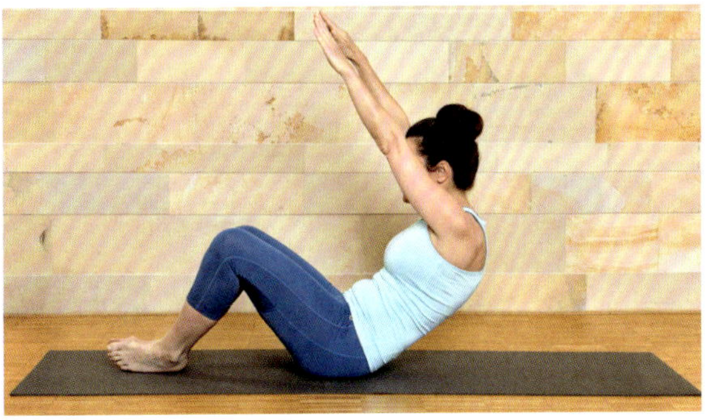

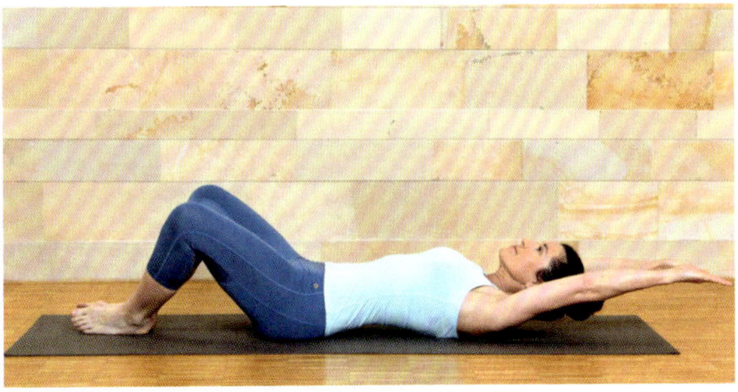

- Die Sit-ups beginnen aus der sitzenden Position. Die Füße stehen nah am Körper. Die Fußsohlen berühren sich dabei, sodass beide Knie nach außen fallen. Die Hände berühren den Boden vor oder neben den Füßen.
- Rollen Sie nun den Oberkörper nach hinten unten zum Boden ab, strecken Sie die Arme dabei über den Kopf und berühren Sie mit beiden Händen den Boden dahinter.
- Rollen Sie den Oberkörper wieder nach vorn oben in den Sitz auf und berühren Sie mit beiden Händen den Boden vor den Füßen.

Anfänger: 10 Wiederholungen
Fortgeschrittene: 15 Wiederholungen

LANGE BRÜCKE

Kräftigung vor allem des langen Rückenstreckers, zusätzlich Kräftigung der Gesäßmuskulatur und der Oberschenkelrückseiten

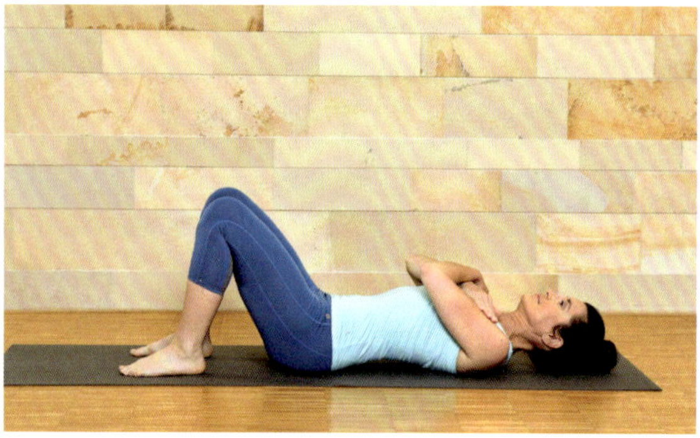

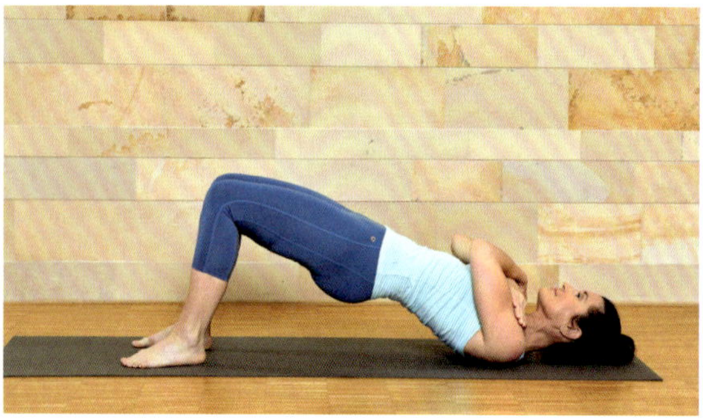

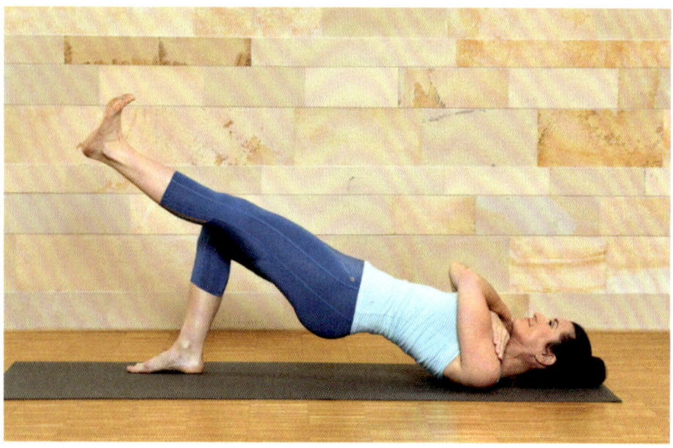

- Legen Sie sich auf den Rücken, Ihre Arme liegen entspannt neben Ihrem Körper. Stellen Sie nun die Füße hüftbreit auf. Ihre Lendenwirbelsäule sollte durch die natürliche Krümmung leicht vom Boden gelöst sein.

- Überkreuzen Sie Ihre Arme vor der Brust. Drücken Sie Ihre Lendenwirbelsäule in den Boden und rollen Sie langsam vom Steißbein über die Lenden- und Brustwirbelsäule jeden einzelnen Wirbel nach oben, sodass Ihr Körper von den Schultern über die Hüfte bis zu den Knien eine Linie bildet. Schultern und Nacken bleiben dabei entspannt.

- Strecken Sie nun das linke Bein in Verlängerung der Linie Schulter-Hüfte-Knie senkrecht nach oben.

- Halten Sie diese Position 10 bis 15 Sekunden lang und achten Sie auf eine gleichmäßige Atmung.

- Stellen Sie zunächst das linke Bein wieder auf und rollen Sie dann langsam Wirbel für Wirbel auf den Boden zurück.

- Wechseln Sie die Seite.

» *Anfänger: 5 Wiederholungen*
Fortgeschrittene: 8 Wiederholungen

HACKER-KNIEBEUGE

Kräftigung der tiefen Rücken- sowie der Bein- und Gesäßmuskulatur

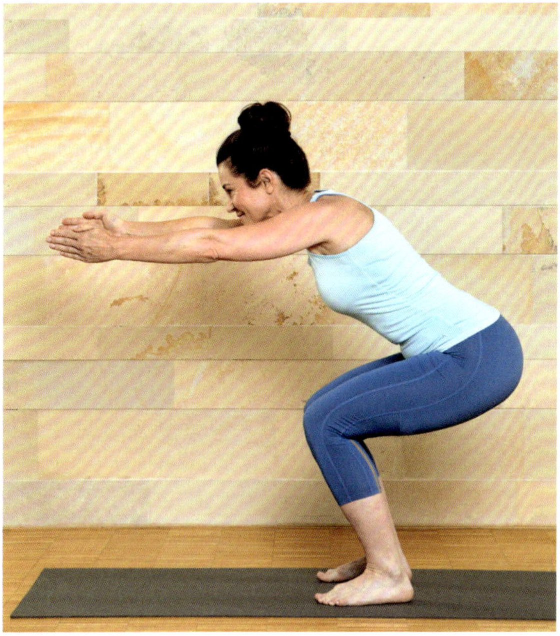

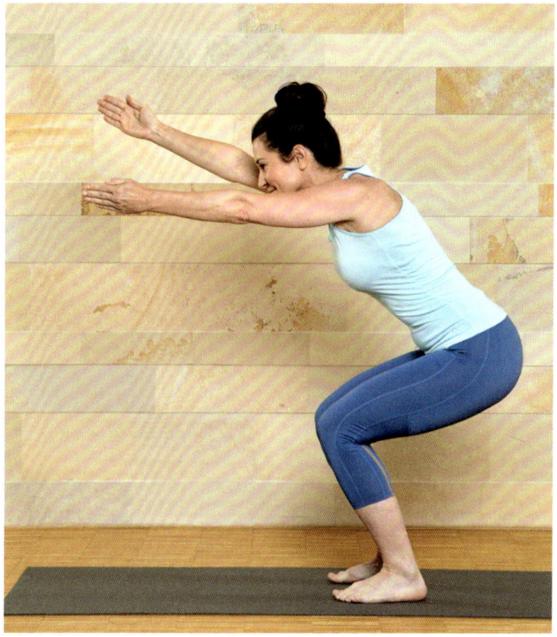

- Stellen Sie sich mit schulterbreit geöffneten Beinen hin. Spannen Sie den Bauch an und verlagern Sie Ihr Gewicht auf die Fersen. Beugen Sie nun die Knie so weit wie möglich, als wollten Sie sich setzen. Dabei drücken Sie die Knie leicht nach außen, lassen Sie aber immer senkrecht über den Füßen.

- Nehmen Sie die Arme nach oben in Verlängerung der Wirbelsäule. Kopf und Rücken bilden eine Linie. Die Handflächen zeigen zueinander. Hand- und Ellbogengelenke sind gestreckt.

- Führen Sie aus dieser Position mit den Armen schnelle, kleine Hackbewegungen durch. Dabei kommen die Bewegungen nur aus den Schultern.

» *Anfänger: 20 Sekunden halten*
Fortgeschrittene: 30 Sekunden halten

POSITIVER LIEGESTÜTZ

Kräftigung der Brustmuskulatur

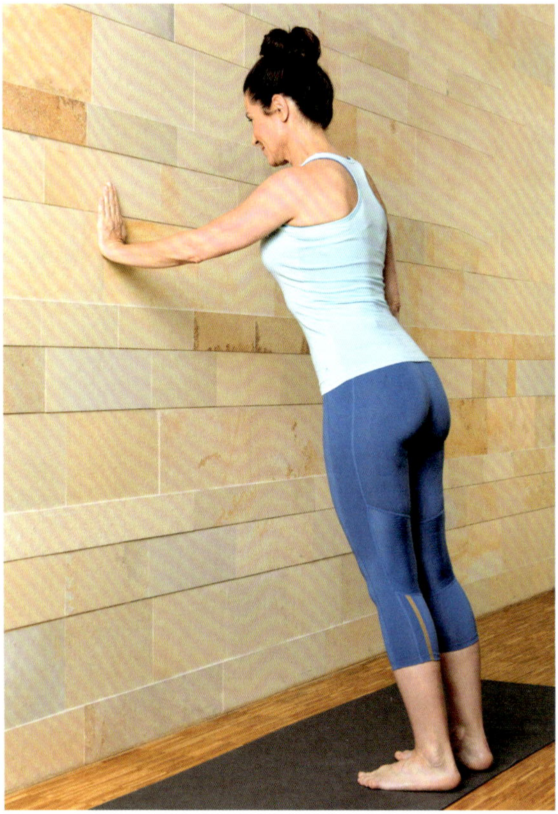

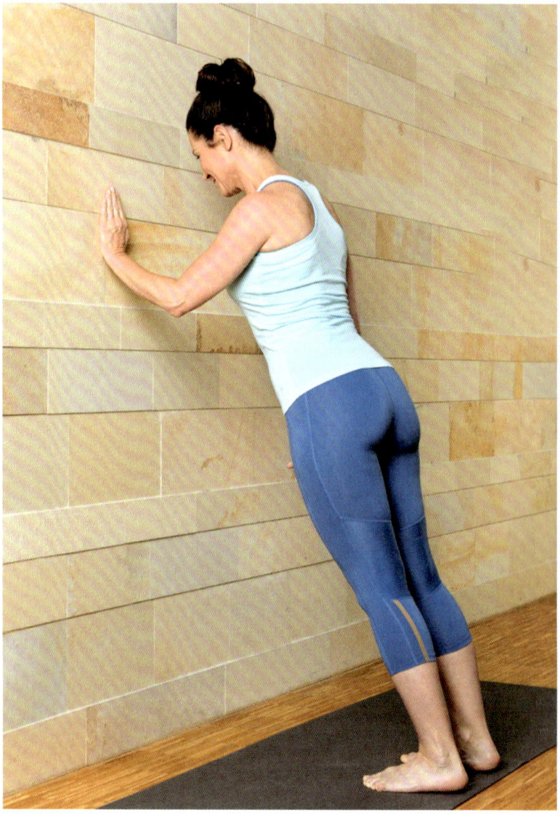

- Stellen Sie sich etwa einen Meter entfernt vor eine Wand.
- Stützen Sie sich mit einem Arm in Brusthöhe gegen die Wand. Der Körper bildet eine gerade Linie.
- Beugen und strecken Sie den Arm im Ellbogen – aber nicht komplett.
- Wechseln Sie die Seite.

» *Anfänger: 8 Wiederholungen | Fortgeschrittene: 12 Wiederholungen*
Wichtig: Falls es mit einem Arm zu schwierig ist, trainieren Sie anfangs mit beiden Armen gleichzeitig.

LIEGESTÜTZ

Kräftigung der Arm-, Bauch-, Gesäß- und Rückenmuskulatur

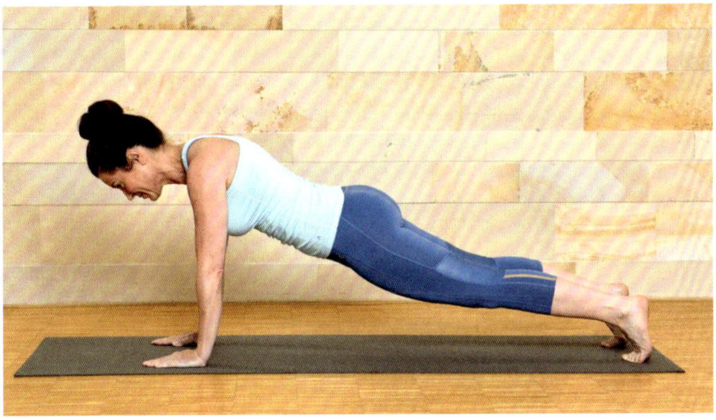

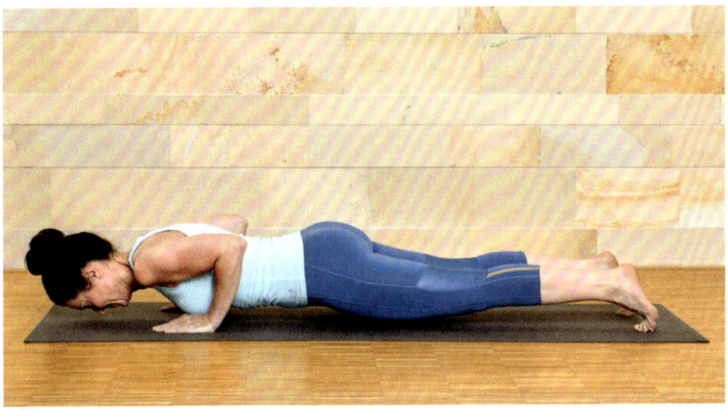

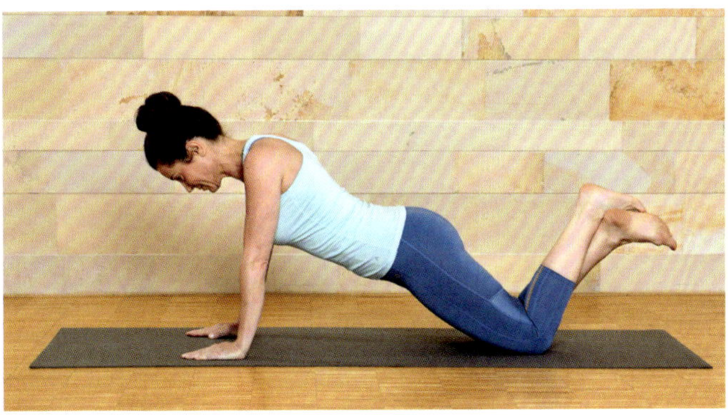

- Sie liegen auf dem Bauch, die Zehen sind aufgestellt, die Hände neben den Schultern. Drücken Sie sich hoch in die Ausgangsposition des Liegestützes: Ihr ganzer Körper schwebt in der Luft, nur Zehen und Hände haben Kontakt zum Boden. Die Hände liegen genau unter den Schultern, die Finger zeigen nach vorn. Blick nach unten richten.
- Beim Einatmen beugen Sie die Arme und senken den Oberkörper langsam bis kurz über den Boden.
- Mit dem Ausatmen drücken Sie sich durch das Strecken der Arme wieder nach oben, wobei in der Endposition die Ellbogen nie ganz durchgestreckt sind.
- Achten Sie darauf, dass der Rücken gerade bleibt und auf keinen Fall ins Hohlkreuz geht.

» *Anfänger: 8 Wiederholungen*
Fortgeschrittene: 12 Wiederholungen
Wichtig: Spannen Sie die ganze Zeit Ihre Bauch- und Gesäßmuskulatur an, damit Sie nicht in der Lendenwirbelsäule durchhängen. Falls es Ihnen zu schwierig ist, stützen Sie sich in der leichteren Variante auf den Knien ab.

ARMROTATION

Kräftigung der Schultermuskulatur

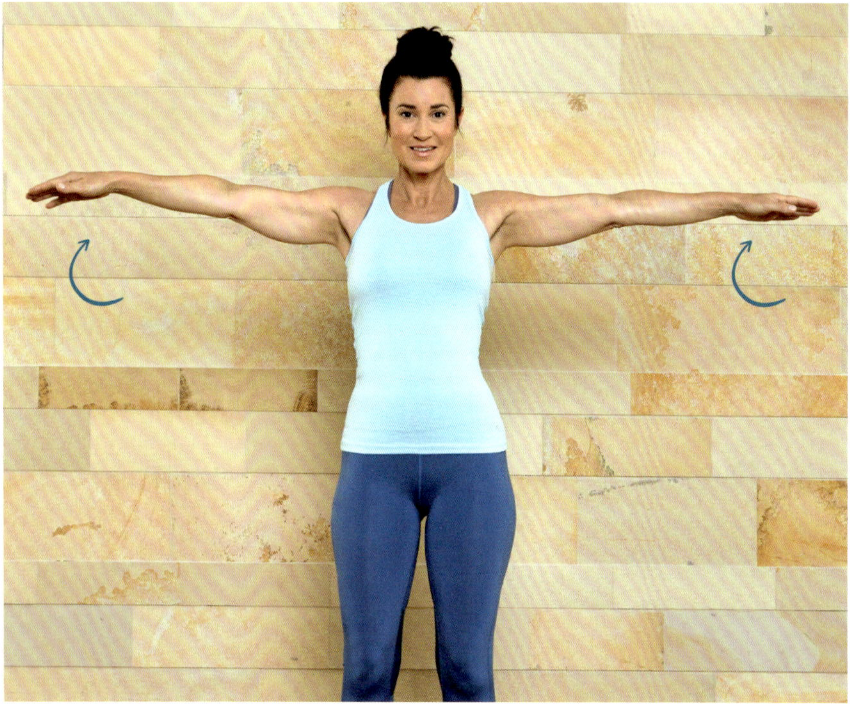

- Stellen oder setzen Sie sich aufrecht hin und strecken Sie Ihre Arme zur Seite bis auf Schulterhöhe aus.

- Rotieren Sie die gestreckten Arme erst vorwärts, dann rückwärts. Jeweils etwa 20 bis 30 Sekunden.

» *Anfänger: 1 Wiederholung*
Fortgeschrittene: 3 Wiederholungen
Wichtig: Die Übung eignet sich bestens für kleine Pausen im Alltag oder Büro. Arbeiten Sie konzentriert und ohne Schwung. Je besser Sie die Übung beherrschen, desto schneller können Sie sie durchführen.

ARMZUG

Kräftigung der Muskulatur des Schultergürtels, besonders des Trapezmuskels

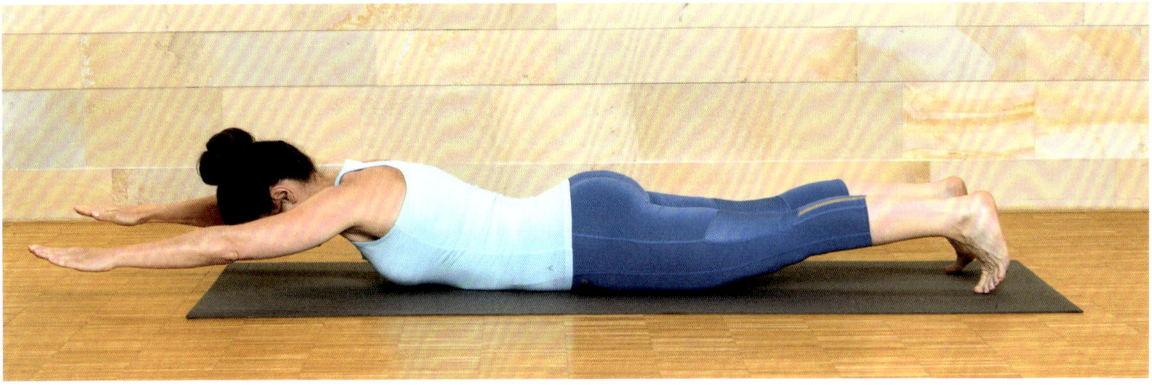

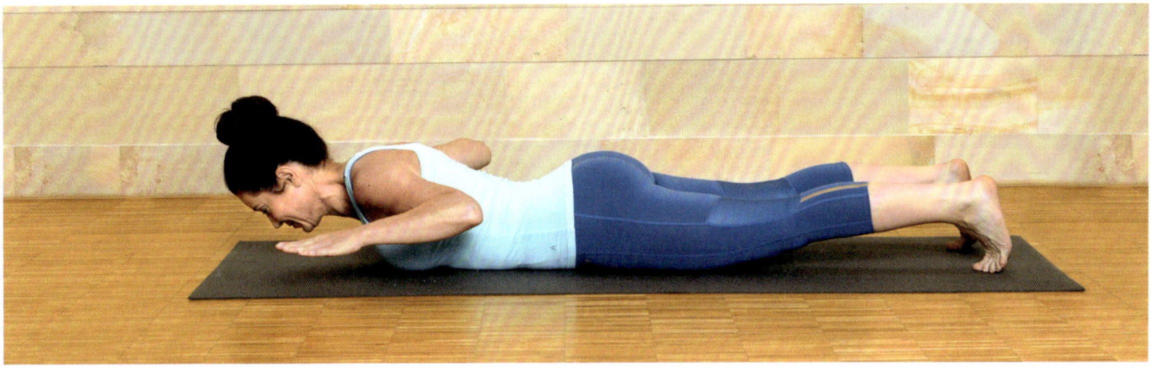

- Legen Sie sich auf den Bauch, die Beine sind gestreckt, die Zehen aufgestellt. Kopf und Nacken befinden sich in Verlängerung der Wirbelsäule.
- Strecken Sie jetzt die Arme gerade nach vorn aus, sodass sie sich in Verlängerung der Körperachse befinden. Die Schultern bleiben dabei unten und bewegen sich nicht in Richtung Ohren. Heben Sie die Arme dann leicht vom Boden an.
- Beugen Sie nun die Arme bis neben den Oberkörper an und ziehen Sie am Ende die Schulterblätter zusammen. Strecken Sie Ihre Arme wieder gerade nach vorn, ohne den Boden zu berühren.

» *Anfänger: 8 Wiederholungen*
Fortgeschrittene: 12 Wiederholungen

BRÜCKENSTÜTZ

Kräftigung der Arm- und Schultermuskulatur

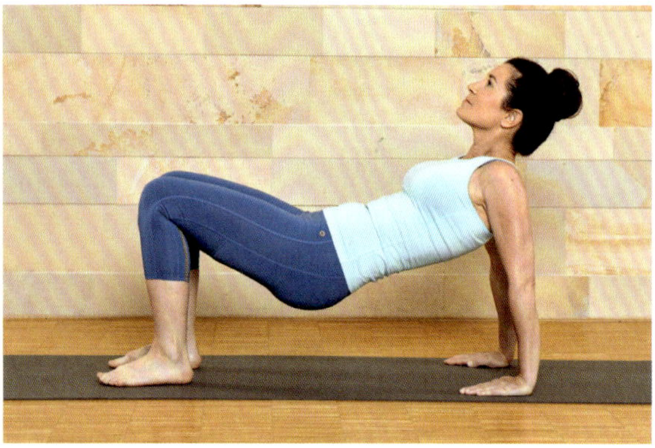

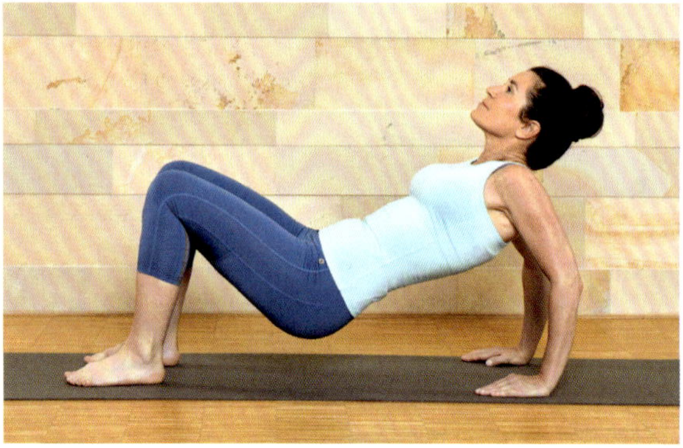

- Setzen Sie sich aufrecht auf den Boden. Stellen Sie die Füße möglichst nah ans Gesäß.
- Stützen Sie Ihre Arme auf Ihren Händen hinter Ihrem Oberkörper schulterbreit auf.
- Neigen Sie jetzt Ihren Oberkörper so weit nach hinten, dass ein großer Teil Ihres Körpers auf Ihren Handflächen ruht.
- Heben Sie das Gesäß an. Beugen und strecken Sie die Arme und halten Sie den Rumpf dabei stabil.

» *Anfänger: 8 Wiederholungen*
Fortgeschrittene: 12 Wiederholungen
Wichtig: Falls Ihnen die Handgelenke dabei wehtun, stützen Sie sich mit den Fäusten ab.

WALKING-LUNGES

Kräftigung der Bein- und Gesäßmuskulatur, zusätzlich Kräftigung im unteren Rücken

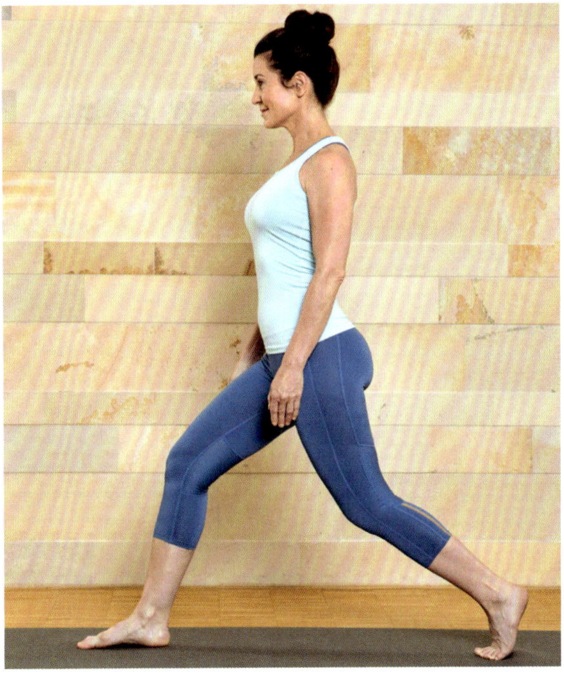

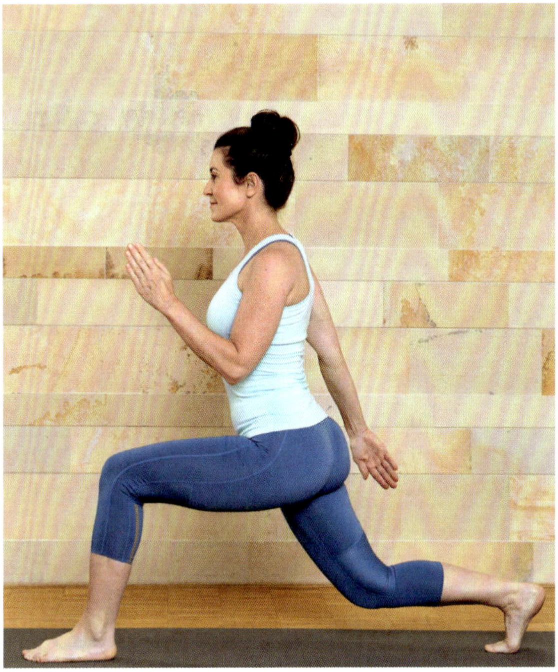

- Führen Sie hintereinander große Ausfallschritte nach vorn aus, sodass der Kniewinkel des vorderen Beins beim Absenken in die Hocke immer etwas mehr als 90 Grad beträgt.
- Bei jedem Schritt gehen Sie in die Hocke, sodass das hintere ebenfalls im 90-Grad-Winkel gebeugte Bein mit dem Knie fast den Boden berührt.
- Die Arme schwingen seitlich mit.
- Das Körpergewicht liegt immer auf beiden Beinen und der Körperschwerpunkt liegt zwischen den Beinen. Der Oberkörper bleibt die ganze Zeit aufrecht.

» *Anfänger: 10 Wiederholungen*
Fortgeschrittene: 15 Wiederholungen

PLANKE

Kräftigung der Körpermitte (Core)

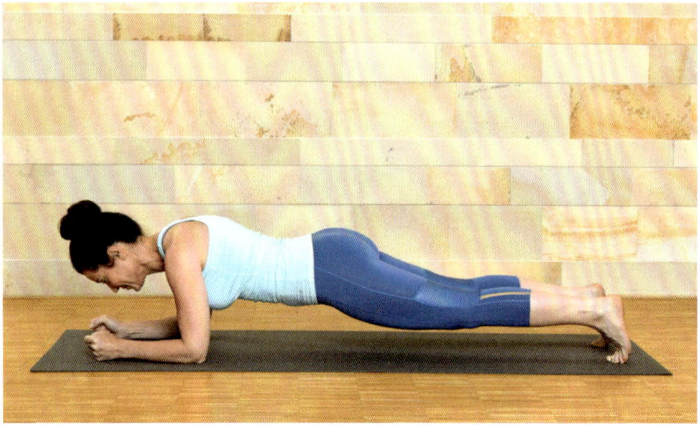

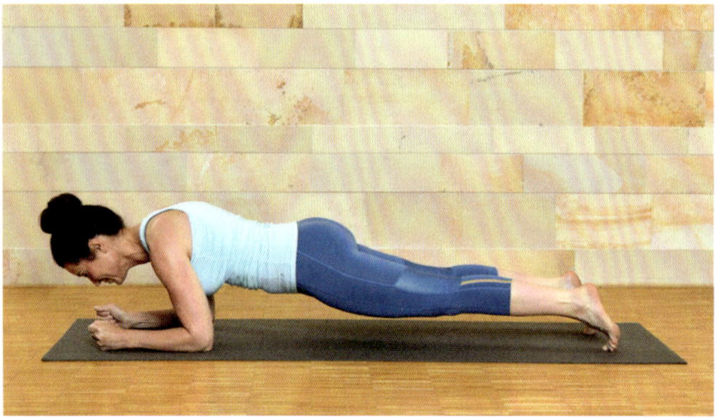

- Sie liegen auf dem Bauch und gehen von da in den Unterarmstütz. Die Schultern befinden sich über den Ellbogen, die Zehen sind aufgestellt.
- Spannen Sie mit dem Ausatmen den Bauch und das Gesäß an und bringen Sie beides hoch, sodass Ihr Körper von den Fersen bis zum Kopf eine Linie bildet.
- Halten Sie die Position 60 bis 120 Sekunden.
- Wenn Sie das gut schaffen, schieben Sie mit der Einatmung den Körper aus dieser Position nach vorn und mit der Ausatmung nach hinten, ohne die Körperspannung zu verlieren. Halten Sie dort jeweils 30 Sekunden.

» *Anfänger: 1 Wiederholung*
Fortgeschrittene: 3 Wiederholungen

BEIN-TWIST

Kräftigung der Körpermitte (Core)

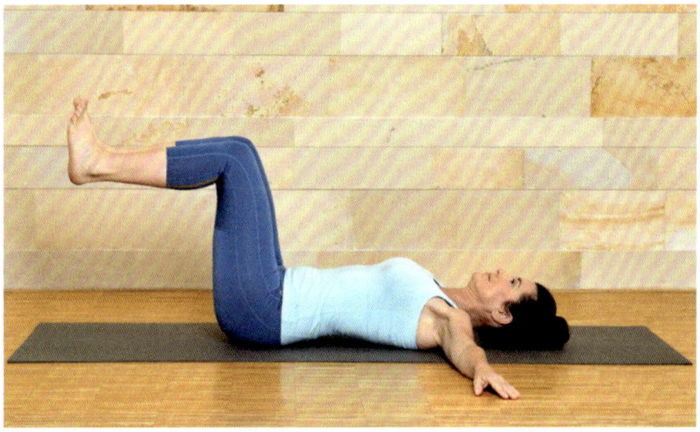

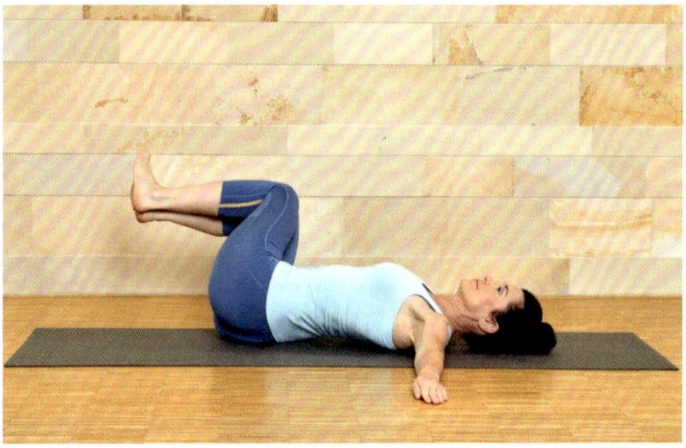

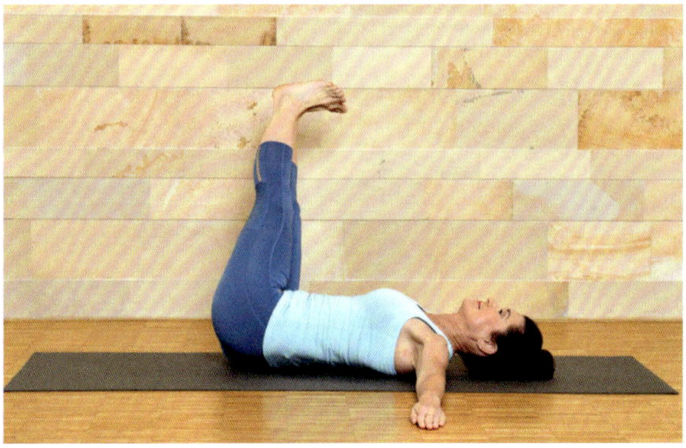

- Legen Sie sich auf den Rücken und heben Sie beide Beine an mit einem rechten Winkel sowohl im Knie- als auch im Hüftgelenk.
- Strecken Sie jetzt mit dem Einatmen die Arme seitlich auf Schulterhöhe aus. Atmen Sie aus und ziehen Sie dabei Ihren Bauchnabel ein.
- Mit dem Einatmen lassen Sie Ihre Knie langsam nach rechts sinken, aber nicht ablegen. Dabei lösen sich die linke Gesäßhälfte und die linke Seite des Brustkorbs vom Boden, Schultern und Arme bewegen sich aber nicht.
- Atmen Sie aus und bewegen Sie die Beine langsam aus der Kraft der Körpermitte wieder zurück in die Ausgangsposition.
- Wechseln Sie die Seite.
- Fortgeschrittene führen die Übung mit gestreckten Beinen aus. Der 90-Grad-Winkel in der Hüfte bleibt.

» *Anfänger:* 10 Wiederholungen
Fortgeschrittene: 15 Wiederholungen

BECKENLIFT-BRÜCKE

Kräftigung der Oberschenkelrückseite und der Gesäßmuskulatur

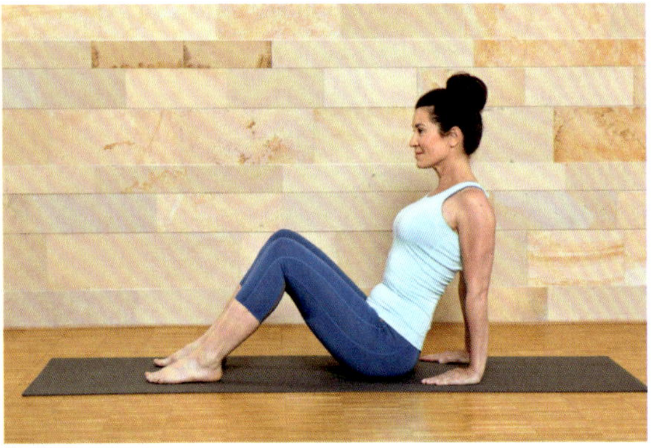

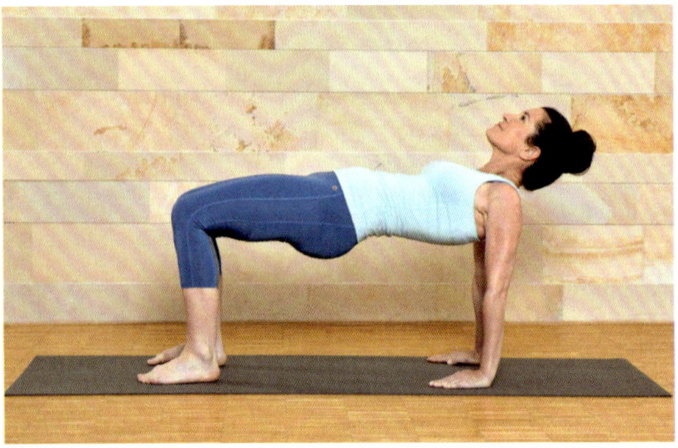

- Setzen Sie sich auf den Boden. Die Hände stützen Sie mit ausgestreckten Armen neben dem Gesäß oder etwas dahinter ab. Die Finger zeigen in Richtung Füße. Diese stehen hüftbreit auseinander nah am Gesäß.
- Heben Sie nun kontrolliert die Hüfte nach oben, bis sich der Körper in einer Waagerechten befindet und die Leisten gestreckt sind.
- Halten Sie diese Position mit 90 Grad angewinkelten Beinen und fast gestreckten Armen für 10 Sekunden.
- Dann senken Sie die Hüfte langsam ab, aber nur bis kurz über den Boden.
- Danach starten Sie erneut.

» *Anfänger: 8 Wiederholungen*
Fortgeschrittene: 12 Wiederholungen
Wichtig: Falls Ihnen die Handgelenke dabei wehtun, stützen Sie sich mit den Fäusten ab.

FRÜHAUFSTEHER

Kräftigung der Oberschenkel- und Gesäßmuskeln

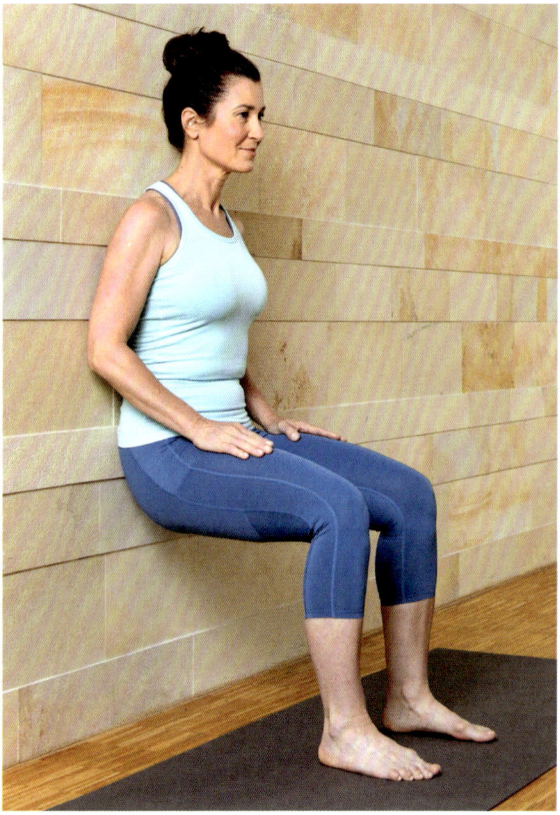

- Stellen Sie sich vor eine Wand. (Als Anfänger lehnen Sie sich leicht an. Je besser Sie trainiert sind, desto weniger ist das nötig.) Die Füße stehen hüftbreit auseinander, der Rücken ist gerade und leicht nach vorn geneigt. Die Hände liegen auf den Oberschenkeln.
- Senken Sie langsam das Gesäß, als wollten Sie sich auf einen Stuhl setzen. Gehen Sie maximal so tief, dass sich Ihre Oberschenkel parallel zum Boden befinden.
- Halten Sie diese Position für 5 Sekunden.
- Richten Sie sich ohne Schwung in einer fließenden Bewegung wieder auf.

» *Anfänger: 10 Wiederholungen*
Fortgeschrittene: 15 Wiederholungen

AUSFALLSCHRITT IM KNIE

Dehnung der Hüftbeugemuskulatur

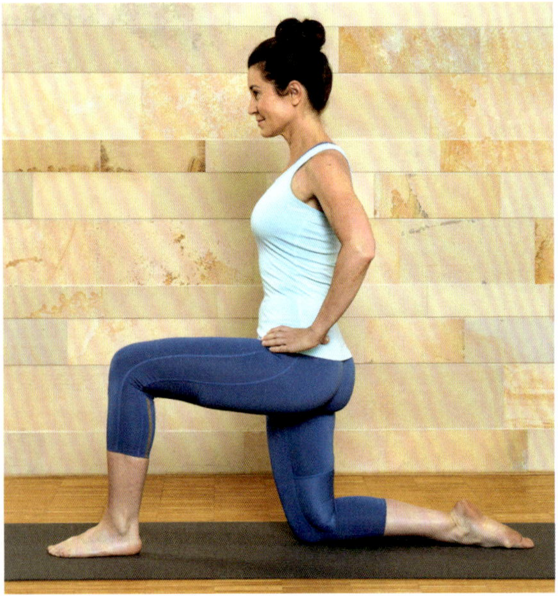

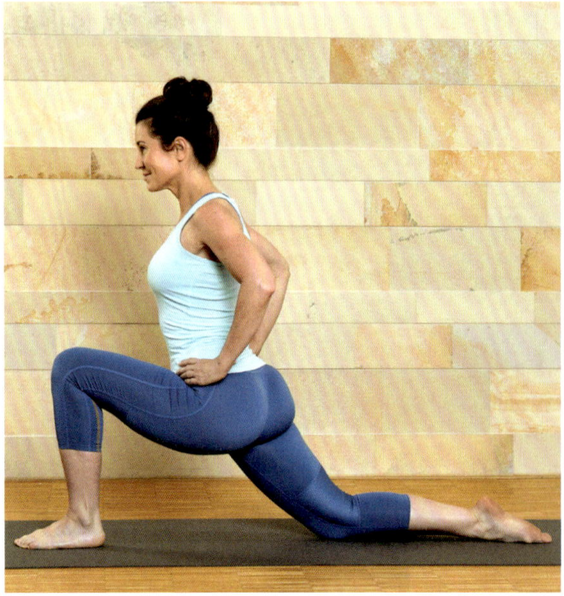

- Gehen Sie in den hohen Kniestand. Machen Sie mit einem Bein einen Schritt nach vorn. Beide Beine sollten im Knie nun 90 Grad gebeugt sein.
- Verlagern Sie Ihr Gewicht nach vorn, sodass sich die Hüfte des hinteren Beins streckt, und strecken Sie dieses Bein noch ein wenig, bis es in der Hüfte zieht. Die Hände können auf dem Knie oder dem Becken liegen.
- Halten Sie die Position für 20 bis 30 Sekunden.
- Wiederholen Sie die Übung.
- Dehnen Sie dann die andere Seite genauso oft.

» *Anfänger: 1 bis 3 Wiederholungen*
Fortgeschrittene: 1 bis 3 Wiederholungen

HERABSCHAUENDER HUND

Dehnung der Wadenmuskulatur

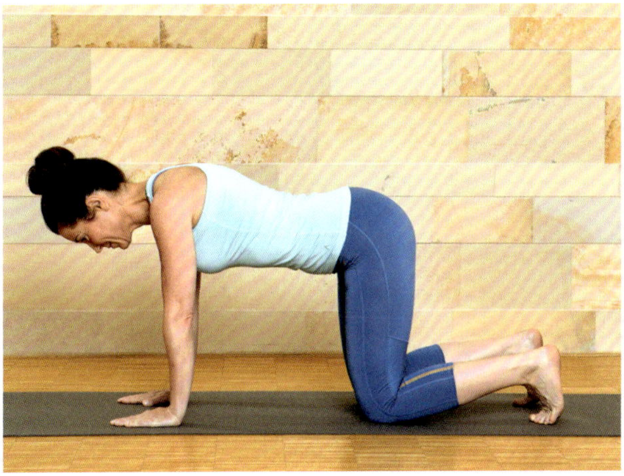

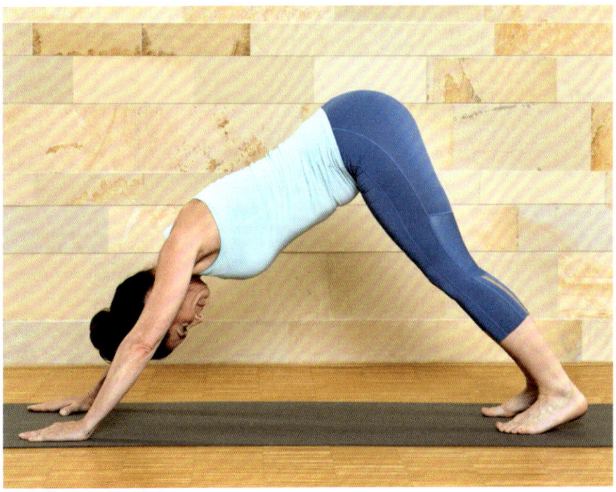

- Gehen Sie in den Vierfüßlerstand.
- Setzen Sie die Zehen auf und drücken Sie sich hoch.
- Stellen Sie nun die Füße auf bzw. drücken Sie sie so weit wie möglich nach unten. Ihr Körper sieht von der Seite nun aus wie ein umgekehrtes V.
- Versuchen Sie, die Fersen mit jeder Ausatmung ein Stück mehr in Richtung Boden zu drücken.

» *Anfänger: 20 Sekunden halten*
Fortgeschrittene: 30 Sekunden halten

BRUSTDEHNER

Dehnung der Brustmuskulatur

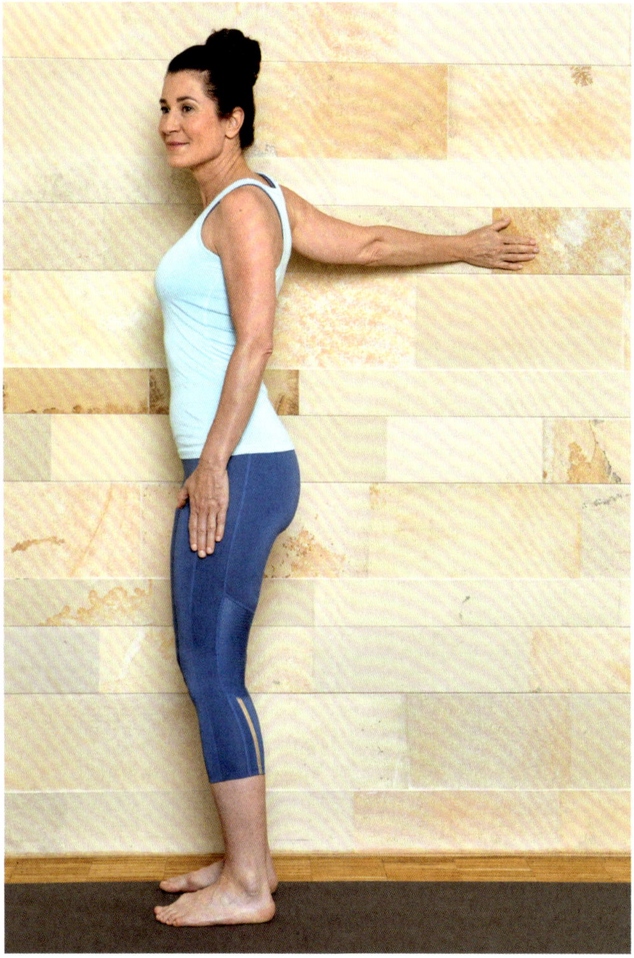

- Stellen Sie sich seitlich neben eine Wand.
- Legen Sie die Hand des Arms, der nah an der Wand ist, so auf die Wand, dass sich der Arm in Schulterhöhe befindet und gestreckt ist.
- Drehen Sie nun den Oberkörper von der Wand weg.
- Spüren Sie die Dehnung im Brustmuskel und im Arm.
- Dehnen Sie 20 bis 30 Sekunden und versuchen Sie, die Dehnung mit der Ausatmung zu verstärken.
- Wechseln Sie die Seite.

» *Anfänger: 20 Sekunden halten*
Fortgeschrittene: 30 Sekunden halten

FLANKENSTRETCH

Dehnung der Körperseiten

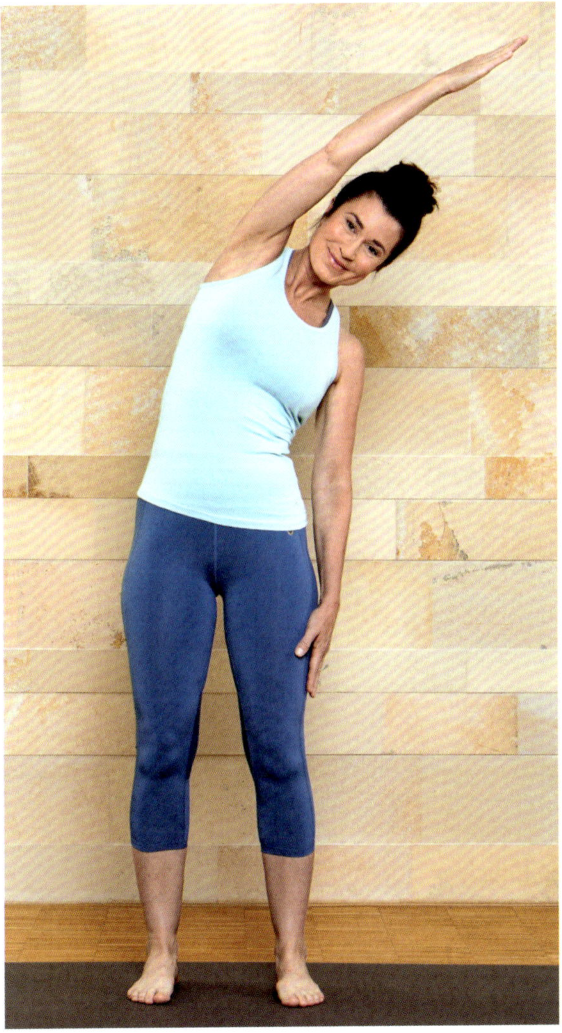

- Stellen Sie sich mit hüftbreit geöffneten Beinen hin.
- Nehmen Sie einen Arm über die Seite nach oben und neigen Sie Arm, Kopf und Oberkörper weiter zur anderen Seite.
- Halten Sie die Position, strecken Sie den gehobenen Arm bewusst schräg nach oben und drücken Sie dabei den Fuß auf derselben Seite fester in den Boden.
- Atmen Sie in die Dehnung hinein und halten Sie sie etwa 20 bis 30 Sekunden.
- Wechseln Sie die Seite.

» *Anfänger: 3 Wiederholungen*
Fortgeschrittene: 3 Wiederholungen

GEZIELTER MUSKELAUFBAU IST IN JEDEM ALTER MÖGLICH

Selbstverständlich trainieren Sie Ihre Muskeln nicht nur mit Kraftübungen, sondern auch mit Alltagsaktivitäten und mit anderen Sportarten. Doch wie oft sollten Sie andere Sportarten betreiben, damit Sie wirklich fit bleiben? Je nach Sportart nutzen wir die unterschiedlichen Muskeln nicht gleichmäßig stark: Dass der Schlagarm beim Tennis kräftiger ist als der andere Arm, leuchtet unmittelbar ein. In solchen Fällen ist es sinnvoll, die Ungleichgewichte durch das Training der vernachlässigten Muskelgruppen wieder in Balance zu bringen. Die Tabelle gibt einen Überblick zu beliebten Sportarten, die die Muskulatur gezielt aufbauen oder sie allgemein wirkungsvoll kräftigen können. Ob sich Ihr bevorzugter Sport auch fürs Alter eignet, sehen Sie an der Altersgruppe „e": Sie steht für ein Alter von 65 Jahren und älter (siehe auch Legende rechts unten). Weitere Informationen zu den einzelnen Altersgruppen finden Sie auf Seite 70. Wichtig ist es, in jedem Alter die Trainingshäufigkeit und -intensität ganz allmählich zu steigern.

SPORTART	MUSKELAUFBAU OBERKÖRPER	MUSKELAUFBAU UNTERKÖRPER	MUSKELERHALT OBERKÖRPER	MUSKELERHALT UNTERKÖRPER	ALTERSGRUPPE	TRAININGSEINHEITEN PRO WOCHE*
SPORTSPIELE						
Badminton	(X)e	X	(X)e	X	a b c d	2–4
Basketball	–	X	–	X	a b c d	2–4
Fußball	–	X	–	X	a b c d	2–4
Hockey	(X)	X	(X)e	X	a b c d	2–4
Squash	(X)	X	(X)e	X	a b c	1–3
Tennis	(X)	X	(X)e	X	a b c d	2–4
Volleyball	(X)	X	(X)	X	a b c d	2–4
FITNESSSPORT						
Aerobic (high/low)	–	X	–	X	a b c d	2–4
Aquajogging	–	–	X	X	a b c d e	3–5
Aquapower	(X)	X	(X)	X	a b c d	1–3

SPORTART	MUSKEL-AUFBAU OBER-KÖRPER	MUSKEL-AUFBAU UNTER-KÖRPER	MUSKEL-ERHALT OBER-KÖRPER	MUSKEL-ERHALT UNTER-KÖRPER	ALTERS-GRUPPE	TRAININGS-EINHEITEN PRO WOCHE*
FITNESSSPORT						
Fitness-Gerätetraining	X	X	X	X	a b c d e	1–3
Gymnastik	X	X	X	X	a b c d e	2–4
Spinning	–	X	–	X	a b c d	2–4
Jazzdance	–	X	–	X	a b c d	2–4
Pump	X	X	X	X	a b c	1–3
Step-Aerobic	–	X	–	X	a b c d e	1–3
Tae Bo	X	X	X	X	a b c	1–3
Rückentraining	X	–	X	–	a b c d e	2-4
ERLEBNIS-/GESUNDHEITSSPORT						
Inlineskating	–	X	(X)	X	a b c d e	2-4
Jogging/Laufen	–	X	–	X	a b c d e	2–7
Walking	–	X	–	X	a b c d e	4–7
Klettern	X	X	X	X	a b c d e	1–3
Mountainbike-fahren	–	X	–	X	a b c d e	1–3
Radfahren	–	X	–	X	a b c d e	3–5
Schwimmen	X	X	X	X	a b c d e	3–5
Skilanglauf	X	X	X	X	a b c d e	3–5
Tanzen	–	–	–	X	a b c d e	3–7
Wandern/ Spazierengehen mind. 30 Min.	–	–	–	X	a b c d e	3–7

* Angaben für Einsteiger. Legende: X = ja; (X) = bedingt; (X)e = einseitiger Effekt; – = kein Effekt; Altersgruppe: a = bis 30 J.; b = bis 40 J.; c = bis 50 J.; d = bis 64 J.; e = ab 65 J.

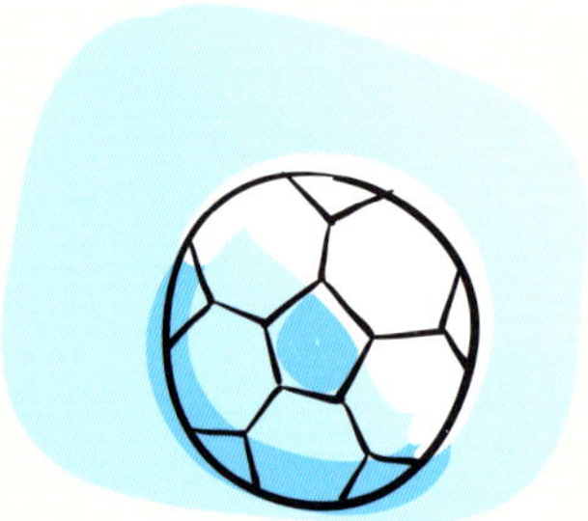

a. Bis 30 Jahre:
Leistungsaufbau und -fähigkeit der Muskeln sollten im Vordergrund stehen. Die Teilnahme an Wettkämpfen motiviert für das regelmäßige Training. Bei Sportarten mit einseitigen Belastungen sollten Sie auf die Kräftigung beider Körperseiten achten, etwa beim Tennis, Badminton, Squash, Fuß- oder Handball.

b. Bis 40 Jahre:
In diesem Alter fordern Beruf und Familie meist viel Zeit und die Bewegung fällt hinten runter. Tragen Sie Trainingszeiten in Ihren Kalender ein, gehen Sie zu festen Kursen, Gruppen oder verabreden Sie sich, damit Sport eine feste Größe in Ihrem Leben bleibt.

c. Bis 50 Jahre:
Jetzt fällt auf, dass der Stoffwechsel langsamer wird (siehe ab Seite 72): Fettpölsterchen werden sichtbar, die Bequemlichkeit siegt öfter und die Kondition wird schlechter. Wenn Sie das bemerken, geben Sie sich damit nicht zufrieden, nur weil es allen so geht. Im Gegenteil: Werden Sie aktiver und reißen Sie Ihre Bekannten mit.

d. Bis 65 Jahre:
Bei Frauen und Männern stellen sich die Hormone um. Weniger Östrogen bewirkt bei Frauen, dass sie seine knochenschützende Wirkung verlieren, deswegen sind Belastungen mit dem eigenen Körpergewicht, die den Knochenstoffwechsel anregen, wichtig: also lieber wandern und laufen statt schwimmen. Außerdem können Ihre Muskeln jetzt Eiweiß schlechter einlagern, sodass eine ausreichende Aufnahme von Proteinen wichtig ist. Bei Männern hebt Krafttraining den Testosteronspiegel an. Dazu sind intensive Belastungen nötig.

e. Ab 65 Jahre:
Gerade in diesem Alter sollten Sie Ihren Bewegungsapparat durch ein ausgewogenes Training aus Ausdauer- und Kraftsport unbedingt fordern! Jetzt hat eine Unterforderung nachhaltige Folgen, weil der Körper Muskeln und Knochen schneller abbaut als in jungen Jahren und das beeinflusst die Lebensqualität erheblich. Die Ausrede „Keine Zeit" gilt in diesem Alter schließlich nicht mehr! Sie können auch jetzt noch anfangen mit Sport, sollten es aber behutsam tun. Viele Fitnessstudios, Bildungseinrichtungen und Sportvereine bieten Kurse für Ältere an. Ein ärztlicher Check-up vorweg gibt Ihnen Sicherheit.

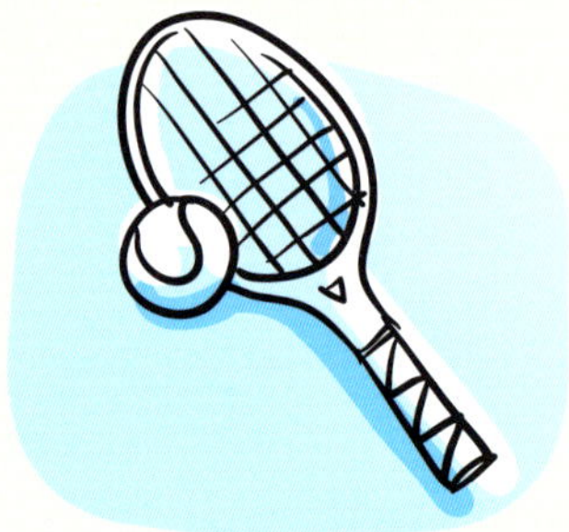

Eiweiß für die Muskeln

Da die Kraftwerke der Muskeln, die Sarkomere, aus Eiweiß bestehen und der Organismus beim Wachstum und bei der Regeneration der Muskulatur Proteine einbaut, können Sie ihn durch eine gezielte eiweißreiche Ernährung unterstützen. Da Sie aber vermutlich kein Leistungssportler sind, sollten Sie auf Whey-Protein und andere Zusatzstoffe verzichten. Setzen Sie besser auf natürliche Nahrung, denn die kann der Körper gut verwerten und sie enthält zusätzlich Vitamine und Mineralstoffe. Whey ist ein Molkeprotein und ist daher auch in Molke, Ricotta, Joghurt, Quark und Milch auf natürliche Weise enthalten. Auf Seite 97 finden Sie eine Übersicht mit guten natürlichen Eiweißlieferanten.

Wie viel Eiweiß darf es sein?

Egal, ob Sie Ihre Muskeln oder Ihre Ausdauer trainieren, um Ihren Eiweißbedarf zu decken, essen Sie jeden Tag:

- **bis 40 Jahre:**
  1 Gramm Eiweiß pro Kilogramm Körpergewicht
- **41 bis 50 Jahre:**
  1,5 Gramm Eiweiß pro Kilogramm Körpergewicht
- **über 50 Jahre:**
  1,8 bis 2 Gramm pro Kilogramm Körpergewicht

Sie sehen: Der Eiweißbedarf steigt mit dem Alter. Das liegt daran, dass der Organismus zum einen Eiweiß in Muskeln abbaut und dieser Prozess aufgehalten werden soll und zum anderen Eiweiß nicht mehr so gut aufnehmen und verwerten kann. Ob Sie auf tierische oder pflanzliche Proteine setzen, ist prinzipiell egal. Allerdings kann unser Körper Eiweiß aus Fleisch besser umsetzen. Die Ernährungswissenschaft spricht dann von einer höheren biologischen Wertigkeit. Dabei geht es darum, wie viel von den in der Nahrung enthaltenen Proteinen in körpereigenes Eiweiß umgewandelt werden können. Trotzdem ist das kein Grund, täglich Fleisch zu essen, zumal ein hoher Fleischkonsum, vor allem von rotem Fleisch, gesundheitliche Risiken wie das für Krebs mit sich bringen kann.

Auch wenn Sie gern Fleisch mögen, beschränken Sie sich deswegen besser auf zwei- bis dreimal pro Woche Wild- oder Biofleisch, das durch die Bewegung der Tiere und das Grünfutter nachweislich mehr gesunde Inhaltsstoffe enthält als Fleisch aus Massenproduktion. Dazu noch einmal wöchentlich Fisch und ansonsten Hülsenfrüchte, Ei-, Milch- und Sojaprodukte – und schon ist Ihr Eiweißbedarf abwechslungsreich gedeckt.

Ab Seite 120 finden Sie einige Rezepte, die Ihnen zeigen, wie einfach und abwechslungsreich Sie mit eiweißreichen Lebensmitteln kochen können. Solche Mahlzeiten liefern dem Körper die notwendigen Muskelbaustoffe.

» *Optimale Verteilung*
Ich empfehle Ihnen, Ihre Eiweißportion nicht auf einmal zu sich zu nehmen, sondern über den Tag verteilt mit Schwerpunkten nach dem Sport und am Abend. Dann ist der Proteinbedarf am höchsten.

2

Effektiver Stoffwechsel

Untersuchungen der 100-Jährigen haben gezeigt, dass ihr Metabolismus auch in diesem extrem hohen Alter noch einwandfrei funktioniert. Er ist also ein zentraler Schlüssel für ein gesundes Leben – und Sie können ihn gut beeinflussen.

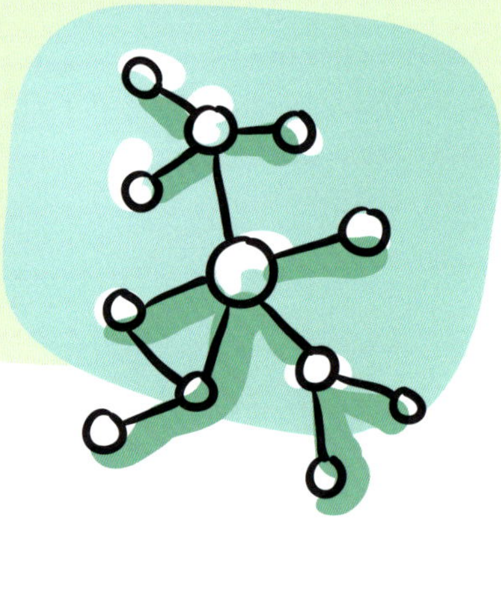

Blick in das körpereigene Chemielabor

Den Begriff „Stoffwechsel" haben Sie jetzt schon mehrfach gelesen. Der Metabolismus, wie er wissenschaftlich heißt, ist lebenswichtig: Kommt der Stoffwechsel komplett zum Erliegen, sterben wir. Umgekehrt kann man sagen: Je besser unser Stoffwechsel funktioniert, desto gesünder und fitter sind wir.

Tatsächlich bezeichnet der Begriff „Stoffwechsel" genau das, was in einem Organismus passiert und worum es dort geht: Substanzen wechseln von einem Milieu in ein anderes. Sie essen zum Beispiel einen Apfel und sein Fruchtzucker wird so weit zerkleinert und umgearbeitet, bis die Zellen ihn als Energie nutzen können. Die Vitamine sowie die anderen Vitalstoffe werden herausgelöst und über das Blut dorthin gebracht, wo sie benötigt und umgebaut werden zu Hormonen, Haut-, Knochen-, Organzellen sowie zu allem anderen, woraus wir bestehen. Alles, was wir essen und trinken, wandelt der Körper um und baut es dort ein, wo er es braucht. Die chemische Veränderung von Stoffen, ihr Transport, ihre Aufnahme und auch der Abtransport von Abfallstoffen – all das gehört zum Stoffwechsel.

Das Geheimnis eines langen Lebens basiert darauf, dass sich unsere Zellen stets erneuern (siehe Seite 26), und zwar möglichst fehlerfrei. Die einzelnen Moleküle werden ständig umgewandelt und deswegen herrscht im Stoffwechsel ein stetiger Fluss von Materialien und Energie: Wir nennen das ein dynamisches Fließgleichgewicht oder Homöostase. Hormone und Enzyme steuern und beschleunigen diese biochemischen Vorgänge.

Bei der Aufspaltung der Nährstoffe in winzige Teilchen, die der Organismus verwenden kann, spielen die Mitochondrien eine besondere Rolle. Diese Kraftwerke der Zelle produzieren aus Nährstoffen die Energie, die wir für alle Abläufe im Körper unbedingt benötigen: das Adenosintriphosphat, kurz: ATP. Rund 40 Kilogramm entstehen täglich im Körper, davon der Großteil in den Muskelzellen, die zwar am meisten Energie herstellen, aber auch verbrauchen. Auch hier hat die Natur einen genialen Anpassungsmechanismus eingebaut: Wenn wir viel Energie verbrauchen, erhöht der Körper die Anzahl der Minikraftwerke in den Zellen. So hat ein Durchschnittsbürger rund 1000 Mitochondrien, ein gut trainierter Ausdauersportler dagegen 2000! Dieser Aspekt wird besonders interessant, wenn wir später darauf zu sprechen kommen, wie wir unseren Stoffwechsel optimieren können.

KRAFTWERKE DER ZELLE

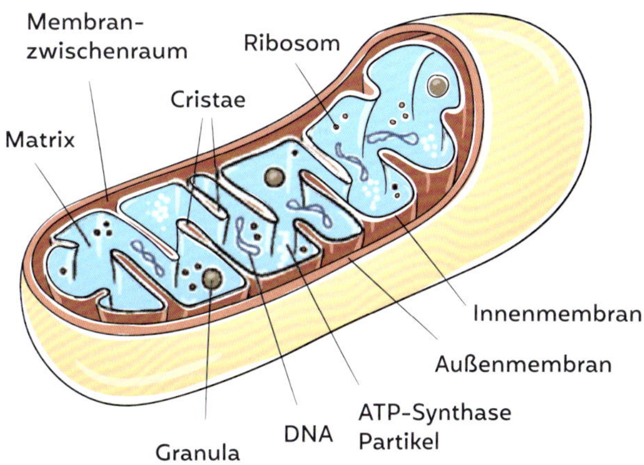

Mitochondrien wandeln die Nährstoffe aus der Nahrung in ATP um – die Energie für alle Prozesse in unserem Körper.

Energie- und Baustoffwechsel

Beim Stoffwechsel unterscheiden wir zwei grundlegende Prozesse:

- Der Energiestoffwechsel, der Katabolismus, baut Substanzen ab und verwandelt sie in Energie, die wir sofort verbrauchen. Das passiert etwa beim Atmen, Herzschlag, Frieren, Verdauen, Denken, Arbeiten oder bei Bewegung.
- Der Baustoffwechsel oder Anabolismus setzt die gewonnenen Stoffe zu etwas Neuem zusammen: zu Zellbestandteilen und Zellen, sodass zum Beispiel Muskeln oder Haare wachsen oder neue Verbindungen zwischen Nervenzellen entstehen. Dafür ist eine gute Zellernährung entscheidend (siehe ab Seite 86).

Kohlenhydrate und Fette sind die wichtigsten Nährstoffe zur Energiegewinnung, während Eiweiß den Hauptbaustoff für die Reparatur und die Neubildung von Zellen darstellt. Beides passiert zwar prinzipiell rund um die Uhr gleichzeitig, doch der Organismus bildet Schwerpunkte: Die katabolen Vorgänge laufen hauptsächlich tagsüber, weil wir dann aktiv sind und dafür Energie benötigen. Die Aufbau- und Reparaturprozesse spielen sich vor allem nachts ab.

Das klingt bis jetzt noch ganz übersichtlich, ist aber in der Realität viel komplizierter. Tatsächlich gibt es nicht den Metabolismus, sondern es handelt sich um viele einzelne Organstoffwechsel wie den Leber-, Knochen- oder Gehirnstoffwechsel. Zudem betrachtet man mit Blick auf die Nährstoffe den Eiweiß-, Fett- und Kohlenhydratstoffwechsel. Diese biomechanischen Prozesse müssen alle einwandfrei ablaufen und passgenau ineinandergreifen, damit wir uns gesund dem 100. Geburtstag nähern können.

Hormone und Enzyme, unverzichtbare Helfer

Hormone werden nicht umsonst auch Botenstoffe genannt: Sie sind neben den Nerven und Faszien das wichtigste Kommunikationssystem im Körper und steuern die Homöostase. Der Körper bildet Hormone in Drüsen und schüttet sie ins Blut aus, das sie zu ihren Zielorten bringt. Dort docken sie an sogenannte Rezeptoren an, die Hormonbotschaft wird abgelesen und entsprechende Prozesse werden ausgelöst. Klappt dieser Vorgang nicht einwandfrei, kommt es zu Stoffwechselstörungen, die gravierende Folgen haben können. Prominentestes Beispiel ist sicher Diabetes Typ 2 (siehe Seite 79), wo das Hormon Insulin es nicht mehr schafft, die Zelle für Zuckermoleküle aufzuschließen.

Während die Hormone für die körperinterne Information zuständig sind, lösen Enzyme die Stoffwechselreaktionen aus, lenken und beschleunigen sie. Dafür hat jede Zelle ihre typische Enzymausstattung. Wenn die enzymatische Reaktion schlecht oder gar nicht abläuft, kommt es bei manchen Stoffen zu einem Mangel oder Überschuss – auch das behindert den Metabolismus. Dann kommt es etwa bei Störungen im Fettstoffwechsel zu überhöhten Blutfettwerten oder die Zellerneuerung kann nicht wie vorgesehen ablaufen, wenn dem Eiweißstoffwechsel bestimmte Eiweiße fehlen.

Die meisten Enzyme bestehen aus Proteinen, die sich während der Prozesse und Reaktionen chemisch so verändern, dass daraus durch neue Bindungen oder Abspaltungen ganz neue

Was Störungen des Stoffwechsels bewirken

Ob Stoffwechselprozesse beschleunigt oder verlangsamt sind, hängt davon ab, von welchen Hormonen zu viel oder zu wenig ausgeschüttet wird. Da fast alle Organe des Körpers von Stoffwechselstörungen betroffen sein können, sind die Folgen vielfältig:

Kohlenhydratstoffwechsel

- Beschleunigung/Verlangsamung der Aufnahme von Kohlenhydraten im Darm
- Steigerung/Verminderung der Glukoneogenese, also der Bildung von Glukose aus anderen Stoffen als Kohlenhydraten
- Steigerung/Verminderung des Abbaus von Kohlenhydraten

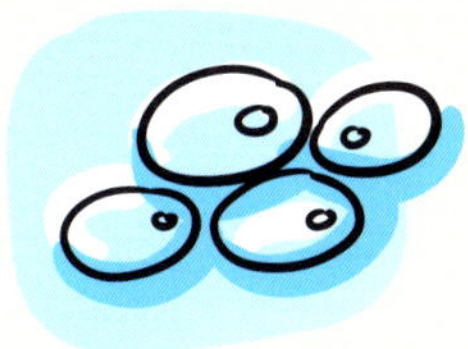

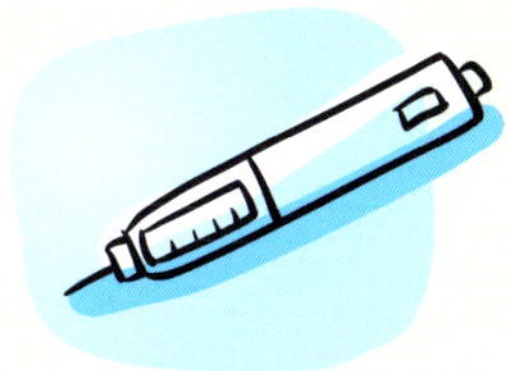

Insulin

- Der Insulinbedarf steigt/sinkt insgesamt

Proteinstoffwechsel

- Vermehrter/verringerter Eiweißabbau

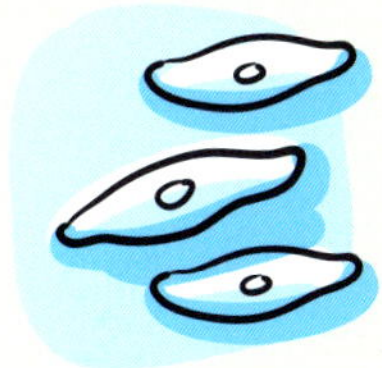

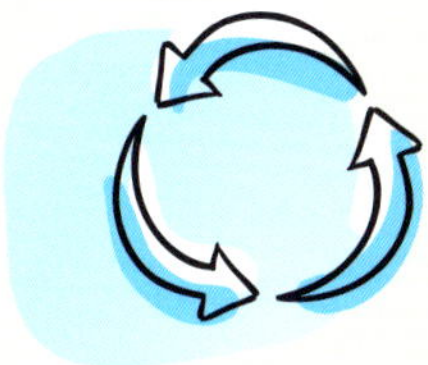

Fettstoffwechsel

- Steigerung/Verminderung der Bereitstellung von Fettsäuren zur Energiegewinnung aus den Fettzellen
- Abbau/Aufbau von Speicherfett
- Abfall/Erhöhung des Cholesterinspiegels

Herz-Kreislauf-System

- Steigerung/Verringerung der Kontraktilität des Myokards, also der Kontraktionskraft und Koordination des Herzmuskels
- Steigerung/Verminderung des Schlagvolumens, also des Blutvolumenausstoßes des Herzens pro Schlag
- Steigerung/Abnahme der Herzfrequenz, also der Schlaghäufigkeit des Herzens pro Minute
- Vergrößerung/Verkleinerung der Blutdruckamplitude, der Differenz zwischen dem Spitzenwert und dem unteren Wert bei der Blutdruckmessung

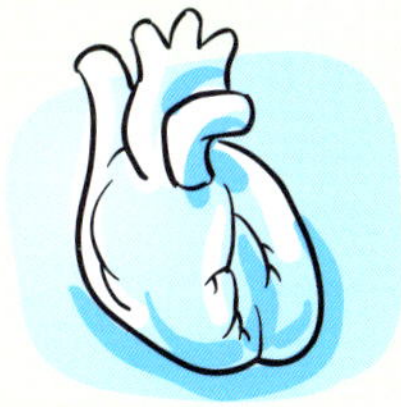

Produkte entstehen, die wissenschaftlich als Substrate bezeichnet werden. Ein prominentes Beispiel ist das Enzym Amylase: Es wandelt die in Lebensmitteln enthaltene Stärke in den Einfachzucker Glukose um, und zwar sehr schnell. Probieren Sie es einmal selbst aus: Kauen Sie ein Stück Brot etwas länger und schmecken Sie dabei aufmerksam. Sie werden feststellen, wie sich der Geschmack verändert und das Brot immer süßer wird.

Es gibt mindestens 5000 Enzyme, die sich auf verschiedene Aufgaben spezialisiert haben, und die Wissenschaft kennt noch immer nicht alle. Sie beschleunigen als Biokatalysatoren die chemischen Reaktionen im Körper um das Tausend- bis Hunderttausendfache. Diese Enzyme können immer nur dann einwandfrei funktionieren, wenn wir ihnen eine gute Basis an allen wichtigen Vitaminen, Mineralien und Spurenelementen bieten.

Das stört den Metabolismus

Unsere Nahrung liefert dem Stoffwechsel das Material zur Verarbeitung und bildet die Grundlage dafür, dass alle Zellen gut funktionieren können. Entsprechend beeinflussen wir die biochemischen Vorgänge in unserem Organismus ganz massiv durch das, was wir essen und trinken. Drei gravierende Fehler sind in unserer Gesellschaft leider sehr verbreitet: einseitiges Essen, extremes Hungern, um abzunehmen, und zu wenig Bewegung.

Einseitige Ernährung

Theoretisch wissen 90 Prozent der Deutschen, dass ausgewogene Ernährung das Beste für ihre Gesundheit und ihr Wohlbefinden ist. Die Realität sieht jedoch anders aus: Nur 48 Prozent unserer Bevölkerung ernähren sich gesund! Das ergab 2018 eine Studie, die ich seit 2010 regelmäßig mit der Deutschen Krankenversicherung (DKV) durchführe. Über die Hälfte der Deutschen ernährt sich also falsch. Wie folgenreich das sein kann, zeigen die Ergebnisse der „Global Burden of Disease Study“: 2016 sind weltweit 10 Millionen Menschen durch falsche Ernährung gestorben! 20 Prozent aller Todesfälle haben ihre Ursache in falscher Ernährung. Sie waren also vermeidbar! Eine 2019 in der Fachzeitschrift „The Lancet“ erschienene Studie bestätigt: Falsche Ernährung ist Risikofaktor Nummer 1 für einen frühen Tod.

Obwohl es bei unserer exzellenten Versorgungslage ein Leichtes wäre, nehmen heute viele Menschen mit ihrer Nahrung nicht die Nährstoffe auf, die ihr Körper benötigt, um gesund zu bleiben. Sie greifen lieber zu Lebensmitteln mit viel Zucker und Fett statt zu Gemüse und Obst.

Damit ist der Grundstein für Übergewicht gelegt, das kombiniert mit Bewegungsarmut schnell zu Adipositas (Fettleibigkeit), hohem Blutdruck, Diabetes Typ 2 und einer Störung des Fettstoffwechsels führt. Diese Probleme sind einzeln durchaus zu bewältigen. Doch sehr oft treten sie gleichzeitig auf und werden dann als „metabolisches Syndrom“ bezeichnet – ein tödliches Quartett, das sehr oft Herzinfarkt und Schlaganfall auslöst!

Starkes Übergewicht führt außerdem zu weiteren Beschwerden wie Rückenschmerzen, Gelenkserkrankungen oder Arthrose – alles Probleme, die oft aufs Altern geschoben werden. Dabei zeigen die vielen gesunden 100-Jährigen auf der ganzen Welt, dass das nicht stimmt!

FRÜHSTÜCKSBAUKASTEN

Bei meinen Vorträgen stelle ich immer wieder fest, dass viele Menschen gerade morgens fast täglich das Gleiche essen und auch gar nicht wissen, wie viele Alternativen es gibt. Der Frühstücksbaukasten zeigt Ihnen, was alles möglich ist.

LEBENSMITTEL	ÜBLICHE PORTIONSGRÖSSE	KOHLENHYDRATE (IN G)		FETT (IN G)		EIWEISS (IN G)		KILOKALORIEN	
		Pro Portion	100 g/ 100 ml	Pro Portion	100 g/ 100 ml	Pro Portion	100 g/ 100 ml	Pro Portion	100 g/ 100 ml
BROT & GEBÄCK									
Buttercroissant	50 g	21	42	9	18	4,3	8,6	181	362
Knäckebrot	9 g	6,6	73	0,2	2	1	11	32	356
Mischbrot	40 g	17,6	44	0,3	0,8	2,3	5,7	86	215
Toast	35 g	16,5	47	1,4	4	2,8	8	92	262
Vollkornbrot	40 g	15,2	38	0,4	1	2,6	6,5	75	188
Vollkornbrötchen	65 g	28	43	1	1,5	5,2	8	144	222
Vollkorntoast	24 g	10,1	42	1,1	4,5	2,16	9	58	242
Weizenbrötchen	75 g	37,5	50	1	1,4	5,6	7,4	186	248
MÜSLI & FLOCKEN									
Cornflakes	30 g	24	80	0,2	0,6	2,1	7	107	357
Fruchtmüsli	30 g	18,6	62	1,3	4,4	2,8	9,3	98	327
Knuspermüsli	30 g	21	69	2,9	9,5	3	10	120	400
Weizenkeime	30 g	10,5	35	3,3	11	9,3	31	108	360
NÜSSE UND SAMEN									
Cashewkerne	20 g	6,2	31	8,4	42	3,5	17,5	114	570
Haselnüsse	20 g	2,2	11	12,2	61	2,6	13	129	645
Leinsamen	20 g	0	0	6,2	31	4,8	24	74	370
Mandeln	20 g	1,8	9	11	54	3,8	19	120	600
Sonnenblumenkerne	20 g	2,4	12	9,8	49	4,6	23	116	580
Walnüsse	20 g	2,2	11	12,6	63	2,9	14,4	131	655
STREICHFETTE									
Butter	10 g	0,06	0,6	8,3	83	0,07	0,7	74	740
Halbfettbutter	10 g	0,06	0,6	3,9	39	0,28	2,8	38	380
Halbfettmargarine	10 g	0	0	4	40	0	0	35	350

Supergau Hungern

Ich freue mich über alle Menschen, die erkennen, dass ihr Übergewicht ihnen schadet, und die abnehmen wollen. Damit das langfristig klappt, verzichten Sie jedoch bitte unbedingt auf Crashdiäten, die schnellsten Gewichtsverlust in kürzester Zeit versprechen. Diese Diäten funktionieren nur durch eine sehr niedrige Kalorienaufnahme – und die ist für den Stoffwechsel der Supergau!

Stellt Ihr Organismus nämlich fest, dass Sie zwei Tage hintereinander weniger Kalorien als den Grundumsatz (siehe Seite 40) zu sich nehmen, ist das für den Körper der Beginn einer Hungersnot! Deswegen schaltet er den Stoffwechsel vom Normalbetrieb um ins Notprogramm: Er fährt den Kalorienverbrauch drastisch zurück. Wenn Sie nach einer Woche wieder wie vorher essen, bleibt der Metabolismus aber bis zu sechs Monate in seinem Notprogramm: Er „vergewissert" sich in aller Ruhe, dass dieser schlimme Zustand der Unterernährung wirklich vorbei ist. Ein kluger Mechanismus der Natur, der bis heute in vielen Regionen der Welt die Menschen am Leben erhält!

In unseren Überflussgesellschaften, und zwar sowohl im Westen als auch im Osten, führt das Notprogramm des Stoffwechsels unweigerlich zu Übergewicht! Denn was passiert, nachdem Sie mit einer Diät abgenommen haben? Sie essen wie vorher und nehmen wieder deutlich mehr Kalorien zu sich. Ihr Stoffwechsel im Notprogramm benötigt aber weniger Kalorien als vor der Diät. Die Folge: Nach einigen Wochen haben Sie Ihre Kilos wieder drauf und noch zwei oder drei zusätzlich. Sie versuchen also die nächste vielversprechende Diät und das Ganze beginnt von Neuem. So werden Sie über die Jahre immer dicker: Der berüchtigte Jo-Jo-Effekt hat zugeschlagen.

Wenn Sie mehr als zwei oder drei Kilos nachhaltig und gesund abnehmen möchten, funktioniert das nur über eine ausgewogene Ernährung, kombiniert mit einer leichten Kalorieneinsparung und möglichst auch einem erhöhten Kalorienverbrauch. Das dauert länger, aber es funktioniert, weil Sie sich damit einen insgesamt gesünderen Lebensstil angewöhnen. Mehr dazu ab Seite 86.

Dauersitzen und Inaktivität

In der DKV-Studie befragen wir die Menschen auch nach ihren Bewegungsgewohnheiten. Das Ergebnis ist alarmierend: Fast die Hälfte (48 Prozent) sitzen an einem Werktag acht Stunden und länger. 62 Prozent bewegen sich wöchentlich weniger als 150 Minuten. Diese 150 Minuten, also im Schnitt 21 Minuten am Tag, sind die Mindestempfehlung der WHO und dabei geht es nicht um schweißtreibenden Sport, sondern um moderate Aktivitäten wie Spazierengehen.

Für Inaktivität ist unser Körper aber nicht gemacht: Er ist darauf angewiesen, dass der Blutkreislauf und auch die Lymphe sich stetig bewegen. Nur dann werden alle Zellen und Gewebe gut mit frischem Sauerstoff und Nährstoffen versorgt. Auch der Abtransport von Abfallstoffen, die durch die Verstoffwechselung in den Zellen entstehen, erfolgt über das Blut und die Lymphe und ist zentral für die optimale Reinigung des Organismus (siehe ab Seite 164).

Beim Dauersitzen findet all das nur noch rudimentär statt: Die Zellen leiden unter Sauerstoffnot, verhungern fast, weil keine Nährstoffe bei ihnen ankommen, und „verstopfen", weil die körpereigene Müllabfuhr nicht einwandfrei funktioniert. Der Stoffwechsel fällt quasi ins Koma und arbeitet nur noch auf unterstem Niveau. Die Mitochondrien in den Zellen, die für den Energiestoffwechsel zuständig sind (siehe Seite 73), werden mit den nicht benutzten Muskelfasern abgebaut. Je weniger dieser Minikraftwerke Sie haben, desto ineffektiver arbeitet Ihr Stoffwechsel.

» *Metabolismusstörungen leider nur schwer zu erkennen*

Die Diagnose von Stoffwechselstörungen ist oft sehr aufwendig, weil zahlreiche biochemische Reaktionen miteinander verknüpft sind und das die Suche nach der Ursache kompliziert macht. Außerdem ist unser Organismus immer bestrebt, sein Gleichgewicht aufrechtzuerhalten – auch wenn etwas schiefläuft. Dadurch werden Stoffwechselprobleme oft erst erkannt, wenn es schon deutliche Symptome gibt. Beugen Sie dem durch vorsorgende Blutuntersuchungen vor.

Diabetes Typ 2: Paradebeispiel eines gestörten Stoffwechsels

Unter den 100-Jährigen finden sich so gut wie keine Typ-2-Diabetiker. In Deutschland dagegen litten 2017 fast 7,5 Millionen Menschen an Diabetes mellitus Typ 2. (Das ist der komplette Name. Wir sprechen im Folgenden nur davon, nicht von Diabetes Typ 1, der organisch bedingt ist.) Zusätzlich schätzt die International Diabetes Federation, dass 2,5 Millionen Deutsche einen unerkannten Diabetes haben und rund 5,6 Millionen eine gestörte Glukosetoleranz, die Vorstufe von Diabetes Typ 2. Zudem spricht niemand davon, dass bei uns jeden Tag 400 Menschen daran sterben!

Das sind beeindruckende Zahlen, doch das Erschreckende daran ist: Diese Stoffwechselstörung ist komplett hausgemacht! Sie wird ausschließlich durch Überernährung und zu wenig Bewegung verursacht. Daher ist Typ-2-Diabetes ein exzellentes Beispiel dafür, wie sehr wir unseren Metabolismus negativ und auch positiv beeinflussen können. Zum Glück können die richtigen langfristigen Änderungen des Lebensstils die Symptome auch wieder komplett verschwinden lassen.

Aber Sie müssen auch wissen: Es gibt bei Diabetes Typ 2 keine Heilung, sondern nur eine Remission! Die Symptome können also jederzeit zurückkommen, wenn es einen Rückfall in die ungesunde Lebensweise gibt. Vorbeugen und dranbleiben lohnen sich also!

Fatal: zu viel Zucker im Blut

Bei Diabetes Typ 2 ist der Zuckerstoffwechsel schwer gestört: Der Organismus schafft es nicht mehr, den Zucker, den wir mit der Nahrung aufnehmen, in die Zellen zu schleusen. (Dort machen die Mitochondrien Energie daraus.) Er schüttet zwar reichlich Insulin aus, das Hormon, das den Zucker in die Zellen schleust. Die Zelle aber wehrt sich gegen diese große Insulinmenge und macht dicht, wird insulinresistent. Der Zucker bleibt im Blut und das Blut wird dadurch zu süß. Zu diesen großen Zuckermengen im Blut kommt es, wenn Sie über den Tag verteilt viele Lebensmittel zu sich nehmen, die aus einfachen Kohlenhydraten bestehen (siehe Seite 98). Dazu gehören alle Süßigkeiten, Weißmehlprodukte von Toast bis zum Pizzaboden sowie süße Getränke. Falls Sie sich dann noch wenig bewegen, verbraucht Ihre Muskulatur auch kaum Zucker, sodass die Zellen keinen Grund haben, mehr Zucker aus dem Blut aufzunehmen. Wer dauerhaft so lebt, „züchtet" sich seinen Diabetes unbewusst heran.

Den Trumpf ziehen: Lebensstiländerung

Genau die beiden Aspekte Ernährung und Bewegung sind auch die Schlüssel, um Diabetes Typ 2 von vornherein zu verhindern oder in den Griff zu kriegen und den Stoffwechsel wieder auf ein normales Maß zurückzuführen. Tatsächlich können Sie es dadurch schaffen, wieder ohne Medikamente auszukommen:

- Nehmen Sie Ihre Ernährung unter die Lupe und ersetzen Sie möglichst viele Weißmehl- durch Vollkornprodukte.
- Tauschen Sie zuckerhaltige Limos gegen Wasser.
- Essen Sie im Biorhythmus wie unten beschrieben nur dreimal am Tag und verzichten Sie auf Snacks zwischendurch.
- Wenn es ganz ohne Snacks nicht geht, ersetzen Sie sie durch Gemüse wie Möhren, Kohlrabi, Paprika.
- Essen Sie Süßigkeiten nur in kleinen Mengen und am besten mittags als Nachtisch.
- Verringern Sie Übergewicht. Das passiert übrigens meist automatisch, wenn Sie die Tipps zuvor beachten.
- Treiben Sie Sport: Am besten trainieren Sie Ihre Kraft und Ihre Ausdauer, denn dadurch erhöhen Sie die Zahl Ihrer Mitochondrien bis ums Doppelte.

Regelmäßiger Ausdauersport sensibilisiert die Zellen wieder für Insulin, sodass sie den Zucker aus der Nahrung besser aufnehmen und in Energie umwandeln können. Studien zufolge senkt Joggen das Diabetesrisiko um bis zu 69 Prozent, ist also zur Vorbeugung dieser Stoffwechselerkrankung bestens geeignet.

> » *Wir haben es in der Hand*
> *Sie sehen an Diabetes Typ 2, dass wir den Metabolismus positiv beeinflussen können – und das gilt für die meisten Stoffwechselstörungen. Nur wenige sind organisch bedingt und müssen medikamentös behandelt werden.*

Den Stoffwechsel auf Trab bringen

Zum Glück können wir sehr viel dafür tun, dass unser Stoffwechsel rundläuft. Selbst wenn Sie nach dem Lesen den Eindruck haben, dass Ihr Metabolismus tatsächlich im Koma liegt, ist das kein Grund zu verzweifeln: Sie können ihn wieder aufwecken! So ist beispielsweise ausreichend Flüssigkeit nötig, damit das Blut überhaupt gut fließen kann. Zwei Liter täglich sollten es mindestens sein (siehe Seite 171). Auch mit Sauna und Massagen regen Sie den Stoffwechsel an, weil Sie die Durchblutung und die innere Reinigung des Körpers fördern (siehe ab Seite 164).

Ein regelmäßiger und ausreichender Schlaf (siehe Seite 141) ist ebenso ein unverzichtbarer Schlüssel, denn sonst gerät der Zuckerstoffwechsel aus dem Gleichgewicht. Studien zeigten, dass Menschen, die zu wenig schlafen, mehr Hunger haben und bei ihnen das Risiko für Diabetes um ein Fünftel steigt. Außerdem arbeitet im Schlaf der Baustoffwechsel auf Hochtouren, und zwar besonders intensiv vor null Uhr. Diese Zeit für Zellreparaturen, die wir uns leider oft nicht nehmen, ist eines der Geheimnisse der 100-Jährigen.

Von großer Bedeutung für den Metabolismus sind die passende Ernährung zur richtigen Zeit und gezielte Bewegung. Beides schauen wir jetzt genauer an.

Essen im Biorhythmus

Der Wechsel von Tag und Nacht, Aktivität und Entspannung ist der übergeordnete Rhythmus, den die Natur bis heute für uns vorgesehen hat, und damit ist unser Stoffwechsel eng verzahnt. Wenn wir ihm die Möglichkeit geben, die richtigen Nährstoffe zur passenden Zeit zu verarbeiten, erleichtern wir ihm sehr die Arbeit, denn unsere Billionen von Zellen benötigen unterschiedliche Vitalstoffe im Lauf des Tages.

Erstaunlicherweise melden sie ihren Bedarf ziemlich genau durch ein entsprechendes Hungergefühl. Achten Sie einmal selbst darauf: Selten haben Sie einfach nur Hunger, sondern Sie haben Hunger auf etwas ganz Bestimmtes. So fordert Ihr Körper gezielt die passenden Nährstoffe an. Leider haben viele von uns verlernt, so genau hinzuhören, und essen einfach irgendetwas irgendwann – ein häufiger Grund für Übergewicht.

Optimalerweise essen Sie dreimal am Tag eine größere Mahlzeit, nach der Sie satt sind, und verzichten dazwischen auf Snacks und kalorienreiche Getränke. So ist der Organismus nicht ununterbrochen mit der Verdauung beschäftigt. Dazu eignen sich unsere klassischen Essenszeiten wunderbar. Wenn Sie dann noch die jeweils benötigten Nährstoffe zu sich nehmen, unterstützen Sie Ihren Stoffwechsel sehr wirkungsvoll:

SCHICHTARBEIT UND BIORHYTHMUS

Zahlreiche Studien zeigen, dass unser Organismus für Schicht- und Nachtarbeit nicht gemacht ist. Menschen mit diesem unregelmäßigen Rhythmus sind öfter übergewichtig und zuckerkrank, haben schlechtere Blutfettwerte und häufiger Herz-Kreislauf-Erkrankungen als Menschen, die regelmäßig ausreichend schlafen können. Um ihren Biorhythmus nicht komplett durcheinanderzubringen, sollten Schichtarbeiter im normalen Tag-Nacht-Rhythmus essen und nicht mitten in der Nacht eine üppige Hauptmahlzeit.

- **Frühstück:** Morgens braucht Ihr Körper Energie, damit Stoffwechsel und Gehirn in Schwung kommen. Das klappt am besten mit Kohlenhydraten aus Müsli oder Vollkornbrot, kombiniert mit ein wenig Eiweiß und Obst.
- **Mittagessen:** Mittags ist Ihr Tag mit seinen Aufgaben längst nicht vorbei. Deswegen sollten Sie jetzt zum einen Energie nachtanken und zum anderen einen Schwerpunkt auf Vitamine und Mineralstoffe legen. Das klappt gut mit reichlich Gemüse oder Salat, Kartoffeln, Vollkornnudeln oder -reis und etwas Fisch, Fleisch oder Soja für den Eiweißbedarf der Zellen.
- **Abendessen:** Essen Sie möglichst nicht nach 20 Uhr, damit die Verdauung nicht zu weit in die Nacht hinein dauert. Dann ste-

hen dem Stoffwechsel die nötigen Baustoffe für die Regeneration zu spät zur Verfügung. Genau diese Baustoffe liefert Eiweiß und das hat abends Priorität. Kohlenhydrate sind um diese Zeit nicht nötig. Sie sollten also – wenn überhaupt – nur in geringen Mengen den Weg auf Ihren Teller finden. Setzen Sie lieber auf Proteine in Milchprodukten, Fleisch, Fisch, Hülsenfrüchten oder Soja, kombiniert mit Gemüse und Salat (wenn Sie ihn abends vertragen). Das macht satt und bringt zusätzliche Vitalstoffe.

Wenn Sie sich im Großen und Ganzen an diesen Rhythmus halten, unterstützen Sie Ihren Stoffwechsel sehr. Natürlich kann es ab und an Ausnahmen von diesem Ablauf geben, aber danach kehren Sie einfach immer wieder dorthin zurück.

Mehr Ausdauer = mehr Stoffwechsel

Die Gleichung klingt zu einfach, um wahr zu sein. Aber tatsächlich ist körperliche Aktivität einer der bedeutendsten Schlüssel für einen gut funktionierenden Metabolismus. Und wenn Sie Ihren Stoffwechsel durch Diäten und/oder Inaktivität „abgewirtschaftet" haben, ist mehr Bewegung Pflicht, um ihn dauerhaft wieder auf Trab zu bringen. Am besten setzen Sie dabei sowohl auf mehr Aktivität im Alltag als auch auf regelmäßiges Ausdauertraining (siehe Kasten). Wenn wir uns bewegen, wird die Ausschüttung von Myokinen (siehe Seite 38) angeregt. Ähnlich wie Hormone lösen sie manche Prozesse im Stoffwechsel aus, die sonst nicht stattfinden könnten. Dazu gehört beispielsweise der Abbau von Fettgewebe. Deswegen gelten Muskeln als wichtiges Stoffwechselorgan: Wer sich regelmäßig bewegt, fördert damit die Arbeit des Fett- und des Zuckerstoffwechsels und beugt aktiv gegen zu hohe Cholesterin- sowie Blutzuckerwerte vor. Denn in den Mitochondrien werden Fette und Kohlenhydrate verbrannt und in Energie umgewandelt, die unser Körper braucht. Dabei kommt dem Ausdauersport ein besonderer Stellenwert zu, denn die Mitochondrien von Ausdauersportlern verbrennen 54 Prozent mehr Kalorien als jene von untrainierten.

Für mehr Ausdauer bieten sich vor allem Walken bzw. Laufen und Radfahren an, weil Sie damit jeweils direkt vor Ihrer Haustür loslegen können. In beiden Fällen gilt: Fangen Sie mit niedriger Belastung an und steigern Sie sich

AUSDAUER MÄSSIG, ABER REGELMÄSSIG

Damit die Muskeln Fett verbrennen können, benötigen sie viel Sauerstoff. Der kommt nur dann in ausreichender Menge an, wenn Sie sich nicht sehr stark, sondern mäßig anstrengen. Nur dann können Sie nämlich noch gut und tief atmen. Die Sportwissenschaft nennt diese maßvolle Belastung „aerobes" Training. Wenn Sie beim Ausdauersport außer Puste kommen, ist das ein sicheres Zeichen dafür, dass Sie in den anaeroben Bereich gelangt sind, Ihre Muskeln arbeiten also mit wenig oder ohne Sauerstoff. Sie beziehen dann ihre Energie aus den Kohlenhydraten, die im Gewebe gespeichert sind. Das trägt nicht zur Förderung des Stoffwechsels bei.

langsam. Sie sollten sich dabei immer noch gut unterhalten können. Zum einen führen Überlastungen schnell dazu, dass Motivation und Lust verschwinden und der Plan, Ausdauersport zu treiben, ad acta gelegt wird. Zum anderen wollen Sie als Einsteiger den Fettstoffwechsel anregen. Der aber schaltet ab, wenn Sie zu schnell unterwegs sind.

Fürs Walken und Laufen benötigen Sie gut passende Schuhe und fürs Radfahren ein Fahrrad, das auf Sie eingestellt ist und einen Sattel hat, auf dem Sie gut sitzen können. Das Rad eines Familienmitglieds zu nutzen, ist deswegen meist keine gute Idee. Außerdem empfiehlt sich für beide Sportarten elastische, atmungsaktive Kleidung. Sie müssen sich also zu Beginn nicht in Unkosten stürzen, sondern kaufen sich nach und nach die Sportklamotten, die Sie für sinnvoll halten.

Blocken Sie in Ihrem Kalender an drei bis vier Wochentagen jeweils 40 bis 50 Minuten Zeit. Sie verabreden sich also mit sich selbst – nehmen Sie das bitte genauso ernst wie einen Termin mit anderen. Vielleicht finden Sie in der Familie oder im Freundeskreis auch noch einen oder mehrere Mitstreiter: Dann werden Trainingstermine meist besser eingehalten und zu mehreren macht es auch mehr Spaß – zumal Sie sich ja dabei unterhalten können. Und dann geht es los.

So walken bzw. joggen Sie richtig

Als absoluter Einsteiger wechseln Sie zwischen Gehen und Walken hin und her. Wenn Sie merken, dass Sie schon fitter sind, nehmen Sie denselben Plan, aber wechseln zwischen Walken und Joggen. Wichtig: Nur wenn Sie nicht außer Atem kommen, steht Ihren Muskeln genug Sauerstoff zur Verfügung, sodass die Mitochondrien Fett verbrennen können.

1. Zwei bis vier Wochen gewöhnen Sie sich an die neue Belastung mit 5 Minuten Gehen, wechseln dann für 10 Minuten ins Walking, verschnaufen bei 5 Minuten Gehen. Walken Sie noch einmal 10 Minuten und schließen das Training mit 5 Minuten Gehen und 5 Minuten Dehnen ab.

2. Zwei bis vier Wochen steigern Sie sich nach 5 Minuten Gehen auf 20 Minuten Walking und beenden das Training mit 10 Minuten Gehen und 5 Minuten Dehnen.

3. Drei Wochen lang beginnen Sie mit 5 Minuten Gehen, wechseln dann für 20 Minuten ins Walking, verschnaufen bei 5 Minuten Gehen, Walken noch einmal 20 Minuten und schließen das Training mit 5 Minuten Gehen und 5 Minuten Dehnen ab.

4. Ab jetzt walken Sie 45 Minuten und schließen mit 5 Minuten Dehnen ab.

Mit diesem Plan gewöhnen Sie Ihren Körper sanft an die neue Belastung. Danach überlegen Sie, ob Sie noch eine Stufe weitergehen und joggen möchten. Wenn ja, beginnen Sie mit dem Plan von vorn und ersetzen alle Geh-Phasen durch Walking und alle Walking-Phasen durch Joggen.

Mit Plan Rad fahren

Gehören Sie zu den Menschen, die Walken und Joggen nicht mögen? Dann greifen Sie einfach zum Fahrrad. Vor allem für stark Übergewichtige ist Radfahren oft die bessere Wahl, um mit einer Ausdauersportart zu beginnen: Die Gelenke werden nicht so stark belastet, weil der Sattel rund 70 Prozent des Gewichts übernimmt. Auch dabei bitte nicht übertreiben, sondern langsam beginnen:

1. Eine bis vier Wochen fahren Sie 30 bis 45 Minuten auf flacher Strecke in gemütlichem Tempo, sodass Sie nicht außer Puste kommen.

2. Eine bis vier Wochen fahren Sie 45 bis 60 Minuten auf weitgehend flacher Strecke in etwas schnellerem Tempo, sodass Sie auch mal aus der Puste kommen.

3. Eine bis vier Wochen fahren Sie 45 bis 60 Minuten auf einer anspruchsvolleren Strecke, die auch mal Hügel enthält. Sie dürfen aus der Puste kommen, aber nicht zu oft und nicht länger als 5 Minuten.

4. Ab jetzt fahren Sie zügig 60 Minuten auf „gemischten" Strecken und geben zwischendurch immer mal für 5 Minuten Gas und strengen sich an. Danach sollten Sie aber immer zur ruhigen Atmung zurückkommen und die mindestens 5 Minuten beibehalten, bevor Sie eine neue intensivere Belastungsphase starten.

Wenn Sie sich ans Radeln gewöhnt haben, können Sie auch schöne Ausflüge und Radtouren mit der Familie und mit Freunden machen. Der ADFC in Ihrer Nähe gibt Tipps für schöne Strecken.

Schwimmen: Ausdauer und Kraft gleichzeitig trainieren

Schwimmen macht gerade im Sommer viel Spaß und Sie erreichen damit einen doppelten Effekt: Es stärkt zum einen die Ausdauer und zum anderen die Kraft vieler Muskeln, weil diese gegen den Wasserwiderstand fast 14-mal stärker arbeiten müssen als an Land. Daher ist es ideal für Menschen mit Übergewicht oder mit Gelenkbeschwerden, weil durch den Auftrieb des Wassers die Schwerkraft nicht auf Knochen und Knorpel wirkt.

Allerdings ist beim Schwimmen die richtige Technik wichtig: Wer beim Brustschwimmen nicht mit dem Kopf unter Wasser geht, sondern den Hals aus dem Wasser reckt, damit die Haare nicht nass werden, züchtet sich oft Hals-, Nacken- und Schulterbeschwerden. Auch für Menschen mit Arthrose oder Gelenkbeschwerden besonders an Knie- und Hüftgelenk ist Brustschwimmen wegen der Winkelung der Beine nicht zu empfehlen. Dann eignen sich noch Rücken- und Kraulschwimmen, was aber gelernt sein will.

Starten Sie langsam in Ihr Training und übertreiben Sie nicht. Beginnen Sie mit etwa 20 Minuten und schwimmen Sie Ihre Bahnen ruhig und kontrolliert. Steigern Sie in den nächsten Wochen langsam auf 30 Minuten und dann auf 40 Minuten. Das Tempo ist dabei egal!

» *Dann verzichten Sie besser auf Schwimmen*

Als Herzrisikopatient sollten Sie vor dem Schwimmen Ihren Arzt fragen: Der Wasserdruck erhöht den Druck auf die Gefäße, die wiederum mehr Blut zum Herzen drücken: So können manchmal Störungen des Herzrhythmus auftreten. Da der Knochen zum Wachsen Schwerkraft braucht, ist das Schwimmen bei Osteoporose eher nicht geeignet.

Gar nicht schwierig: mehr Bewegung im Alltag

Vermutlich werden Sie viele der folgenden Tipps kennen, aber Hand aufs Herz: Setzen Sie sie auch um? Wahrscheinlich nicht. Vielleicht klappt es besser, wenn Sie sich klarmachen, dass Sie dadurch keine Zeit verlieren. Im Gegenteil: Mit jeder kleinen Bewegung versorgen Sie Ihre Muskeln und Ihr Gehirn besser, sodass Sie weniger unter Rückenschmerzen, Verspannungen, Müdigkeit und Stress leiden – und das führt dazu, dass Sie konzentrierter und leistungsfähiger sind.

- Benutzen Sie die Treppe statt des Lifts oder Fahrstuhls. Sie können nach oben auch zwei Stufen auf einmal nehmen und dadurch kurz aus der Puste kommen.

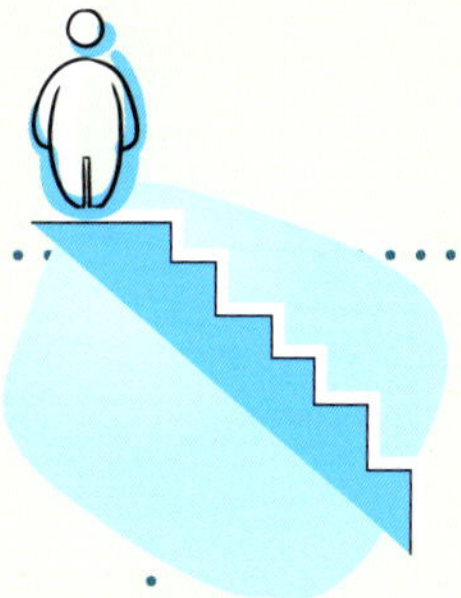

- Parken Sie weiter weg vom Büro oder Geschäft.

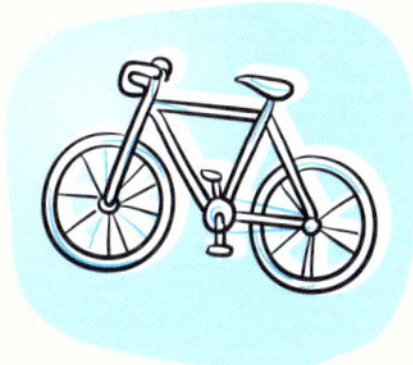

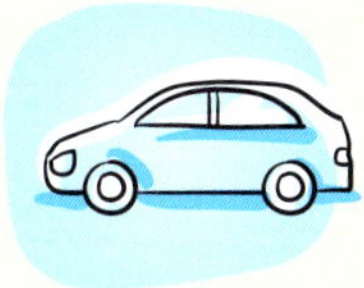

- Fahren Sie mit dem Rad zum Einkaufen und zur Arbeit.

- Tragen Sie Ihre Einkäufe vom Laden bis zum Auto.

- Steigen Sie ein oder zwei Haltestellen früher aus der Bahn und laufen Sie den Rest des Wegs.

- Stellen Sie oft benötigte Utensilien wie Ordner im Büro, Küchenutensilien oder die TV-Fernbedienung etwas weiter weg, sodass Sie aufstehen oder sich zumindest strecken müssen.

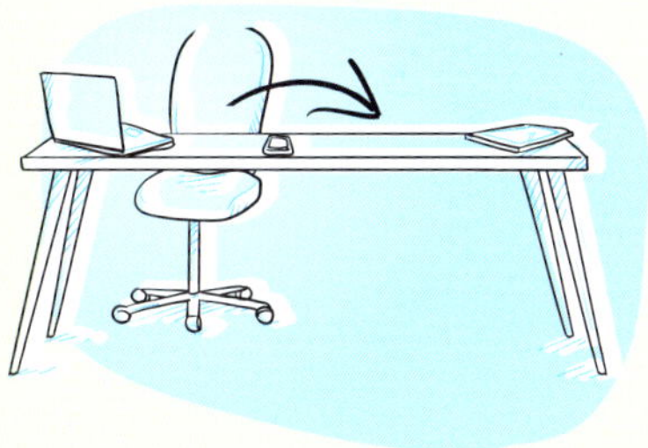

- Stehen Sie beim Telefonieren auf und gehen Sie dabei herum.

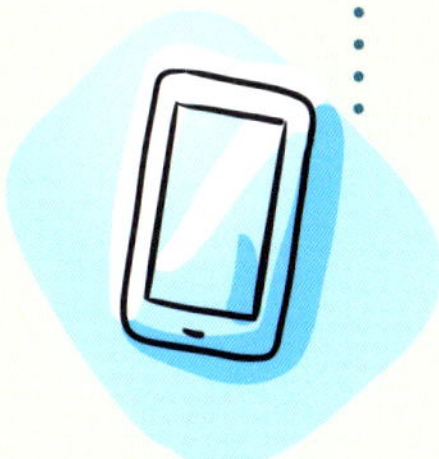

- Verändern Sie oft Ihre Sitzposition, räkeln, recken und strecken Sie sich alle paar Minuten.

3

Gute Zellernährung

Natürlich, frisch, überwiegend pflanzlich und in angemessener Menge – so ernähren sich die Alten in den Blue Zones ihr Leben lang. Eine gesunde Ernährung, die unsere Zellen gut versorgt, ist eine der wichtigsten Grundlagen für ein langes Leben. Darin sind sich Forscher weltweit einig.

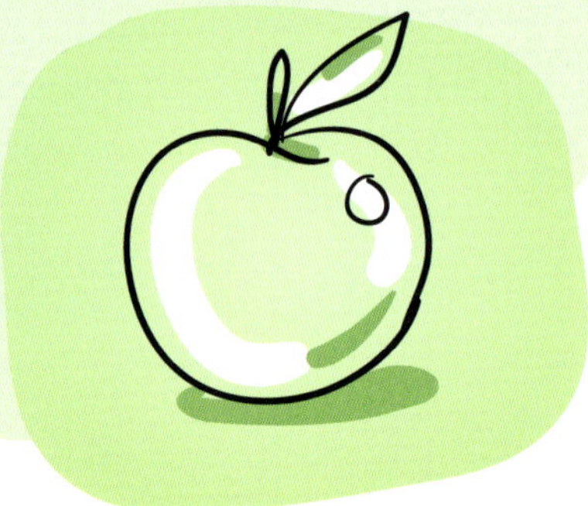

Ein Wunder auf kleinstem Raum

Jede einzelne Körperzelle benötigt tagein, tagaus Nähr- und Vitalstoffe, die sie einerseits am Leben halten und ihr Energie liefern und die andererseits auch dazu dienen, dass sie jugendlich und fit bleibt und sich täglich neu aufbauen und reparieren kann. Dagegen rächt sich ungesunde Ernährung nicht nur mit mangelnder Lebendigkeit und Leistungsfähigkeit, sondern wie bereits geschildert mit Übergewicht und mit Erkrankungen wie Bluthochdruck, Diabetes, Fettstoffwechselstörungen, Osteoporose, Reizdarm oder Arthrose. Denn Nudeln, Erdnussflips, Schokoriegel und Co. enthalten leider keine nützlichen Nährstoffe, die unser Immunsystem (siehe ab Seite 128) zur Abwehr von Krankheiten und unser Stoffwechsel für einwandfreie Abläufe benötigt.

Jeder Erwachsene besitzt etwa 60 bis 100 Billionen winziger Zellen, die alle einwandfrei funktionieren sollten, wenn wir leistungsfähig und vital bleiben wollen. Allerdings begleiten uns die wenigsten dieser Zellen ein Leben lang, weil sie ständig erneuert und ausgetauscht werden. Nur dadurch kann der Körper so lange so fit bleiben, wie es uns die 100-Jährigen vormachen. Pro Sekunde sterben „geplant" etwa 50 000 Zellen und genauso viele neue werden dafür im Austausch gebildet.

Dieser natürliche und wichtige Vorgang heißt Apoptose. So erneuern wir unser gesamtes Blutvolumen etwa dreimal pro Jahr, unsere Hautzellen werden innerhalb von 20 bis 50 Tagen ausgetauscht und die Zellen in unseren Knochen und Muskeln müssen maximal zwölf bis 15 Jahre für uns arbeiten, bevor sie durch neue ersetzt werden. Deswegen lohnt es sich auch noch später im Leben, seinen Lebensstil zu ändern und auf gesund umzustellen: Die neu gebildeten Zellen profitieren davon - und somit auch Ihr allgemeines Wohlbefinden!

Es gibt leider auch – vor allem in nicht gut versorgten Organismen – eine andere Form von Zelltod: die Nekrose. Damit beschreibt die Wissenschaft alle frühzeitigen und vorzeitigen Zelluntergänge und das Absterben von Zellen, das normalerweise nicht dem ursprünglichen Lebensplan der Zelle entspricht. Die Apoptose ist also der natürliche und die Nekrose der verfrühte Tod einer Zelle. Der Unterschied zwischen beiden ist gravierend:

- Bei der Apoptose beginnt eine alte Zelle zu schrumpfen, wenn ihre Lebenszeit zu Ende ist. Sie löst sich systematisch in ihre Bestandteile auf. Anschließend werden die Überreste von den Fresszellen des Immunsystems, den Makrophagen, komplett abgebaut.
- Bei der Nekrose bläht die Zelle sich auf, bis sie irgendwann zerplatzt. Ihre Bestandteile schwirren nun im Körper zunächst frei herum und rufen das Immunsystem auf den Plan. Die einzelnen Bestandteile werden auch in diesem Fall von den Makrophagen aufgefressen. Aber: Parallel kommt es zu einer Entzündung, weil das Immunsystem die vermeintlichen Eindringlinge und Schädlinge sofort bekämpfen will. Passiert dies häufig und an mehreren Stellen gleichzeitig im Körper, breiten sich im Organismus viele Entzündungen aus. Sie bleiben meist unbemerkt, belasten aber das Immunsystem dauerhaft. Damit ist unsere Körperabwehr massiv geschwächt und Erkrankungen können schneller entstehen.

Ursachen für die Nekrose sind äußere Einflüsse wie zum Beispiel Umweltgifte, Hitze, Kälte, Strahlung, Medikamente sowie eine falsche Ernährung und damit eine ungenügende Versorgung der Zelle. Die Zelle begeht also Selbstmord, wenn ihre Lebensbedingungen nicht mehr stimmen. Bekommen unsere Zellen ihre überlebenswichtigen Rohstoffe nicht, wird ihnen die Lebensgrundlage entzogen. Das kann der Organismus ab und zu tolerieren. Aber wollen Sie dauerhaft gesund bleiben und lange leben, müssen Sie unbedingt vermeiden, dass die Lebensdauer der Zellen verkürzt wird. Das schaffen Sie mit der passenden Ernährung, um die es in diesem Kapitel geht, und auch, indem Sie den Körper bei seinen Reinigungsprozessen unterstützen (siehe ab Seite 164).

Autophagie: die fantastische Recyclingfunktion der Zelle

Hungersnöte, Hungerstreiks oder auch wochenlanges Fasten zeigen plastisch, dass unsere Zellen ohne Nährstoffe mehrere Wochen überleben können. In dieser Zeit nutzen sie ihren vorhandenen Müll für ihre Grundversorgung. Dieser Vorgang, für dessen Erforschung

WUNDERWERK ZELLE

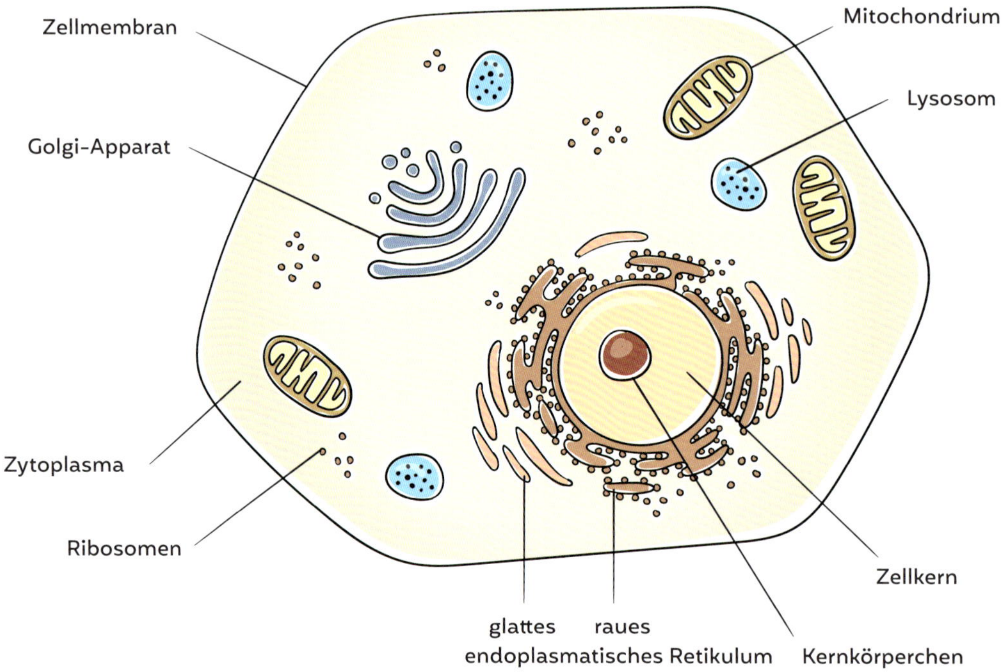

Die Zelle ist die kleinste Funktionseinheit im Körper. Der Mensch besitzt zwischen 60 und 100 Billionen Zellen. Für ein vitales, gesundes Leben müssen alle Zellen einwandfrei funktionieren.

Yoshinori Ohsumi erst 2016 den Medizinnobelpreis erhielt, heißt Autophagie. Die Wortbestandteile stammen aus dem Griechischen und bedeuten „sich selbst verzehren". Das beschreibt gut, worum es geht.

Bei allen Stoffwechselvorgängen entstehen in unseren Zellen nicht nur nützliche Stoffe, sondern auch Abfallprodukte wie verbrauchtes und deformiertes Eiweiß und zerstörte Zellorganellen. Ein Teil davon wird über die Entgiftungsfunktionen des Organismus (siehe ab Seite 164) ausgeschieden, aber ein Teil sammelt sich an, genauso wie manche Gifte, die mit Medikamenten, unserer Nahrung oder Atmung in den Körper gelangt sind. Solange die Zellen gut mit Vitalstoffen versorgt sind, bleibt dieser „Müll" einfach in der Zelle liegen. Er stört erst einmal nicht, häuft sich aber immer weiter an.

Erst wenn Zellen zu wenig oder keine Nahrung mehr erhalten, geht es diesen Müllbergen an den Kragen und die Zellen recyceln den liegen gebliebenen Müll. Sie umschließen ihn mit einem zarten, dünnen Häutchen, dem Autophagosom, und sammeln ihn darin wie in einem Müllbeutel. Säuren und Verdauungsenzyme zerlegen die Abfallstoffe in kleine Einzelteile, die nun recycelt werden können. Daraus entstehen zum Beispiel neuer Brennstoff für die Zellen oder auch neue Eiweißbaustoffe.

Der eigentliche Sinn der Autophagie ist die Herstellung einer „gesunden" Homöostase, eines Gleichgewichts im Körper. Dazu werden störende und unerwünschte Zellbestandteile beseitigt. Dieser Prozess bildet letztlich die Grundlage der Selbstheilung der Zelle zum Erhalt ihrer Funktionstüchtigkeit. Ohne Autophagie sterben Zellen folglich schneller und das bedeutet vorzeitiges Altern. Ganz konkret konnte Prof. Claudine Kraft von der Universität Freiburg im Tierversuch zeigen, dass eine schlechte Müllentsorgung der Zelle für Störungen des Gehirns, etwa Alzheimer, Demenz und Morbus Parkinson, ursächlich sein kann.

Wenn wir in unserer Wohlstandsgesellschaft ständig irgendwelche Snacks oder kalorienhaltige Getränke zu uns nehmen, hat unser Körper – außer nachts – überhaupt keinen Grund, auf Autophagie umzustellen. Wir können diesen Prozess aber ganz einfach anregen, indem wir längere Pausen zwischen den Mahlzeiten einlegen. Mehr dazu lesen Sie ab Seite 114.

Mit Spermidin die Autophagie fördern

Spermidin, eine farblose, klare Flüssigkeit, ist ein eiweißähnlicher Stoff, den viele Körperzellen bilden, dessen Produktionsmenge aber mit dem Alter abnimmt. Wir können ihn vermutlich, so die Hoffnung vieler Forscher und besonders der Anti-Aging-Industrie, aus verschiedenen Nahrungsmitteln zu uns nehmen. Der Substanz wird nämlich nachgesagt, dass sie bei der Autophagie eine wichtige Rolle spielt. Forscher vermuten, dass Spermidin die Zellen verjüngt. Darauf deuteten 2009 Laborexperimente mit Hefezellen, Würmern und Fruchtfliegen hin. Ob es auch das Leben des Menschen verlängern kann, steht bislang nicht fest. Es gibt noch zu wenige Studien mit Testpersonen. Allerdings lassen die 2018 veröffentlichten Ergebnisse der 20 Jahre dauernden Inter-FAST-Studie der Universität Graz an über 800 Versuchspersonen hoffen, dass Spermidin die Regenerationsprozesse unterstützt. Die besten spermidinhaltigen Lebensmittel sind Vollkornprodukte, Weizenkeime, lange gereifter Käse, Pilze, Sojaprodukte sowie Hülsenfrüchte.

Test: Sind Ihre Zellen gut ernährt?

Sie haben bis hierher bereits viel über Zellen und das, was sie mögen oder nicht mögen, erfahren. Aber wie steht es um Ihre eigenen Zellen? Mit diesem Test können Sie herausfinden, wie gut Ihre Zellen ernährt sind. Antworten Sie am besten möglichst spontan und ohne lange über die Fragen nachzudenken.

1. Leiden Sie häufig unter Verstopfung oder unregelmäßigem Stuhlgang?

A. Nein, ich kann fast täglich zur Toilette.
B. Ja, recht oft geht tagelang gar nichts.
C. Ab und zu kann ich zwei bis drei Tage hintereinander nicht.

2. Haben Sie recht häufig Durchfall?

A. Nein, fast nie.
B. Durchfall zwar nicht, aber der Stuhl ist sehr breiig und weich.
C. Ja, Durchfall habe ich des Öfteren.

3. Leiden Sie häufig nach dem Essen an intensiven Blähungen und auch Sodbrennen?

A. Nein.
B. Ja, nach jedem Essen habe ich stundenlang ein Völlegefühl und danach regelmäßig starke Blähungen und auch Sodbrennen.
C. Manchmal schon. Dann trinke ich einen Magenschnaps und es wird besser.

4. Nehmen Sie Abführmittel?

D. Nein.
E. Ja, sonst geht nichts.
F. Manchmal muss ich nachhelfen.

5. Kennen Sie längere Zeiten chronischer oder lang anhaltender Müdigkeit?

A. Nein, ich fühle mich fit.
B. Manchmal habe ich unerklärliche Müdigkeitsattacken.
C. In Zeiten besonderer Belastung schlafe ich nicht immer gut.

6. Essen Sie mehrmals in der Woche Fast Food?

A. Ja, unter der Woche esse ich täglich mittags oder abends Fast Food.
B. Ein- bis zweimal pro Woche gönne ich mir das schon.
C. Nein. Nur wenn es nicht anders geht, aber nur etwa einmal im Monat.

7. **Trinken Sie über den Tag verteilt regelmäßig Wasser oder andere kohlensäurefreien Getränke?**

A. Nein, ich trinke zu wenig, und wenn, dann tagsüber meist Eistee oder Cola.
B. Ja, ich komme leicht auf zwei Liter am Tag.
C. Ich versuche, viel zu trinken. Oft schaffe ich es aber nicht.

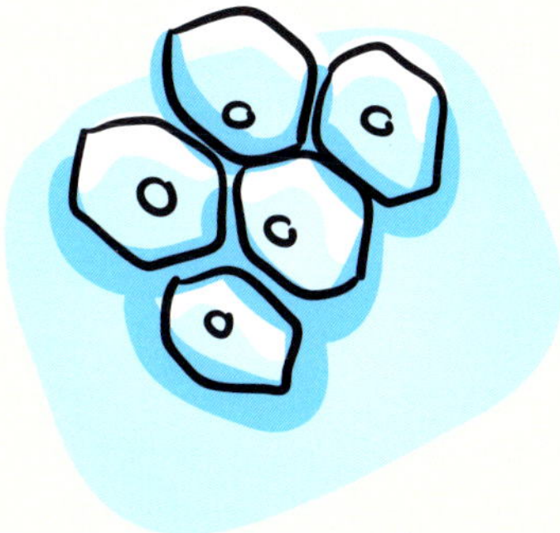

AUSWERTUNG

FRAGE	1	2	3	4	5	6	7	GESAMT
ANTWORT	A B C	A B C	A B C	A B C	A B C	A B C	A B C	
PUNKTE	2 0 1	2 1 0	2 0 1	2 0 1	2 0 1	0 1 2	0 2 1	

Über zehn Punkte: Sie machen alles richtig für Ihre Zellen und versorgen sie mit ausreichend Nährstoffen. Achten Sie darauf, dass es so bleibt. Kleine Sünden dürfen und müssen gelegentlich sein, sollten aber nicht zur Regel werden.

Zehn bis acht Punkte: Bei Ihnen scheinen sich Phasen des Wohlbefindens und Phasen mit Magen-Darm-Problemen abzuwechseln, auch wenn Sie das noch nicht so richtig bemerken. Versuchen Sie, besonders säurehaltige Lebensmittel wie viel Kaffee, Alkohol, Nikotin (und außerdem auch Stress) zu vermeiden. Denn diese können Magen-Darm-Beschwerden um einiges verschlimmern. Auch ein aktiver Lebensstil und ausreichend Flüssigkeit unterstützen Ihre Verdauung erheblich. Essen Sie langsam, genussvoll und gesund mit vielen Ballaststoffen.

Weniger als acht Punkte: Passen Sie bitte ab sofort besser auf Ihre Ernährung auf und geben Sie Ihrem Magen und Darm das, was sie brauchen. Trinken Sie viel mehr und gehen Sie auf jeden Fall einmal für einen Check zu Ihrem Arzt. Meist sind die Probleme harmlos. Aber die Zellen werden dadurch langfristig geschädigt. Die Folge: Sie altern schneller und das Risiko zu erkranken steigt.

Das mögen Zellen

Gießen Sie Ihre Orchideen mit Dünger für Kakteen? Tanken Sie den preiswerteren Diesel, obwohl Ihr Auto ein Benziner ist? Sicher nicht! Genauso brauchen unsere Zellen die passenden Stoffe, damit sie einwandfrei funktionieren können. Dazu gehören die sogenannten Makronährstoffe Fett, Protein und Kohlenhydrate, die nicht nur Energieträger, sondern gleichzeitig auch Reparatur- und Baustoffe für unsere Zellen sind, sowie die Mikronährstoffe Vitamine, Mineralien und Spurenelemente. Sie benötigt der Körper zwar in deutlich geringeren Mengen, aber deshalb sind sie nicht weniger wichtig für die biochemischen Abläufe in unseren Organen und Zellen. Der tägliche Bedarf an Nährstoffen richtet sich nach dem persönlichen Energiebedarf und variiert daher je nach Alter, Leistungsanforderungen, Körpergewicht und sogar Außentemperatur.

BESSER KEINE FETTREDUZIERTEN PRODUKTE

Viele Menschen greifen zu fettreduzierten Produkten, um Kalorien zu sparen. Davon kann ich nur dringend abraten, denn diese Nahrungsmittel sind komplett denaturiert. Kaufen Sie daher statt der 1,5-prozentigen Milch lieber jene mit natürlichem Fettgehalt. Dort finden sich dann in der Regel die verschiedenen Qualitäten der Fettsäuren in einem harmonischen und ausbalancierten Verhältnis. Die kann unser Körper auch besser verwerten.

Fette können mehr, als nur dick machen

Fette haben einen schlechten Ruf als Dickmacher und liefern uns in der Tat reichlich Energie – und das ist auch gut so: Viele unserer Zellen brauchen für ihre Aktivität und Vitalität unbedingt die Energiequelle Fett, denn sie versetzt uns als langfristig gespeichertes Depotfett in die Lage, quasi unbegrenzt Leistung zu bringen. Die Menge an Körperfett ist sehr variabel und nahezu grenzenlos ausdehnbar, beträgt aber beim gesunden Mann etwa 8 bis 15 Kilogramm und bei der gesunden Frau 10 bis 20 Kilogramm. Fette schützen außerdem die Organe direkt vor mechanischer Einwirkung, isolieren gegen Kälte, sind eine ganz entscheidende Ausgangsverbindung für viele Hormone sowie für die Bildung von Gallensäuren und außerdem unverzichtbar für die Verarbeitung der fettlöslichen Vitamine A, D, E und K. Damit sind Fette an zahlreichen wichtigen Versorgungsprozessen der Zellen beteiligt.

Deswegen gehören Fette mit den Proteinen und den Kohlenhydraten zu den drei Grundnährstoffen unseres Körpers. Dabei unterscheiden sich die Fettsäuren in der Anzahl der Kohlenstoffatome (Kettenlänge) und der Anzahl ihrer Bindungen (Sättigungsgrad). Je mehr ungesättigte Fettsäuren eine Fettsorte enthält, desto flüssiger und geeigneter ist es für die menschlichen Zellen. Deswegen sollten die Fettsäuren das entscheidende Qualitätskriterium bei der Auswahl der Fette sein, die wir zu uns nehmen.

Die wichtigsten Fettsäuren sind die essenziellen Fettsäuren, also die lebensnotwendigen, die der Körper nicht selbst herstellen (synthetisieren) kann. Man unterscheidet dabei mehrfach ungesättigte Fettsäuren wie die Omega-6-Fettsäuren (z. B. Linolsäure) und die Omega-3-Fettsäuren (Linolensäure, Docosahexaensäure oder Eicosapentaensäure). Aus vielen Studien wissen wir, dass gerade Omega-3-Fettsäuren viel Positives im Körper bewirken: So fördern sie zum Beispiel die Fließeigenschaft des Bluts, wirken an den Zellen entzündungshemmend und beeinflussen sogar den Fettmetabolismus positiv. Leider konkurrieren sie im Körper direkt mit den Omega-6-Fettsäuren, von denen wir häufig zu viel zu uns nehmen. Laut Angaben der Deutschen Gesellschaft für Ernährung (DGE) wäre das ideale Verhältnis von Omega 6 zu Omega 3 kleiner als 5 : 1.

Nicht so schlecht wie ihr Ruf: gesättigte Fettsäuren

Entgegen der landläufigen Meinung sind auch gesättigte Fettsäuren weder gefährlich noch gesundheitlich bedenklich – wenn sie in moderaten Mengen aufgenommen werden. Studien haben belegt, dass gerade gesättigte Fettsäuren die schützenden HDL-Cholesterinwerte sogar erhöhen, während sie zugleich das LDL reduzieren.

Auch das verrufene LDL-Cholesterin ist übrigens nicht grundsätzlich schlecht, denn man muss verstehen, dass es zwei verschiedene Arten vom LDL gibt:

- kleines, dichtes LDL-Cholesterin und
- großes LDL-Cholesterin mit geringer Dichte.

Zahlreiche Studien belegen, dass große LDL-Partikel mit der geringen Dichte nicht zu Herz-Kreislauf-Erkrankungen führen. Die kleinen, dichten LDL-Partikel dagegen werden leicht oxidiert. Das kann möglicherweise Herz-Kreislauf-Erkrankungen auslösen, weil die kleinen Partikel leichter in Arterienwände eindringen können und so zur Ansammlung von Plaque in den Arterien beitragen können. Übrigens erhöhen auch die künstlichen Transfette, die von der Industrie häufig in Fertigprodukten eingesetzt werden, die Menge an kleinem, dichtem und damit gefährlichem LDL.

Nach allem, was wir mittlerweile wissen, scheint es wahrscheinlich, dass auch gesättigte Fettsäuren viel Gutes zum Erhalt von Gesundheit und Vitalität sowie zur Abwehr von Krankheiten beitragen:

- Sie absorbieren Mineralstoffe wie zum Beispiel Kalzium.
- Sie helfen, die Cholesterinwerte zu senken (Stearinsäure, Palmitinsäure).
- Sie wirken antiviral (Caprylsäure).
- Sie sind hervorragende Lieferanten von Energie auch für das Gehirn, wenn die Fettsäuren in Ketonkörper umgewandelt werden.
- Sie dienen als Brennstoff für die Mitochondrien und erzeugen deutlich weniger freie Radikale als Kohlenhydrate.
- Sie steuern die genetische Regulation und beugen damit auch der Entartung von Zellen wie beim Krebs vor (Buttersäure).

Fette sollten etwa 25 bis 30 Prozent Ihrer Gesamtenergiezufuhr ausmachen, wobei es bei Leistungssportlern oder körperlicher Schwerstarbeit bis zu 40 Prozent sein können. Dabei sollten Sie Fette mit einem hohen Gehalt an den essenziellen Fettsäuren Linol- und Alpha-Linolensäure bevorzugen. Täglich sollten Sie mit der Nahrung zwischen zwei und sieben Gramm Linolsäure (Sojaöl, Sonnenblumenöl) und etwa 0,8 bis 1,1 Gramm Alpha-Linolensäure (Walnussöl, Rapsöl) zu sich nehmen. Aber auch gesättigte Fettsäuren sollten täglich etwa im Umfang von 10 Prozent des Gesamtkalorienbedarfs auf der Speisekarte stehen. Wechseln Sie im Alltag öfter zwischen den Ölen hin und her, dann sind Sie auf der sicheren Seite, denn sie enthalten verschiedene Inhaltsstoffe, die alle unterschiedlich wirken.

Proteine – unser wichtigster Baustoff

In den letzten Jahren sind Proteine (Eiweiße) sehr populär geworden und das nicht nur, weil sie im Sport von enormer Bedeutung sind. Proteine sind der wichtigste Baustein und Baustoff für unsere Zellen und Zellrezeptoren, für unsere Enzyme sowie für alle Signalmoleküle. Und sie bilden den Hauptbestandteil von Muskeln und Knochen. Zudem übernehmen Eiweißstoffe viele Funktionen im Bereich des Transports und dienen als Vorstufen von Hormonen und Vitaminen, die der Körper selbst herstellt. Proteine sind also unentbehrlich für unsere Gesundheit und damit für ein langes Leben.

Eiweiße setzen sich aus vielen Aminosäuren zusammen. (Sind es weniger als 100 verbundene Aminosäuren, spricht man auch von

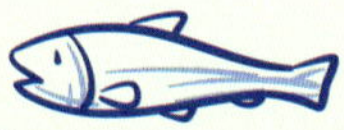

DIE BESTEN FETTLIEFERANTEN

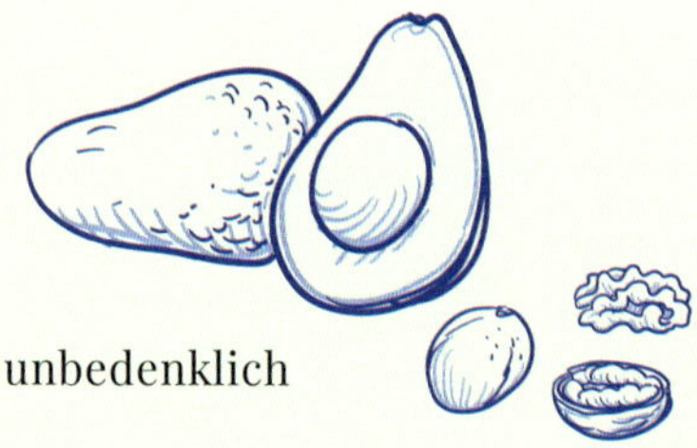

Meine Top 6 unter den fettreichen Lebensmitteln sind:

- Lachs: viele Omega-3-Fettsäuren und toxikologisch meist unbedenklich
- Avocado: viele Vitamine, Mineralstoffe, Ballaststoffe, ungesättigte Fettsäuren
- Walnüsse: sättigen schnell und regulieren den Insulinspiegel
- Leinöl: enthält besonders viele Omega-3-Fettsäuren
- Eier: besonders das Gelbe vom Ei enthält die wichtigsten Vitamine und viele gesunde Fette
- dunkle Schokolade: purer Genuss, viele Antioxidanzien und Flavonoide

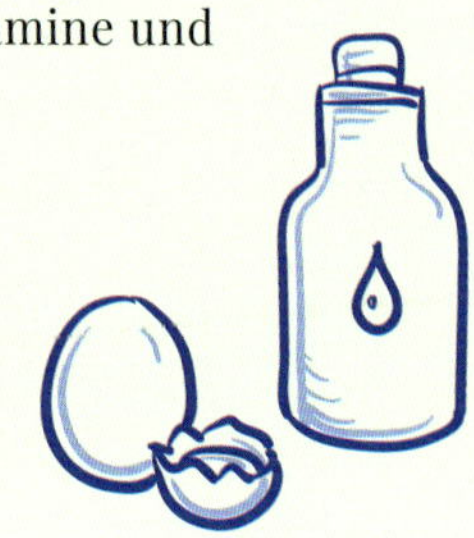

WAS EIWEISS ALLES KANN

Eiweiß ist für zahlreiche Prozesse im Körper unverzichtbar. Es:

- ... schützt das Herz,
- ... reguliert den Blutzuckerspiegel,
- ... fördert den Muskelaufbau,
- ... verhindert bei Diäten den Muskelabbau,
- ... macht satt,
- ... stärkt das Immunsystem.

Deswegen sollte Eiweiß täglich auf dem Speiseplan stehen.

Peptiden oder Peptidketten.) Aktuell werden in der Wissenschaft 21 Aminosäuren unterschieden, die sich zu unterschiedlichen Eiweißen verbinden. Acht Aminosäuren kann der Organismus nicht selbst herstellen: Valin, Methionin, Leucin, Isoleucin, Phenylalanin, Tryptophan, Threonin und Lysin. Diese essenziellen Aminosäuren müssen wir mit der Nahrung täglich aufnehmen.

Außerdem gibt es noch einige wenige semiessenzielle Aminosäuren, die wir nur in bestimmten Situationen ebenfalls mit der Nahrung aufnehmen müssen, weil dann ein erhöhter Bedarf besteht. Solche Lebensphasen sind zum Beispiel während des Wachstums oder in der Rehabilitation nach schweren Verletzungen.

Genau das zeigt aber auch, dass es besonders während des Älterwerdens, bei Krankheitsprozessen oder nach Operationen umso wichtiger ist, das notwendige Spektrum an Aminosäuren täglich mit der Nahrung zuzuführen. Denn der Organismus kann überschüssiges Protein kaum speichern, wandelt es deshalb in Fett um und legt es im Fettdepot ab. Wir haben einen freien Proteinspeicher von maximal 100 bis 150 Gramm. Diese Speicherkapazität reicht aber bei einem erhöhten Bedarf nicht einmal für die Regeneration und Reparatur der Zellen eines Tages aus.

» *Setzen Sie auf Hühnereier*
Hühnereier liefern das volle Eiweißspektrum, Sie enthalten sämtliche essenziellen und semi-essenziellen Aminosäuren, die der Körper benötigt. Deswegen sind Eier für mich eine der besten Proteinquellen im Alltag. Und vielseitig verwendbar sind sie auch!

Wie viel Eiweiß brauchen wir?

Ständig werden Proteine im Körper auf- (= anabole Prozesse) und abgebaut (= katabole Prozesse). Das Gleichgewicht von Auf- und Abbau wird als „Steady State" bezeichnet. In der Regel nimmt ein Erwachsener täglich zwischen 80 und 100 Gramm Nahrungsproteine über das Essen auf. Für Frauen ermittelte die zweite Nationale Verzehrsstudie (NVS II) eine tägliche Proteinzufuhr von 64 Gramm.

Die Deutsche Gesellschaft für Ernährung (DGE) empfiehlt 0,8 bis 1 Gramm Protein pro Kilogramm Körpergewicht täglich. Das entspricht etwa 57 bis 60 Gramm für Männer und etwa 48 bis 50 Gramm für Frauen. Protein hat dann einen Anteil von ungefähr 9 bis 11 Prozent an der täglichen Gesamtenergiezufuhr. Als Orientierung halte ich das für richtig. Allerdings wird mir zu wenig differenziert zwischen den körperlichen Anforderungen und einem damit einhergehenden erhöhten Verbrauch und Bedarf von Protein.

Bei körperlicher Schwerstarbeit, im Leistungssport und mit zunehmendem Alter müssen mehr Zellen repariert werden und entsprechend mehr vom Baustoff Protein braucht der Körper. So benötigen Sportler in Zeiten mit hohen Spitzenbelastungen 1,5 bis 2 Gramm pro Kilogramm Körpergewicht. Das ist über die normale Ernährung kaum zu schaffen, sodass dann Eiweißshakes durchaus ihre Berechtigung haben.

Auch Altern ist für den Organismus anstrengend, wenn wir dabei fit bleiben wollen. Deswegen ist vor allem die Zufuhr der essenziellen Aminosäuren extrem wichtig, damit der Körper zum einen seine Reparatur- und Regenerationsprozesse optimal ausüben kann und zum anderen nicht zu viel Muskelmasse verliert (Stichwort „Sarkopenie" auf Seite 45). Ab dem 60. Lebensjahr sollten wir täglich etwa 1 bis 1,5 Gramm Eiweiß pro Kilogramm Körpergewicht zu uns nehmen. Leider sind die meisten Menschen in diesem Alter von diesen Werten weit entfernt.

Auch wer abnehmen möchte, sollte nicht am Eiweiß sparen: Es sättigt gut und hält warm, denn es fördert die sogenannte Thermoregulation. Diese erhöhte Stoffwechselaktivität führt besonders in Ruhephasen zu Gewichtsverlusten im Rahmen einer Diät. So zeigte eine Studie, dass Versuchsteilnehmer, die sich nach der Gewichtsabnahme proteinreich ernährten, ihr Gewicht nach sechs Monaten deutlich besser hielten als Probanden mit einer proteinarmen Kost. Außerdem zeigte diese Studie, dass der Leberfettgehalt und die Konzentration der Triglyzeride im Blut bei proteinreicher Ernährung deutlich niedriger ausfallen. Das verringert das Risiko für Stoffwechselerkrankungen wie Diabetes Typ 2 (siehe Seite 79) und für Atherosklerose deutlich.

EIWEISS MIT KOHLENHYDRATEN KOMBINIEREN

Der Proteinstoffwechsel wird durch Hormone gesteuert. Cortisol und die sogenannten Katecholamine führen zum vermehrten Proteinabbau, während das anabole Hormon Insulin den Proteinaufbau fördert. Essen Sie deshalb zu Ihren Proteinen immer eine kleine Menge Kohlenhydrate. Damit fördern Sie die Proteinsynthese und die Regeneration und Reparatur Ihrer Zellen.

Besser pflanzliches oder tierisches Eiweiß?

Das Deutsche Institut für Ernährungsforschung in Potsdam erforschte 2016, ob diese positiven Effekte von Eiweiß besser mit pflanzlichen oder tierischen Proteinquellen erreicht werden. Trotz der unterschiedlichen Zusammensetzung der Aminosäuren wurden die gesundheitlichen Wirkungen sowohl bei den tierischen als auch den pflanzlichen Proteinen beobachtet. Dennoch empfehlen die Autoren der Studie vor allem aus ökologischen Gründen, verstärkt hochproteinhaltige Pflanzen als Hauptquellen für Eiweiße zu verzehren, wie etwa Hülsenfrüchte (z. B. Erbsen, Linsen).

Die besten Eiweißlieferanten für einen fitten Stoffwechsel

Diese Übersicht zeigt Ihnen, wie vielfältig Sie Ihren Eiweißbedarf decken können und wie viel Sie von einem Lebensmittel essen müssen, um 20 Gramm verwertbares Eiweiß aufzunehmen. Dabei sehen Sie, dass es mit Pflanzen genauso gut geht wie mit tierischen Produkten. Besonders die Algen stechen mit ihrem hohen Eiweißgehalt hervor.

EIER UND MILCHPRODUKTE	
Parmesan	55 g
Schnittkäse	90 g
Mozzarella	110 g
Magerquark	115 g
Ei	150 g
Molkenpulver	180 g
Kefir	550 ml
Naturjoghurt	600 g
Milch	600 ml
FLEISCH	
Lamm (Filet)	75 g
Pute	75 g
Hühnchenbrust	80 g
Kotelett (mager)	90 g
Roastbeef	90 g
Kalb (mager)	100 g
Rind	100 g
Ente	110 g
FISCH UND MEERESFRÜCHTE	
Forelle	90 g
Heilbutt	100 g
Thunfisch	100 g
Zander	100 g
Garnele	105 g
Sardine	105 g
Barsch	110 g
Hering	110 g
Karpfen	110 g
Lachs	110 g
Seehecht	115 g
Kabeljau	120 g
Seezunge	120 g
Steinbutt	120 g
Seeteufel	130 g
Tintenfisch	130 g
GETREIDE, NUDELN, REIS	
Quinoa	130 g
Amarant	135 g
Vollkornkeks	150 g
Vollkornteigwaren	150 g
Wildreis	160 g
Vollkornmehl	165 g
Haferflocken	170 g
Hirse	180 g
Naturreis	280 g
Vollkornbrötchen	280 g
Vollkornbrot	280 g
HÜLSENFRÜCHTE, OBST UND GEMÜSE	
Algen	30 g
Dicke Bohnen	80 g
Bohnen (getrocknet)	100 g
Sojabohnen	165 g
Mais	250 g
Erbsen (frisch)	280 g
Linsen (Konserve)	330 g
Grünkohl	400 g
Kartoffeln	800 g
Maracuja	800 g
Spinat	800 g
Artischocke	850 g
Aubergine	850 g
NÜSSE UND SAMEN	
Sonnenblumenkerne	75 g
Erdnüsse (geröstet/gesalzen)	80 g
Mandeln	110 g
Cashewnüsse	115 g
Pistazien	115 g
Paranuss	140 g
Walnüsse (geröstet/gesalzen)	150 g

Kohlenhydrate – die richtigen sind ein Muss

Low Carb, also die Ernährung mit wenigen Kohlenhydraten, steht seit Jahren hoch im Kurs und vermittelt den Eindruck, Kohlenhydrate seien schlecht oder gar „etwas Böses". Das ist Blödsinn und komplett falsch. Kohlenhydrate liefern die Energie für unser Gehirn, sind auch für unsere Muskeln die Hauptenergiequelle und für viele Körperfunktionen unverzichtbar, beispielsweise für Signalprozesse oder die roten Blutkörperchen und andere Zellen.

Vermutlich beruht ihr schlechter Ruf darauf, dass der wissenschaftliche Begriff „Kohlenhydrate" für alle Arten von Zucker steht. Für unsere Zellen ist es jedoch wichtig, dass wir die richtigen Kohlenhydrate auswählen, und zwar die langsamen (= komplexen) Kohlenhdrate und nicht die schnellen (= einfachen):

- Glukose, Fruktose und Galaktose als Einfachzucker (Monosaccharide) liefern uns schnelle Energie. Das ist sinnvoll, wenn wir sie gelegentlich bei einer außerordentlichen Belastung benötigen, aber nicht ständig. Wenn Sie regelmäßig mehrmals täglich Glukosebomben wie Schokolade, Gummibärchen und Co. snacken, steigt der Insulinspiegel kurzfristig schnell an und fällt auch schnell wieder ab. Damit züchten Sie sich einen Diabetes Typ 2 (siehe Seite 79).
- Verbinden sich mehrere oder viele Einfachzucker (Oligo- bzw. Polysaccharide) zu langen Ketten, spricht man von komplexen Kohlenhydraten. Auch sie liefern uns Energie. Da aber der Körper länger braucht, um die Molekülketten aufzuschließen, gelangt der Zucker langsam, nach und nach ins Blut. So werden wir kontinuierlich mit Energie versorgt.

Die komplexen Kohlenhydrate stecken in Kartoffeln, Vollkornnudeln, -reis, -brot und -flocken sowie in Hülsenfrüchten und Gemüse. Diese Lebensmittel machen nicht nur lange satt, sondern enthalten außerdem viele Vitamine, Mineralstoffe und Spurenelemente sowie Ballaststoffe. Sie sollten daher regelmäßig auf Ihrem Speiseplan stehen.

Oligosaccharide, also Kohlenhydrate aus mehreren zusammengesetzten Einfachzuckern, ernähren und fördern die Bifido- und Milchsäurebakterien, die sich positiv auf die Darmgesundheit auswirken (siehe Kasten Seite 99). Oligosaccharide finden sich besonders in Pflanzen wie Chicorée, Spargel, Zwiebeln, Knoblauch oder auch Soja.

Weniger Zucker ist mehr

Einfachzucker dagegen sollten wir laut WHO nur sehr maßvoll zu uns nehmen, am besten nicht mehr als 5 Prozent unseres täglichen Energiebedarfs. Das sind etwa 45 Gramm täglich bzw. 16,4 Kilogramm jährlich. Und die Werte gelten für das Essen und Trinken zusammen. Tatsächlich versüßen sich die Deutschen ihr Leben aber mit 100 Gramm Zucker am Tag bzw. rund 35 Kilogramm pro Jahr.

Die Folgen sind im wahrsten Sinne des Wortes schwerwiegend: Fettleibigkeit, Insulinresistenz und Diabetes sind den meisten bekannt. Doch Zucker verklebt uns quasi innerlich: Er verstopft die Nährstoffkanäle, sodass die Zellen nur mangelhaft versorgt werden können. Schwache Muskeln und Knochen, verhärtetes Gewebe, eine verminderte Reizweiterleitung der Nerven bis hin zu einer geringeren Hirnleistung und schlechter Stimmung können aus einem zu hohen Zuckerkonsum resultieren.

MIT RESISTENTER STÄRKE ABNEHMEN

Nudeln, Reis und Kartoffeln enthalten das Polysaccharid Stärke als Kohlenhydrate. Beim Kochen platzen die Stärkekörner auf und können von unserer Verdauung verwertet werden. Beim Abkühlen kristallisieren die Stärketeilchen und bilden sogenannte resistente Stärke. Diese können unsere Verdauungsenzyme nicht mehr aufspalten, sodass sie unverdaut den Dünndarm verlässt und nicht dick machen kann. Dafür fördert sie im Dickdarm das Mikrobiom. Dadurch beeinflusst sie, ähnlich wie wasserunlösliche Ballaststoffe, den Stoffwechsel und seine Reaktionen positiv. Dieser Effekt bleibt übrigens erhalten, wenn Sie die abgekühlten Nudeln, Kartoffeln oder den Reis wieder kurz (!) erwärmen.

Ballaststoffe – keineswegs unnötiges Füllmaterial

Der Name „Ballaststoff" klingt negativ nach etwas Belastendem, Überflüssigem. In der Tat kann der Körper diese unverdaulichen Nahrungsbestandteile nicht verwerten und scheidet sie scheinbar ungenutzt wieder aus. Ich schreibe „scheinbar", denn Ballaststoffe sind echte Schutzstoffe und extrem wichtig für unsere Gesundheit. Sie sind zwar unverdaulich, aber sie tragen wesentlich zur Sättigung bei, weil sie den Magen füllen. Außerdem regen sie die Verdauung an und dienen den Darmbakterien als Nahrung.

Besonders die wasserunlöslichen Ballaststoffe regen die Tätigkeit des Darms an und lindern damit vielfältig die Verdauungsprobleme. Sie quellen im Darm auf, füllen ihn und beschleunigen damit den Stuhlgang. Dabei nehmen sie unterwegs auch vieles an verbrauchten Materialien und unerwünschten Substanzen, die dort noch lagern, mit nach draußen.

Die wasserlöslichen Ballaststoffe dagegen unterstützen vor allem die Aktivität des Stoffwechsels, indem sie zum Beispiel helfen, die Blutfettwerte zu senken, Cholesterin vermehrt auszuscheiden und Gallensäure zu binden, was sich ebenfalls positiv auf den Cholesterinwert auswirkt. Sie helfen sogar, den Blutzuckerspiegel zu senken, und beugen damit einer Insulinresistenz und Diabetes Typ 2 vor. Außerdem dienen Sie den Darmbakterien (siehe Kasten) als Nahrungsgrundlage.

Forscher der Harvard School of Public Health aus Boston unter Leitung von Prof. Geng Zong fanden in einer Übersichtsarbeit 2016 heraus, dass von über 700 000 Studienteilnehmern im Studienzeitraum umso weniger starben, je mehr Ballaststoffe sie täglich zu sich nahmen. Wer jeden Tag mindestens 70 Gramm Vollkorn aß, hatte ein um 20 Prozent niedrigeres Risiko, an Herz-Kreislauf-Erkrankungen oder Krebs zu versterben.

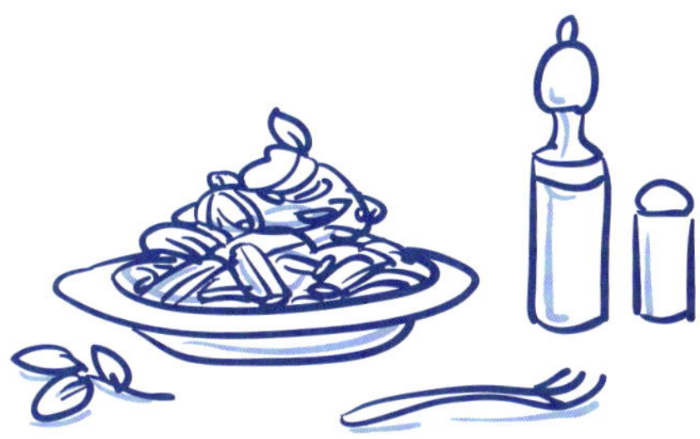

Weniger Krebs

Eine große europaweite Studie der internationalen Behörde für Krebsforschung zeigte 2005, dass Ballaststoffe sogar Krebs vorbeugen. Dabei wurde das Essverhalten von über 500 000 Europäern untersucht. Eine Aufnahme von durchschnittlich 30 bis 35 Gramm Ballaststoffen pro Tag verringerte das Risiko, an Darmkrebs zu erkranken um 25 Prozent im Vergleich zu jenen Testpersonen, die nur 15 Gramm Ballaststoffe zu sich nahmen. Die Ursache für dieses positive Ergebnis liegt vermutlich darin, dass Ballaststoffe die Ausscheidung des Stuhlgangs beschleunigen und krebsauslösende Stoffe dadurch den Körper schneller wieder verlassen und nicht so lange Kontakt zur Darmschleimhaut haben. Auch Schadstoffe werden durch Ballaststoffe direkt gebunden und unschädlich gemacht. So passieren mögliche Krankheitsauslöser wie Schwermetalle oder Pestizidrückstände den Darm, ohne Probleme im Organismus auslösen zu können.

Bitte zugreifen!

Die DGE empfiehlt, mindestens 30 Gramm Ballaststoffe pro Tag zu verzehren. Das entspricht zum Beispiel etwa 200 Gramm Möhren, 100 Gramm Roter Bete, 100 Gramm Hülsenfrüchten oder drei Scheiben Vollkornbrot. Doch in Deutschland liegen 75 Prozent der Frauen unter dem empfohlenen Wert, denn sie essen im Schnitt nur 25 Gramm Ballaststoffe täglich. Die Männer liegen zwar „nur" mit 68 Prozent unter dem Richtwert, essen aber mit 23 Gramm pro Tag noch weniger Ballaststoffe als die Frauen.

Dabei lässt sich der Bedarf an Ballaststoffen allein über den Verzehr von Obst, Gemüse und Vollkornnudeln, -reis oder -brot relativ einfach stillen. Besonders reich an Ballaststoffen sind Hülsenfrüchte, aber auch Getreideflocken, Äpfel, Birnen, alle Beeren, Bananen, Kirschen, Kiwis, Pflaumen, Zitrusfrüchte, Pilze, alle Kohlsorten, Artischocken sowie Möhren, Kartoffeln, Sellerie, Lauch, Spargel, Schwarzwurzeln, Rote Bete, Sojasprossen und sämtliche Nüsse. Hier ein gutes Beispiel für den unterschiedlichen Ballaststoffgehalt von Vollkorn- und Weißmehlprodukten: 1 Scheibe Vollkornbrot (50 g) liefert bei 99 kcal 4 g Ballaststoffe. Die gleiche Menge Ballaststoffe ist in 4 Scheiben Toastbrot (à 30 g) enthalten, die aber 312 kcal liefern.

LANGSAM AN BALLASTSTOFFE GEWÖHNEN

Sollten Sie bisher relativ wenig Ballaststoffe gegessen haben, dann gehen Sie gerade zu Beginn behutsam damit um. Wer von heute auf morgen viele Ballaststoffe isst, leidet häufiger an Unwohlsein, Völlegefühl oder sogar Blähungen. Der Organismus und vor allem das Magen- und Darmsystem müssen sich erst langsam an diese ungewohnte „harte Arbeit" gewöhnen. Vergessen Sie zudem nie, dabei ausreichend zu trinken, damit die Ballaststoffe gut quellen können.

Vitamine dürfen nicht fehlen

Vitamine sind spezielle organische Verbindungen, die unser Körper in der Regel nicht selbst herstellen kann und die wir deswegen regelmäßig, am besten täglich, zu uns nehmen sollten. Grundsätzlich werden Vitamine in zwei Gruppen eingeteilt, und zwar in:

- die fettlöslichen Vitamine A, D, E und K sowie
- die wasserlöslichen Vitamine B_1 (Thiamin), B_2 (Riboflavin), B_3 (Niacin), B_5 (Pantothensäure), B_6 (Pyridoxin), B_7 (Biotin), B_{12} (Cobalamin), C und Folsäure.

Die fettlöslichen Vitamine kommen vorrangig in den Zellmembranen vor und in jenen ganz speziellen Zellen, die – wie das Fettgewebe – der Speicherung dienen. Die wasserlöslichen Vitamine befinden sich in der Regel im Zellplasma und in den Zwischenräumen der Zellen.

Grundsätzlich enthalten bis auf ganz wenige Ausnahmen sowohl pflanzliche als auch tierische Lebensmittel Vitamine. Allerdings ist Vitamin C nur in pflanzlichen und Vitamin A in größeren Mengen hauptsächlich in tierischen Lebensmitteln zu finden. Einige Vitamine kann der Körper auch selbst aus Vorstufen bilden, jedoch selten in ausreichender Menge, wie Vitamin D aus Cholesterol oder Niacin aus der Aminosäure Tryptophan.

Ganz unterschiedlich ist das Speichervermögen von Vitaminen im Körper. Einige Vitamine kann der Organismus kaum speichern. Das sind in der Regel die wasserlöslichen Vitamine. Bei anderen primär fettlöslichen reicht der Vorrat für ein Jahr oder sogar länger, sofern die Depots prall gefüllt sind. Das zeigt aber auch, dass wir gerade bei den wasserlöslichen Vitaminen auf eine regelmäßige Zufuhr mit der Nahrung achten müssen.

Nach wie vor ist immer noch nicht eindeutig wissenschaftlich belegt, wie viel von jedem Vitamin der menschliche Organismus wirklich benötigt. So unterscheiden sich die Empfehlungen über die notwendigen Vitaminmengen nicht nur von Land zu Land, sondern auch innerhalb eines Staats sind sich die Wissenschaftler uneins. Einig sind sich jedoch alle darüber, dass Vitamine täglich auf die Speisekarte gehören. In diesem Buch orientiere ich mich im Wesentlichen an den Empfehlungen der DGE.

Vitamin D – das Lichtvitamin

Vitamin D nimmt eine besondere Rolle unter den Vitaminen ein, denn es bildet sich durch die Einwirkung von Tageslicht auf die Haut. Im Hochsommer sorgt bereits ein Aufenthalt von 10 bis 12 Minuten im Freien für eine Produktion von 25 Mikrogramm Vitamin D. Dieses Vitamin wirkt im Körper wie ein Hormon und ist an vielen Stoffwechselprozessen beteiligt, wie der Aufnahme von Kalzium in die Knochen, und unverzichtbar für unser Immunsystem.

Im Sommer, wenn wir alle genug Sonne abbekommen, bildet der Organismus es in der Haut und speichert es im Fett- oder Muskelgewebe. In den Wintermonaten klappt das nicht in ausreichendem Maß, weil die Sonne zu tief steht. Da es kaum Nahrungsmittel gibt, die Vitamin D liefern, ist laut DGE im Winter die Einnahme von 25 bis 125 Mikrogramm (1000 bis 2000 i. E.) Vitamin D täglich sinnvoll. Leistungssportler und Menschen mit dunkler Hautfarbe brauchen zusätzlich noch Vitamin K, um die Verarbeitung von Vitamin D zu optimieren.

VITAMINE SIND SENSIBEL

Die meisten Vitamine reagieren sehr empfindlich auf Umwelteinflüsse wie UV-Strahlung, Hitze oder auch Sauerstoff und Säuren. Eine falsche Behandlung, Aufbewahrung oder Lagerung von Lebensmitteln führt nicht selten zu sehr großen Vitaminverlusten im Ausgangsprodukt, sodass es dadurch zu einer Unterversorgung unseres Organismus kommen kann. Das können auch einige Medikamente verursachen und deswegen sollten Sie mit Ihrem Arzt dringend darüber reden, wie Ihre Arzneien anzuwenden sind.

Aber es gibt auch viele Lebensumstände, bei denen es empfehlenswert ist, das ganze Jahr über Vitamin D einzunehmen: Schichtdienst, Arbeit unter Tage, Alkohol- und Nikotinkonsum, eine Dunkelpigmentierung der Haut, wenig Aufenthalt im Freien oder die ständige Nutzung von Sonnenschutzmitteln. Bereits eine Creme mit einem niedrigen Lichtschutzfaktor (LSF) von 8 verringert die körpereigene Vitamin-D-Produktion um bis zu 90 Prozent und ab einem LSF 15 sind es sogar 100 Prozent. Es bildet sich dann also gar kein Vitamin D mehr.

Auch Luftverschmutzung und ein höheres Alter können die Bildung von Vitamin D beeinträchtigen. Untersuchungen des Robert-Koch-Instituts zeigen jährlich aufs Neue, dass mehr als die Hälfte der Deutschen eine zu geringe Konzentration an Vitamin D aufweist.

Wann Vitamin D ergänzen?
Ich empfehle, dass Menschen mit Herz-Kreislauf-Erkrankungen, mit einem insulinpflichtigen Diabetes, ältere Menschen ab 60 Jahren und Menschen, die sich nur wenig im Freien aufhalten, auch ganzjährig täglich Zusatzpräparate einnehmen, damit die Körperzellen ausreichend versorgt werden. Grundsätzlich sollte die tägliche Dosis aber nicht über einen längeren Zeitraum mehr als 100 Mikrogramm überschreiten, denn dann wird der Stoffwechselprozess von Kalzium möglicherweise durch die Überdosierung gestört.

Folatmangel – stark unterschätzt

Folate finden sich in tierischen und pflanzlichen Lebensmitteln und sind empfindlich gegen Oxidation, Hitze und Licht. Vielleicht kennen Sie dieses wasserlösliche Vitamin eher unter dem Namen „Folsäure", der die künstlich hergestellte Form der Folate bezeichnet.

Gute Lieferanten von natürlichem Folat sind alle grünen Blattgemüse wie Spinat, die Kohlarten, Gurken, Tomaten, Hülsenfrüchte, Orangen sowie Brot und Backwaren aus Vollkornmehl. Milch, Kartoffeln, Leber und Milchprodukte sowie einige Käsesorten und Eier sind ebenfalls gute Lieferanten. Meine persönlichen Favoriten sind Weizenkeime oder auch Sojaprodukte.

Da Folate sehr empfindlich sind, treten bei der Zubereitung der Lebensmittel in der Regel hohe Verluste auf, die zwischen 30 und 75 Prozent liegen können. Durch die Umwandlungsprozesse im Körper liegt die Bioverfügbarkeit von Folat bei nur 50 Prozent, die der Folsäure dagegen bei etwa 90 Prozent, wenn sie auf nüchternen Magen eingenommen wird. Synthetisch hergestellte Folsäure hat also durchaus Vorteile bei der Versorgung des Körpers.

Ein Mangel an Folaten beeinträchtigt die Zellteilung und besonders die Neubildung von Zellen und damit Wachstumsprozesse. Auch eine megaloblastäre Anämie, also eine Störung der Entwicklung und Reifung der roten Blutkörperchen im Knochenmark, kann die Folge sein. Für Schwangere ist die Versorgung immens wichtig, damit sich der Embryo gesund entwickeln kann. Frauen mit Folatmangel brachten früher oft Kinder mit Neuralrohrdefekten zur Welt. Außerdem finden sich zunehmend Hinweise darauf, dass zu wenig Folat mit dem vermehrten Auftreten von Tumoren einhergeht, und hier ganz speziell von Darmkrebs. Entsprechend empfiehlt die DGE 300 Mikrogramm (seit 2018, vorher 400 Mikrogramm) Folsäure am Tag, für Schwangere 400 Mikrogramm. Die Nationale Verzehrstudie zeigte bei Männern eine durchschnittliche Aufnahme von 207 Mikrogramm und bei Frauen sogar nur von 180 Mikrogramm Folsäure pro Tag.

Auch im Alter sollten Sie Ihren Folatspiegel im Blick haben, denn zu wenig Folat führt zu einem deutlichen Anstieg der Konzentration von Homocystein im Blutplasma. Zu viel von dieser Aminosäure fördert vermutlich demenzielle Erkrankungen. Außerdem steigt durch eine zu hohe Konzentration des Homocysteins das Risiko für Atherosklerose deutlich.

FOLATMANGEL UND SEINE FOLGEN

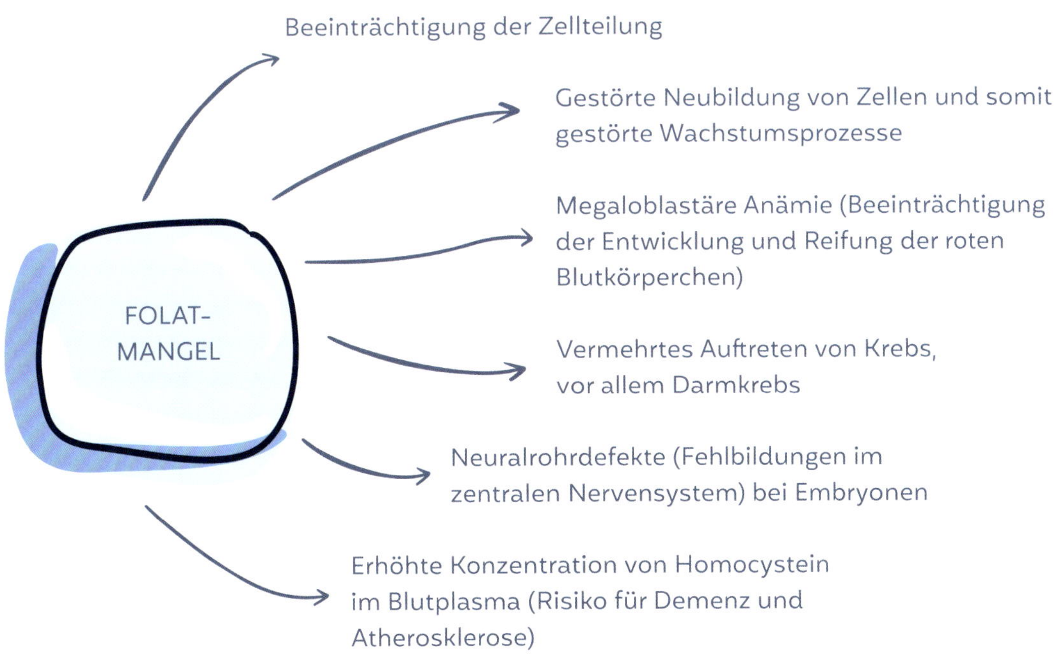
FOLAT-
MANGEL
Beeinträchtigung der Zellteilung
Gestörte Neubildung von Zellen und somit gestörte Wachstumsprozesse
Megaloblastäre Anämie (Beeinträchtigung der Entwicklung und Reifung der roten Blutkörperchen)
Vermehrtes Auftreten von Krebs, vor allem Darmkrebs
Neuralrohrdefekte (Fehlbildungen im zentralen Nervensystem) bei Embryonen
Erhöhte Konzentration von Homocystein im Blutplasma (Risiko für Demenz und Atherosklerose)

Mineralstoffe – ohne sie läuft nichts

Mineralien sind an einer Vielzahl von Stoffwechselprozessen beteiligt, können im Organismus Säuren oder Basen bilden und auch ins Gleichgewicht bringen. Mineralien werden oft auch populär „Elektrolyte" genannt, weil sie an nahezu allen elektrischen Prozessen im Körper beteiligt sind, denn sie leiten Signale in den Muskeln und den Organen weiter.

Natrium: eher zu viel als zu wenig

Natrium (Na) sorgt für die Bindung von Wasser im Organismus und ist bedeutsam bei der Übertragung von elektrischen Nervenimpulsen auf Muskelzellen: Es erhält zum Beispiel das Membranpotenzial der Zelle, was für die Erregbarkeit der Muskel- und Nervenzellen von großer Bedeutung ist. Etwa bis zu 100 Gramm Natrium befinden sich regelmäßig im Körper besonders in der extrazellulären Flüssigkeit.

Da wir unseren Natriumbedarf in der Regel über Speisesalz (NaCl) decken, sind die meisten von uns überversorgt, weil wir mit Speisesalz nicht nur würzen, sondern es sich auch in vielen Lebensmitteln wie Wurst und Käse und in fast allen Fertigprodukten versteckt. Wir müssten nur 6 bis 8 Gramm Speisesalz täglich zu uns nehmen, um den Bedarf zu decken. Durch einen hohen Konsum von Speisesalz wird entsprechend mehr Natrium und parallel dazu dann auch mehr Kalzium mit dem Urin ausgeschieden. Die notwendige Menge Kalzium kann dadurch fehlen.

Viel Salz kann bei manchen Menschen auch einen erhöhten Blutdruck verursachen, weil es das Wasser im Körper bindet und sich dadurch die Menge des Bluts erhöht. Diese genetische Veranlagung haben knapp die Hälfte der Bluthochdruckpatienten. Man nennt sie „natriumsensitiv". Für sie empfiehlt sich unbedingt, statt mit Salz mehr mit Kräutern zu würzen.

Kalzium – wichtig für die Knochen

Kalzium ist nicht nur für den Aufbau von Knochensubstanz wichtig, sondern regelt auch einige Funktionen im Herz-Kreislauf-System. Es hilft außerdem bei der Anspannung der Muskulatur und bei der Erregung von Nerven- und Muskelzellen. Etwa 1,5 bis 2 Prozent des Körpergewichts macht dieser Mineralstoff aus, wobei davon etwa 99 Prozent in den Knochen und in den Zähnen gespeichert sowie als Vorratslager angelegt sind. Kalzium spielt also im Körper eine zentrale Rolle.

Die wichtigsten Lieferanten von Kalzium sind Milch und Milchprodukte, manche Gemüsesorten wie Grünkohl, Fenchel, Brokkoli und auch Nüsse sowie Mineralwasser mit hohem Kalziumgehalt (500 mg/l und mehr). Allerdings ist die Bioverfügbarkeit höchst unterschiedlich: Sie liegt gerade bei den Milchprodukten nur bei 30 Prozent und bei den Gemüsen um 50 Prozent. Auch in Kombinationen mit gesättigten Fettsäuren ist Kalzium für den Körper nur bedingt verfügbar – ein guter Grund, auf industriell gefertigte Nahrung zu verzichten. Vitamin D und Fruchtsäuren aus Obst wie Ascorbin- oder Zitronensäure können die Bioverfügbarkeit von Kalzium deutlich erhöhen. Wenn Sie Ihr Müsli mit Obst ergänzen, fördern Sie die Kalziumsynthese. Oder Sie geben Ihre tägliche Ration Vitamin-D-Öl hinein.

Erwachsene sollten mindestens etwa 1000 bis 1200 Milligramm pro Tag zu sich nehmen, ältere Menschen noch etwas mehr, weil der Darm es mit den Jahren schlechter aufnimmt.

Viele Menschen erreichen diese Werte nicht, vor allem dann nicht, wenn sie auf Milch, Milchprodukte oder Käse verzichten.

Phosphor – biochemischer Tausendsassa

Kaum jemand redet über Phosphor, obgleich es ein Baustein für viele organische Verbindungen ist und auch zum Aufbau der Zellmembranen nötig ist. Tatsächlich sind über 2000 chemische Reaktionen der Zellen von Phosphor abhängig. Phosphate, die Salze und Esther der Phosphorsäure, sind in fast allen Lebensmitteln enthalten. Sie dienen als Energiequellen für alle Leistungen der Zellen und daher braucht die Zelle, um funktionieren zu können, davon täglich Nachschub. Empfohlen wird eine Zufuhr von mindestens 700 Milligramm pro Tag. Der Bedarf wird meistens überschritten. Das ist aber nicht schlimm, weil der Organismus das gut abpuffern kann.

Kalium – für die Weiterleitung von Signalen

Kalium regelt den Wasserhaushalt, sorgt für einen regelmäßigen Herzschlag, hilft mit bei der Regulation des Blutdrucks und ist an der Übertragung von Nervenimpulsen auf die Muskulatur beteiligt. Damit unsere Elektrolyte im Gleichgewicht bleiben und die Zellmasse wachsen kann, ist es unverzichtbar. Außerdem aktiviert es viele Enzyme und – wichtig für viele Menschen! – es senkt den Blutdruck.

Bei üblicher Mischkost nehmen wir etwa 2 bis 3 Gramm Kalium pro Tag zu uns und das ist meist auch ausreichend. Nur nach Durchfällen und starkem Erbrechen ist eine höhere Aufnahme sinnvoll. Viel Kalium enthalten pflanzliche Lebensmittel wie Gemüse, Obst, Getreide, Hülsenfrüchte oder auch Nüsse. Tierische Lebensmittel sind dagegen meist kaliumarm.

Kaliumräuber Lakritz

Sie lieben Lakritz? Dann sollten Sie Folgendes wissen: Lakritz ist ein starker Kaliumräuber. Wenn Sie häufig Lakritz essen, sollten Sie Ihren Kaliumspiegel regelmäßig kontrollieren lassen.

Magnesium – nicht nur gegen Krämpfe

Magnesium kennen Sie vermutlich als wirksames Gegenmittel bei einer verspannten oder verkrampften Muskulatur. Tatsächlich ist es ein essenzieller Faktor für mehr als 300 enzymatische Reaktionen im Stoffwechsel. Die wichtigste Funktion spielt es sicherlich bei der Muskelkontraktion und bei der Reizweiterleitung der Nerven. Aber es ist auch unverzichtbar für den Knochenaufbau und den Aufbau von Zähnen. Zudem besitzt es eine Schlüsselfunktion im Herz-Kreislauf-System. Als Antagonist (Gegenspieler) von Kalzium kontrolliert Magnesium direkt an der Zellmembran das Einströmen von Kalzium in die Zelle.

Gute Quellen für Magnesium sind alle grünen Gemüse und Salate, Hülsenfrüchte, Soja, Orangen, Vollkornprodukte, Nüsse, Kakao, Bananen, Kartoffeln sowie auch viele tierische Produkte wie Leber, Geflügel, Milch oder Fisch. Selbst Kaffee oder Tee liefern Magnesium ebenso wie Leitungs- oder auch Mineralwasser. Bei einer normalen abwechslungsreichen Ernährung werden etwa 15 Prozent des Magnesiums über tierische und etwa 85 Prozent über pflanzliche Lebensmittel sichergestellt. Die empfohlenen 300 bis 400 Milligramm können damit leicht erreicht werden. Es gibt aber Lebenssituationen, in denen unser Körper mehr Magnesium benötig: bei Stress, bei großem Schweißverlust

Wichtige Mineralstoffe und Spurenelemente auf einen Blick

Damit alle biochemischen Abläufe in unserem Organismus einwandfrei funktionieren, sind Mineralstoffe und Spurenelemente absolut notwendig. Im Folgenden habe ich Ihnen die wichtigsten dieser Mikronährstoffe mit ihren Funktionen in unserem Körper und der empfohlenen Tagesdosis zusammengefasst. Zudem sehen Sie auch, welche Lebensmittel gute Lieferanten für diese lebensnotwendigen Nährstoffe sind.

MINERALSTOFF	WICHTIGSTE FUNKTIONEN IM KÖRPER	VORKOMMEN (LEBENSMITTEL)	TÄGLICH BENÖTIGTE/ EMPFOHLENE MENGE
NATRIUM	• Bindet Wasser im Organismus • Wichtige Rolle bei der Übertragung von elektrischen Nervenimpulsen auf Muskelzellen	Bestandteil von Speisesalz, daher in allen Lebensmitteln enthalten, die natürlich Salz enthalten (Mineralwasser) oder bei denen Salz im Herstellungsprozess hinzugefügt wurde (Wurst, Käse, Fertiggerichte ...)	1500 mg
KALZIUM	• Hält Knochen und Zähne stabil • An wichtigen Funktionen im Herz-Kreislauf-System beteiligt • Hilft bei der Anspannung der Muskulatur und bei der Erregung von Nerven- und Muskelzellen	Milch, Milchprodukte, manche Gemüsesorten (Brokkoli, Fenchel, Grünkohl), Nüsse, Mineralwasser	1000–1200 mg
PHOSPHOR	• Baustein für viele organische Verbindungen und für Zellmembranen • Wichtige Rolle im Knochenstoffwechsel und für die Knochenstabilität (zusammen mit Kalzium)	In fast allen Lebensmitteln enthalten	700 mg

KALIUM	• Regulierung des Wasserhaushalts • Sorgt für einen regelmäßigen Herzschlag und senkt den Blutdruck • An Reizweiterleitung in den Nervenzellen beteiligt • Aktiviert viele Enzyme	Pflanzliche Lebensmittel wie Gemüse, Obst, Getreide, Hülsenfrüchte und Nüsse	4000 mg
MAGNESIUM	• Tragende Funktion bei der Muskelkontraktion und der Reizweiterleitung in Nervenzellen • Wichtig für Knochen- und Zahnfestigkeit • Schlüsselrolle im Herz-Kreislauf-System	Grüne Gemüsesorten, Salate, Hülsenfrüchte, Vollkornprodukte, Nüsse, Bananen, Kartoffeln, Leber, Geflügel, Milch, Mineralwasser	300–400 mg

SPURENELEMENT	WICHTIGSTE FUNKTIONEN IM KÖRPER	VORKOMMEN (LEBENSMITTEL)	TÄGLICH BENÖTIGTE/ EMPFOHLENE MENGE
EISEN	• Bindet Sauerstoff ans Blut • An Energiebereitstellung, Entgiftungsreaktionen und Stabilisierung des Immunsystems beteiligt	Fleisch und Fleischprodukte, Getreide, Hülsenfrüchte, Blattsalate	10–15 mg
JOD	• Essenzieller Baustein für Schilddrüsenhormone • Steuert die Aktivität der Schilddrüse	Jodiertes Speisesalz, Seefisch	150–200 µg
ZINK	• Co-Faktor bzw. Bestandteil bei etwa 300 Enzymen • Tragende Rolle in allen Wachstums-, Aufbau- und Regenerationsprozessen	Rindfleisch, Leber, Käse, Haferflocken, Weizenkleie, Leinsamen, Kürbiskerne	7–10 mg
SELEN	• Essenzieller Bestandteil von etwa 30 Proteinen und Baustein von Enzymen und dadurch Radikalfänger	Fleisch, Eier, Hülsenfrüchte, Pilze, Brokkoli, Nüsse	60–70 µg

oder im Sport, bei häufigem Alkoholkonsum und bei Magen-Darm-Erkrankungen wie Durchfall oder Reizdarm. Die Folgen von Magnesiummangel können Muskelkrämpfe und sogar Herzrhythmusstörungen sein. Außerdem steigt das Risiko insgesamt für Herz-Kreislauf-Erkrankungen oder für Diabetes.

Spurenelemente – wenig bewirkt viel

Auch Spurenelemente sind mineralische Stoffe, die wir pro Tag aber nur in sehr geringen Mengen unter 50 Milligramm benötigen. Nach heutigem Wissensstand gelten neun Spurenelemente als essenziell, also lebenswichtig. Gesicherte wissenschaftliche Empfehlungen gibt es insbesondere für: Eisen, Jod und Zink. Für die anderen sechs – Fluorid, Kupfer, Mangan, Selen, Chrom, Molybdän – liegen bisher nur grobe Richt- oder Schätzwerte für die tägliche Zufuhr vor.

Eisen: zu viel schadet

Eisen (Fe) ist mit einem Bestand von etwa 2 bis 4 Gramm das mengenmäßig größte Spurenelement im Körper. Aber Eisen ist nicht gleich Eisen, denn dieser Stoff liegt in unterschiedlichen Wertigkeitsstufen vor, und zwar entweder als Fe2+ oder als Fe3+:

- Fast 60 Prozent des Eisens sind als zweiwertiges Eisen (Fe2+) direkt an das Hämoglobin der roten Blutkörperchen gebunden.
- 25 Prozent sind als dreiwertiges Eisen Fe3+ an Ferritin oder an das Speichereisen in Leber, Milz und Knochenmark gebunden.
- Die restlichen 15 Prozent sind an das Myoglobin, den Muskelfarbstoff, gebunden und gewährleisten die Sauerstoffversorgung der Muskulatur.

Eisen ist ein wichtiger Bestandteil von vielen Mechanismen, die Sauerstoff und Elektronen übertragen. Es ist an der Energiebereitstellung, an Entgiftungsreaktionen und selbst an der Stabilität des Immunsystems beteiligt.

In Deutschland ist etwa 1 Prozent der Bevölkerung mit Eisen unterversorgt. Man spricht dann von Eisenmangelanämie. Sie entsteht in den meisten Fällen durch starke Blutungen wie eine ausgeprägte Menstruation, selten durch zu wenig Eisen in der Ernährung. Obwohl die Bioverfügbarkeit von Eisen aus pflanzlichen Lebensmitteln nur bei etwa 5 Prozent liegt und aus tierischen bei rund 20 Prozent, gibt es durch die neue „Grillkultur" eher ein Überschussproblem bei Fleischessern.

> *Vorsicht vor Überdosierung*
> *Zu viel Eisen fördert die Bildung von freien Radikalen und damit zellulären Stress. Es wird sogar vermutet, dass Eisen bestimmte Gene aktivieren und darüber das Wachstum von Krebs fördern kann. Deswegen sollten Sie ohne Rücksprache mit Ihrem Arzt kein zusätzliches Eisen aufnehmen.*

Jod: leichter Mangel

Jod wird in erster Linie von der Schilddrüse als wichtiger Baustein für die Schilddrüsenhormone benötigt. Diese regeln nahezu alle Stoffwechselfunktionen und versorgen darüber unsere Zellen. Sie fördern das Wachstum, regen die Knochenbildung an sowie die Entwicklung bei Neugeborenen, regulieren den Sauerstoffverbrauch und die Stoffwechselumsatzrate der Erwachsenen, also unseren Energieverbrauch insgesamt. Neben diesen Aufgaben steuert

Jod direkt und unmittelbar die Aktivität der Schilddrüse.

Nach Angaben der WHO existiert auch in Deutschland ein milder Jodmangel der Stufe 1. Besonders betroffen davon sind Mädchen in der Pubertät sowie Schwangere und stillende Mütter. Für den Jodstoffwechsel problematisch sind auch Rauchen, übertriebenes Schlankheitsstreben sowie falsche Ernährung. Laut Angaben des „Arbeitskreises Jodmangel" von 2015 hat sich die Jodversorgung in Deutschland mittlerweile zwar verbessert, dennoch nehmen mindestens 30 Prozent der Erwachsenen zu wenig Jod zu sich.

Da der Jodbedarf durch die normale Ernährung nur schwierig zu decken ist, setzen Sie am besten auf Lebensmittel, denen Jod zugesetzt wurde, wie jodiertes Salz, und essen mindestens ein- bis zweimal pro Woche Seefisch, der viel Jod enthält wie Kabeljau, Rotbarsch, Seelachs oder auch Schellfisch. Besonders wenn Sie sich vegan oder auch streng vegetarisch ernähren, ist es umso wichtiger, auf die Jodzufuhr zu achten.

Zink

Zink erfüllt im Körper zahlreiche wertvolle Funktionen, weil es zum Beispiel bei etwa 300 Enzymen als Co-Faktor oder als integraler Bestandteil wirkt. Diese sogenannten zinkabhängigen Enzyme spielen bei nahezu allen Stoffwechselprozessen eine bedeutsame Rolle und stimulieren den Kohlenhydrat-, den Protein- oder auch den Fettstoffwechsel. Auch an der Entwicklung und Aktivität von Hormonen ist Zink beteiligt, ebenso an der Insulinspeicherung sowie der Aktivierung, Anpassung und Entwicklung von Genen. Auch alle Wachstums-, Aufbau- und Regenerationsprozesse wie die Wundheilung brauchen Zink. Nicht umsonst wird bei Erkältungen oder Infektionen Zink als vorbeugende oder therapeutische Maßnahme empfohlen, denn das Spurenelement ist auch für unser Immunsystem unverzichtbar.

Zum Glück ist ein Zinkmangel in unserer Gesellschaft relativ selten und kommt nur vereinzelt bei Kindern, heranwachsenden Jugendlichen und auch bei Senioren vor. Allerdings kommt es nach Operationen, bakteriellen Infektionen und auch bei akutem und chronischem Stress manchmal zu einem Zinkdefizit. Dann empfiehlt es sich, gute Quellen für Zink auf den Speiseplan zu bringen wie tierische Produkte, etwa Rind-, Geflügel-, Schweinefleisch oder Eier. Auch Weizen-Vollkornprodukte enthalten viel Zink, aber die Bioverfügbarkeit ist schlechter. Die DGE empfiehlt 7 bis 8 Milligramm pro Tag.

Selen: oft zu wenig

Selen ist ein essenzieller Bestandteil von ungefähr 30 verschiedenen Proteinen und Baustein von Enzymen, den sogenannten Selenproteinen, die Zellmembranen und Zellbestandteile direkt vor freien Radikalen schützen. Besteht im Organismus ein Defizit an Selen, so ist eine deutliche Anfälligkeit für virale Infektionen nachweisbar und auch die Schilddrüsenfunktionen sind gestört. Bei Männern ist häufig eine Störung der Fruchtbarkeit zu beobachten. Einige Studien konnten belegen, dass Selenmangel sogar mit einem erhöhten Krebsrisiko einhergeht.

In Mitteleuropa und Skandinavien sind leider die Böden auf den Äckern so arm an Selen,

VERDAUUNGSPROBLEME BEEINTRÄCHTIGEN DIE ZELLERNÄHRUNG

2016 wies eine aufsehenerregende Studie darauf hin, dass etwa 17 Prozent der Deutschen an akuten Verdauungsproblemen wie Reizdarm oder Reizmagen leiden. Nicht mitgerechnet wurden Menschen, die über Sodbrennen oder über Verstopfung klagen. Die Dunkelziffer dürfte mindestens bei 30 bis 40 Prozent liegen, vielleicht sogar höher. Verdauungsbeschwerden sind aber nicht nur unangenehm für die Betroffenen: Sie bringen auch eine schlechtere Ernährung und Versorgung der körpereigenen Zellen mit sich! Damit das nicht passiert, sollten Sie, statt mit frei verkäuflichen Mitteln herumzuprobieren, bei einer gründlichen Untersuchung der Ursache auf den Grund gehen. Zumal Abführmittel die Probleme nur verschlimmern.

dass sich Selen nur in geringen Mengen in pflanzlichen Lebensmitteln findet. Ganz anders sieht es in Südamerika, Kanada und den USA aus: Dort sind die Böden reich an Selen und zum Beispiel Weizen aus diesen Regionen enthält erheblich höhere Selenkonzentrationen.

In Deutschland gibt es hinsichtlich der Selenkonzentration ein deutliches Nord-Süd-Gefälle: Die Böden in Schleswig-Holstein sind viel reicher an Selen als zum Beispiel die Ackerflächen in Bayern.

Aktuell empfiehlt die DGE eine tägliche Zufuhr von 60 bis 70 Mikrogramm für Erwachsene, stellt aber fest, dass wir nur etwa 30 bis 40 Mikrogramm über die Nahrung aufnehmen. Deswegen sollten wir häufiger beim Essen auf gute Lieferanten für Selen setzen wie Fisch, Fleisch und Eier oder auch pflanzliche Lebensmittel wie Spargel, Pilze, Brokkoli, Linsen und Nüsse. Die meisten Gemüsesorten sowie Obst enthalten nur wenig Selen.

Die Zellen vital versorgen

Es gibt viele einfache Strategien, die wir im Alltag umsetzen können, um unsere Zellen optimal zu versorgen und zu ernähren. Dabei geht es nicht nur darum, ihnen ausreichend die erwähnten Nährstoffe zur Verfügung zu stellen. Sondern sämtliche Prozesse des Stoffwechsels, der Verarbeitung und der Verdauung sind optimal aufeinander abzustimmen. Wir sollten sie so gestalten, dass jede Zelle alles, was sie benötigt, zum richtigen Zeitpunkt in der richtigen Qualität und Menge bekommt:

- Das beginnt mit der Auswahl der Lebensmittel: Je schadstofffreier und unverarbeiteter sie sind, desto weniger schädliche Fremdstoffe nehmen Sie auf, die Ihren Organismus belasten. Setzen Sie auf Bioqualität oder auf inländische Nahrungsmittel, denn die deutschen Grenzwerte für Schadstoffe sind im internationalen Vergleich ziemlich streng und werden normalerweise eingehalten.
- Es geht weiter mit der Lagerung und Zubereitung: Gemüse, das tagelang im Kühlschrank liegt oder stundenlang gekocht wird, verliert einen großen Teil seiner Nährstoffe. Deswegen bringen Sie Frisches möglichst auch frisch auf den Tisch.

- Ob die Versorgung der Zellen dann klappt, entscheidet sich bei der Verdauung: Wenn sie nicht einwandfrei arbeitet – und das ist leider bei vielen Menschen der Fall (siehe Kasten) –, kommen auch hochwertige Nährstoffe nur zu einem geringen Teil in den Zellen an und die gesunde Ernährung bringt nichts. Dieser letzte Aspekt wird oft vernachlässigt. Deshalb werfen wir einen Blick auf die Verdauung.

UNSER VERDAUUNGSSYSTEM

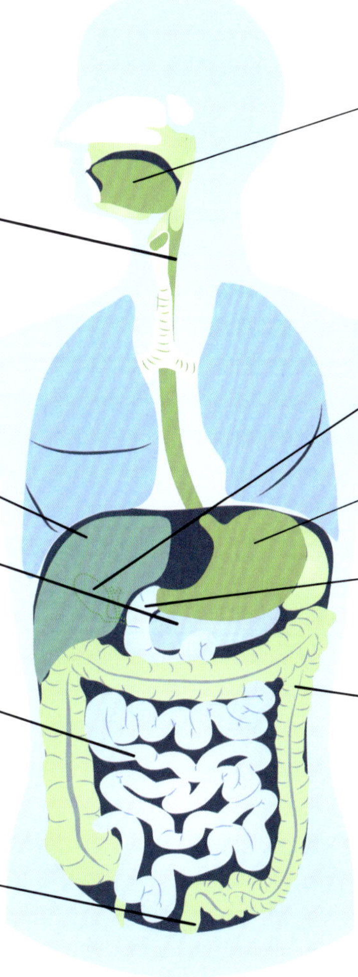

Die menschliche Verdauuung ist ein komplexes und zugleich faszinierendes System.

Immer wieder unterschätzt werden langsames Essen und gutes Kauen. Dabei startet die Verdauung bereits im Mund: Beim Kauen sollte das Essen gut zerkleinert und mit Speichel vermischt werden, denn so lässt es sich gut transportieren und die Zersetzung im Magen verläuft einfacher. Vor allem aber enthält Speichel bereits Verdauungsenzyme, die schon mit der Verarbeitung der Nahrung beginnen.

Weitere Verdauungssäfte werden im Magen und am Übergang zum Dünndarm zugesetzt und zerlegen unser Essen in seine Grundbestandteile, die bereits erwähnten Makro- und Mikronährstoffe. Im Dünndarm sind die Darmzotten dafür zuständig, die Nährstoffe aus dem Speisebrei über winzige Blutgefäße in die Blutbahn zu leiten. Damit diese anspruchsvolle Arbeit gut klappt, erneuern sich die Zellen der Dünndarmzotten etwa alle drei Tage. Ungesunde Ernährung stört diese Regeneration erheblich: Es kommt bei der Erneuerung zu Kopierfehlern in den Zellen und die Zotten arbeiten immer schlechter.

Im Dickdarm wird der inzwischen flüssige Speisebrei wieder verfestigt, damit er ausgeschieden werden kann. Dabei kommen die Ballaststoffe zum Zuge – und die Darmbakterien, denen die Wissenschaft inzwischen viel Aufmerksamkeit widmet.

Gute Bakterien halten gesund

Unser Organismus hält sich für die Verdauung von Nahrungsmitteln ein ganzes Heer von winzigsten Helfern. Die Darmflora – zutreffender Darmbakterien, intestinales Mikrobiom oder Mikrobiota genannt – ist die Summe aller Darmbakterien, die Teile des menschlichen Dickdarms und in geringer Menge auch den Enddarm besiedeln. In der Magen- und Darmregion leben etwa 400 bis 600 Bakterienarten vor allem an der Wand des Dickdarms. Ihre Gesamtzahl wird auf etwa 10 bis 100 Billionen Bakterien geschätzt mit einem Gesamtgewicht von ungefähr 1,5 Kilogramm. Ganz grob werden drei verschiedene Typen unterschieden:

- Enterotyp 1: Bakterien der Gattung Bacteroides, die Kohlenhydrate spalten und gute Produzenten für die Vitamine Biotin, Riboflavin und Pantothensäure sind,
- Enterotyp 2: Bakterien der Gattung Prevotella, die gut Zucker-Eiweiß-Komplexe abbauen und Vitamin B1 und Folsäure herstellen können,
- Enterotyp 3: Ruminococcus-Bakterien, die sehr gut Zucker und Eiweiße verdauen können.

Die Darmbakterien produzieren aus unverdaulichen Ballaststoffen kurzkettige Fettsäuren, die zum Beispiel einen Großteil des Energiebedarfs der Schleimhaut des Dickdarms direkt abdecken können. Außerdem fördern diese kurzkettigen Fettsäuren die Darmmuskulatur und spielen so eine wichtige Rolle für die Beweglichkeit und Bewegung des Darms.

Die Darmbakterien stellen auch einige lebenswichtige Vitamine her, die der Körper für sich nutzt, auch wenn über den Dickdarm davon nur ein kleinerer Teil aufgenommen werden kann. Dazu zählen die Vitamine Biotin, Folsäure sowie B_2, B_{12} und K. Einige spezialisierte Darmbakterien können sogar giftige Substanzen wie Nitrosamine oder auch polyzyklische aromatische Wasserstoffe neutralisieren, deren Verbindungen als krebserregend eingestuft werden.

Das hält den Darm fit

Mit einer abwechslungsreichen, vollwertigen Ernährung geben Sie nicht nur Ihrem Darm, sondern dem ganzen Körper alles, was er benötigt. Für eine gute Darmflora sollten Sie sich ballaststoffreich ernähren und öfter auf resistente Stärke (siehe Seite 99) setzen. Da es die Darmbakterien sauer lieben, sind Sie mit viel Milchsäurebakterien, speziell mit Lacto- und Bifidobakterien, auf der sicheren Seite. Sie tummeln sich besonders in Joghurt, Kefir, Mozzarella, Parmesan, Gruyère, Gouda oder Cheddar, Apfelessig, Sauerkraut und eingelegtem, fermentiertem Gemüse und sorgen für eine ausgeglichene Darmflora. Die wiederum hält gesund und fördert das Immunsystem.

DARMBAKTERIEN MÖGEN KEINE MEDIZIN

Medikamente sind die wichtigsten Killer der Darmbakterien. Es erscheint logisch, dass Arzneistoffe, die auf den Magen-Darm-Trakt wirken sollen, wie Tabletten gegen Sodbrennen oder Gastritis, die Zusammensetzung der Bakterien im Darm ändern und stören. Doch auch Medikamente wie Antibiotika bringen unser Mikrobiom massiv durcheinander: Dadurch werden einzelne Arten in ihrem Wachstum gehemmt und andere unverhältnismäßig gefördert. Das Gleichgewicht der Darmflora geht verloren. Das Ergebnis sind häufig leichtere Symptome wie Durchfall bis hin zu chronischen Entzündungen des Darms.

» *Probiotika aus Kapseln?*
Wenn die Darmflora durch Erkrankungen und/oder Medikamente abgewirtschaftet wurde, ist es oft schwierig, sie nur mit natürlichen Lebensmitteln aufzubauen, die gute Bakterien enthalten. Für solche Fälle gibt es Probiotika. Sie enthalten lebende Mikroorganismen und sollten am besten vom Arzt verordnet werden. Dann bekommen Sie ein kontrolliertes Arzneimittel, das alle nötigen Tests durchlaufen hat. Nahrungsergänzungsmittel dagegen sehen zwar in ihrer Verpackung aus wie Medizin, gelten aber als Lebensmittel und unterliegen keiner Kontrolle.

Weniger ist mehr – von Okinawa lernen

Im ersten Kapitel habe ich Ihnen die Alten auf Okinawa etwas ausführlicher dargestellt, aber auch die jüngere Generation. Beide sind das Paradebeispiel für den Einfluss, den Ernährung auf unsere Gesundheit ausübt: Während die junge Generation mit Fast Food und kalorienarmem Essen genauso krank ist wie wir im Westen, erfreuen sich die Greise mit einer kalorienarmen und vorwiegend vegetarischen Ernährung auch mit weit über 80 Jahren noch bester Gesundheit.

Diese Begrenzung der Kalorienaufnahme, wissenschaftlich kalorische Restriktion genannt, wirkt wie ein Jungbrunnen. 2020 scheinen internationale Forscher um den Molekularbiologen Prof. Juan Carlos Izpisua Belmonte vom Salk Institute in La Jolla in Kalifornien endlich die Ursache dafür gefunden zu haben. Sie verringerten bei Ratten die Kalorienaufnahme für neun Monate um 30 Prozent, während die Vergleichsgruppe normal weiterfressen durfte. In dieser Zeit analysierten die Forscher mehr als 168 000 einzelne Zellen und 40 unterschiedliche Zelltypen aus verschiedensten Körperteilen der Tiere. Ihr Ziel war es, das jeweilige Aktivitätsniveau der Gene zu bestimmen sowie die Zusammensetzung der Zelltypen innerhalb eines bestimmten Gewebes.

Die Ergebnisse waren eindeutig: Mehr als 55 Prozent der „altersbedingten" degenerativen Veränderungen, die sich bei allen Ratten auf „Normal-Diät" zeigten, waren bei den „Fasten-Ratten" nicht zu finden. Deren Zellen blieben besonders bei der Betrachtung des Fettstoffwechsels und der Immunsystemfunktionen deutlich jünger und auch das Auftreten schädlicher Entzündungen war reduziert. Die Forscher konnten nicht vollständig aufklären, was den verjüngenden Effekt verursacht. Sie vermuten, dass ein spezielles Protein, das die Aktivität von 23 verschiedenen Zelltypen direkt beeinflusst, dabei eine Schlüsselrolle spielt. Maßvolles Essen lohnt sich also!

Mit Esspausen länger leben

Die Essenz dieser Forschungen in den eigenen Alltag zu integrieren, ist gar nicht schwierig: Wenn Sie längere Pausen zwischen Ihren Mahlzeiten einlegen, sind Sie auf dem richtigen Weg. Sie ahmen damit die Essgewohnheiten unserer Vorfahren nach, die nicht wie wir rund um die Uhr Zugang zu Nahrungsmitteln hatten.

Schon wenn Sie nach dem Frühstück bis zu einem Snack am Mittag 4 bis 6 Stunden nichts essen und dies bis zum Abendessen wiederholen, schaffen Sie einen Rhythmus von Essen und Esspause, der den natürlichen biologischen Abläufen unseres Körpers genügt und entspricht. Dazwischen essen Sie nichts, auch keine Kleinigkeiten, und Sie trinken nichts, was Kalorien enthält, weder Tee oder Kaffee mit Zucker oder Milch noch Limos oder Säfte. Die ständige Nahrungszufuhr der meisten Menschen hält den Körper nämlich davon ab, die Reparaturen und Verjüngungsprozesse durchzuführen, die normalerweise ablaufen müssten. Diese Esspausen halten also die Zellen fit und parallel sogar auch noch die Figur schlank. Dieses biorhythmische Essen hatte ich bereits auf Seite 81 ausführlicher dargestellt.

Intervallfasten

Wenn Sie den Effekt von Esspausen noch verstärken möchten, leben und essen Sie ein bis zwei Tage pro Woche nach dem Grundprinzip von 12 : 12 oder 16 : 8. Sie nehmen bei der ersten Variante – das ist schon fortgeschritten! – zwei Mahlzeiten am Tag mit mindestens 12 Stunden Pause dazwischen zu sich. Einfacher ist für die meisten die zweite Variante, bei der sie im Tagesverlauf innerhalb von 8 Stunden zwei oder maximal drei Mahlzeiten zu sich zu nehmen und dann 16 Stunden Pause machen.

Beide Formen sind als Intervallfasten bekannt und setzen auf längere Phasen ohne Nahrung. Der Körper und all seine Zellen werden durch das kurzzeitige „Fasten" in einen natürlichen Zustand mit zwischendurch auch mal leerem Magen versetzt und nicht ständig mit Verdauen beschäftigt. Dadurch werden zahlreiche positive biochemische Prozesse erst überhaupt ermöglicht. Das passiert beim klassischen Fasten für ein bis zwei Wochen, in denen nicht gegessen wird, kaum bzw. nur für eine kurze Zeit.

Zellen lieben Wasser

Erinnern Sie sich an die Adventisten vom Beginn des Buchs? Eines ihrer Geheimnisse für ihr

VORTEILE VON ESSPAUSEN

Esspausen von 4 bis 6 Stunden oder Intervallfasten haben viele positive Effekte auf die Gesundheit:

- Der Blutzuckerspiegel stabilisiert sich.
- Der Insulinspiegel sinkt und die Insulinresistenz wird reduziert oder überwunden.
- Die Schleimhäute im Magen- und Darmsystem können sich in den Pausen regenerieren.
- Die Aktivität des Stoffwechsels wird erhöht.
- Die Autophagie wir angekurbelt (siehe Seite 88).
- Alterungsprozesse verlangsamen sich.

langes Leben sahen sie darin, dass sie täglich fünf bis sechs große Gläser Wasser trinken. Damit geben sie dem Körper die Flüssigkeit, die er jeden Tag aufs Neue braucht, um die Verluste durch Schweiß und Urin auszugleichen.

Unser Körper besteht zu etwa 60 Prozent aus Flüssigkeit, das sind rund 30 bis 40 Liter Wasser! Als Transportmittel sorgt es zum einen für die Ernährung und zum anderen auch für die Entgiftung der Zellen, denn Wasser reinigt auch von innen (siehe Seite 171). Es unterstützt alle Vorgänge im Zellstoffwechsel, hält die Muskeln, das Gewebe, die Gelenke und Faszien elastisch und bei der Verdauung ist es für ein gute Konsistenz des Speisebreis bis hin zum Stuhl verantwortlich.

Damit alle biologischen Prozesse reibungslos ablaufen, sollten wir jeden Tag mindestens 30 Milliliter Flüssigkeit pro Kilogramm Körpergewicht trinken. Denken Sie daran, dass bei körperlicher Aktivität und bei Wärme Ihr Bedarf deutlich höher ist, aber auch bei Fieber oder Durchfall. Warten Sie am besten nicht erst auf den Durst, denn der Körper benötigt ständig Flüssigkeit. Wenn Sie Durst verspüren, ist der Organismus bereits leicht dehydriert. Trinken Sie deswegen regelmäßig über den ganzen Tag verteilt immer wieder zwischendurch ein Glas.

Wenn ich hier von Wasser spreche, meine ich auch Wasser! Kaffee, grüner, schwarzer und Kräutertee gelten auch, solange Sie keinen Zucker und keine Milch hineingeben. Wegen der Inhaltsstoffe sollten Sie jedoch nicht so viel davon trinken. Softdrinks und auch Smoothies dagegen enthalten so viel Zucker, dass sie als Mahlzeiten gelten, nicht als Getränk. Was dieser Zucker in Ihren Zellen anrichtet, haben Sie bereits auf Seite 98 gelesen.

» *Kohlensäure? Mit oder ohne?*
Verzichten Sie am besten auf kohlensäurehaltiges Wasser. Es stellt für den Organismus eine Säure dar. Sie könnte in der Summe aller aufgenommenen Nahrungsbestandteile über den Tag zu einer unnötigen Übersäuerung des Magens führen. Gerade wer einen empfindlichen Magen hat, sollte auf kohlensäurehaltige Getränke unbedingt verzichten. Wasser mit viel Hydrogencarbonat dagegen neutralisiert die Säuren. Auch Sodbrennen wird durch Kohlensäure gefördert und vor oder während des Sports mindert sie die Leistung.

Meine Lebensmittel-Top-10 für fitte Zellen

Grundsätzlich sollten Sie immer vielseitig und abwechslungsreich essen. Dabei hilft die Regel, möglichst viele Farben auf dem Teller zu haben, denn die unterschiedlichen Pflanzenfarbstoffe wirken unterschiedlich. Die folgenden zehn Lebensmittel beeinflussen unseren Körper auf vielfältige Weise positiv. Bauen Sie ab und zu meine eiweißreichen Rezepte ab Seite 120 in Ihren Speiseplan mit ein: So gelingt Ihnen auf köstliche Weise der Start in eine ausgewogene Ernährung.

Weizenkeime

enthalten nahezu alles an Vitaminen, Mineralien und Spurenelementen und selbst an Aminosäuren, was der Organismus im Tagesverlauf benötigt. Sogar ungesättigte Fettsäuren befinden sich in verhältnismäßig großen Mengen in den Keimlingen der Weizenkörner. Vor allem enthalten sie auch Spermidin in hoher Dosis, das nachweislich Alterungsprozesse verlangsamen und degenerativen Erkrankungen wie Demenz vorbeugen kann.

Am besten genießen Sie Weizenkeime in Bioqualität und roh, also zum Beispiel im Müsli, Joghurt, Smoothie oder Obstsalat. Sie quellen im Magen leicht auf und sättigen dadurch schnell und nachhaltig.

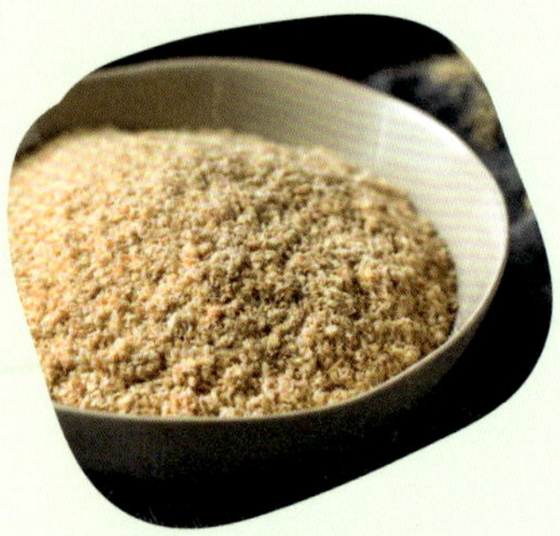

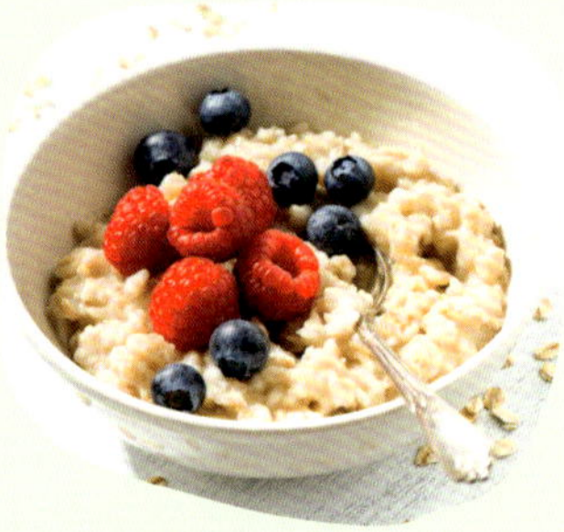

Haferflocken

werden aus dem vollen Korn des Hafers gewonnen und sind wahre Nährstoffbomben: Sie enthalten 15 bis 20 Prozent Eiweiß, darunter sechs der acht essenziellen Aminosäuren. Es hat eine hohe biologische Wertigkeit, die in Verbindung mit Milch sogar auf 100 Prozent steigt. Die enthaltenen Kohlenhydrate sind besonders leicht verdaulich und können rasch vom Blut aufgenommen werden, sodass die Energie schnell zur Verfügung steht. Große Mengen Kalium, Mangan, Eisen, Zink sowie Silicium findet sich genauso wie Magnesium, Vitamin E und B-Vitamine.

Studien der Harvard School of Public Health zwischen 2016 bis 2018 dokumentieren umfassende Wirkungen der Haferflocken auf die Gesundheit: Sie senken den Blutzuckerspiegel, entlasten Leber und Bauchspeicheldrüse, regulieren den Hormonhaushalt und unterstützen aufgrund der Ballaststoffe die Verdauung. Hafer macht übrigens auch gute Laune, denn er balanciert auf ideale Weise den menschlichen Eiweißstoffwechsel aus und seine Botenstoffe wirken psychotrop, entsprechend wirken Haferflocken wie Glückshormone.

Linsen

sind mit rund 28 Prozent hochwertigem Eiweiß eine hervorragende pflanzliche Proteinquelle. Sie enthalten zudem besonders viel Eisen, Kalium, Magnesium, Kalzium, Phosphor, Kupfer und Vitamin A, B1, B6 und E. In den letzten Jahren wurden auch bioaktive Substanzen entdeckt, die uns vor Infektionen, Thrombose oder auch Atherosklerose schützen können.

Da Linsen aber nie alle essenziellen Aminosäuren enthalten, kombinieren Sie sie bitte stets mit Gemüse, Salaten oder auch mit Kartoffeln. So ist zum Beispiel das schwäbische Nationalgericht „Linsen mit Spätzle" ein hochwertiges Essen, weil darin alle wichtigen Aminosäuren ideal kombiniert sind.

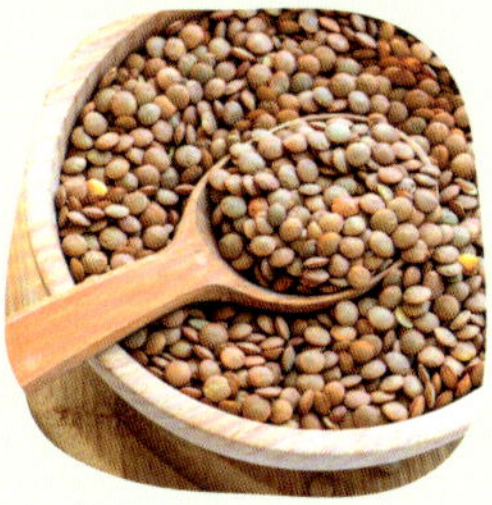

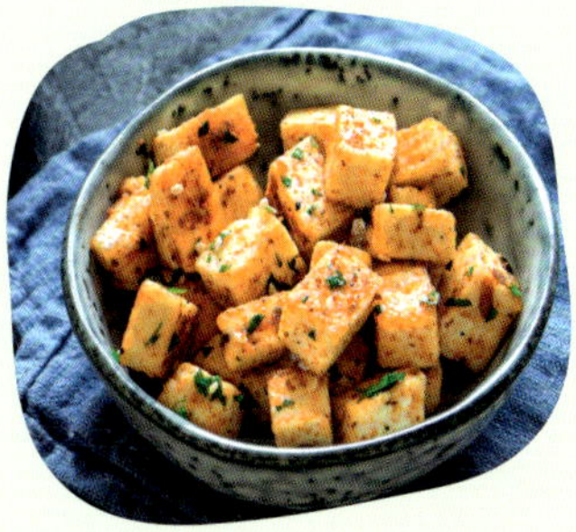

Tofu

wird aus kondensierter Sojamilch nach einem ähnlichen Verfahren wie bei uns der Käse hergestellt und ist sehr kalorienarm. Neben dem hohen Protein-, Kalzium- und Eisengehalt sticht die große Menge an Isoflavonen hervor. Sie reduzieren nachweislich das Risiko für lebensstilbedingte Erkrankungen deutlich. Tofu können Sie enorm vielfältig einsetzen, sollten aber beim Kauf darauf achten, dass die Sojabohnen aus Europa stammen. Die meisten stammen aus den USA und Südamerika und sind oft gentechnisch verändert worden.

» ESSEN SIE FRISCH, BUNT UND ABWECHSLUNGSREICH UND NEHMEN SIE SICH ZEIT DAFÜR: DANN WERDEN IHRE MAHLZEITEN ZUM GENUSS FÜR ALLE SINNE UND ZU EINEM STÜCK LEBENSFREUDE! «

Brokkoli

ist verwandt mit Blumenkohl, liefert uns aber bei etwa gleichem Kaloriengehalt rund fünfmal so viel Kalzium, zweimal so viel Eisen, 15-mal so viel Karotin und viermal so viel Vitamin C, darüber hinaus viele B-Vitamine sowie Folsäure. Essen Sie die Stiele mit: Sie sind reich am grünen Farbstoff Chlorophyll und am Spurenelement Selen.

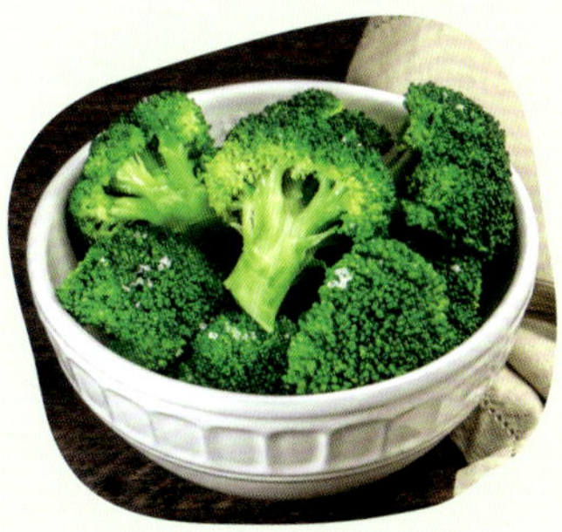

Sauerkraut

besteht zu etwa 2 Prozent aus wertvollem Eiweiß, enthält viel Kalzium, Kalium, Eisen, Jod, Mangan, Vitamin K, mehrere B-Vitamine und Folsäure. Gerade im Winter aktiviert es als Vitamin-C-Lieferant das Immunsystem und wirkt wie ein vorbeugendes Grippeschutzmittel. Sauerkraut enthält viele Ballaststoffe und Milchsäure. Diese regeneriert die Darmflora, entgiftet und reinigt die Verdauungswege, fördert Leber sowie Bauchspeicheldrüse bei ihrer Arbeit. Kaufen Sie frisches, nicht erhitztes Sauerkraut und waschen Sie es nicht, denn dabei gehen viel zu viele Mineralien und Vitamine verloren.

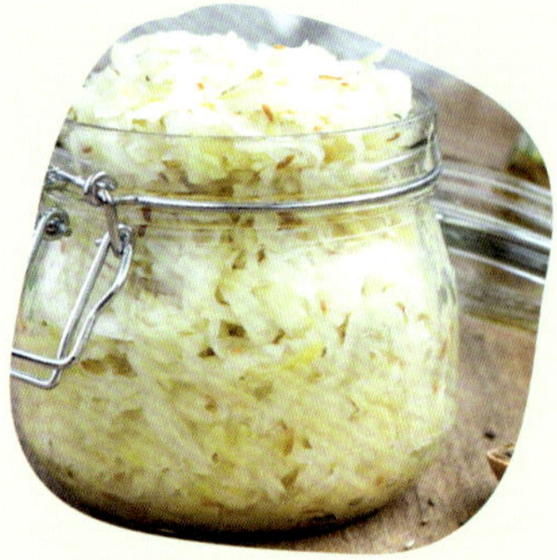

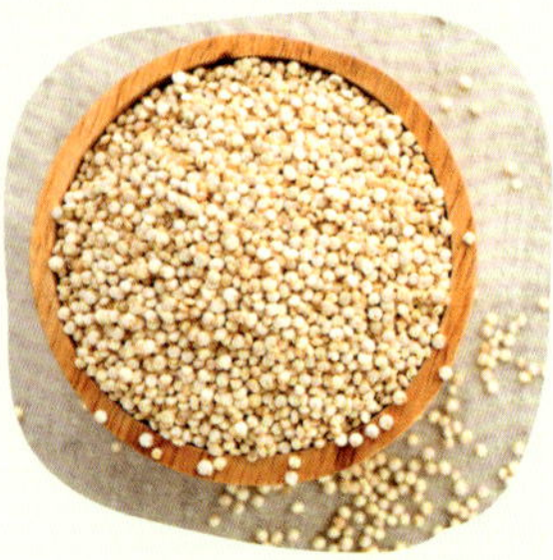

Quinoa

ist ein sogenanntes Pseudogetreide, enthält kein Gluten, das Klebereiweiß, und ist daher sehr gut verträglich. Es ist fettarm und besteht zu 16 Prozent aus Proteinen. Hinzu kommen viele Ballaststoffe, ungesättigte Fettsäuren, Kalzium, Magnesium, Kalium, Eisen, B-Vitamine, Vitamin C, Vitamin E und Karotin.

Algen

sind kalorienarm und auch reich an Vitaminen, Mineralstoffen sowie an Omega 3-Fettsäuren. Außerdem liefern sie viele gute Proteine und viel Vitamin B, was sie für Vegetarier interessant macht. Die meisten Meeresalgen enthalten Alginsäure. Sie kann mit Umweltgiften wie Schwermetallen unlösliche Komplexe eingehen und damit den Körper davon wirkungsvoll entlasten oder befreien. Vor allem getrocknete Algen enthalten viel Jod. Damit nicht zu viel davon aufgenommen wird, müssen Algen, die mehr als 20 Milligramm Jod pro Kilogramm enthalten, in Deutschland besonders gekennzeichnet werden. Nur ein Bruchteil der Hunderttausende von Algenarten ist als Lebensmittel zugelassen. In Deutschland sind primär die Sorten Nori, Wakame, Kombu und Spirulina als Lebensmittel zu finden.

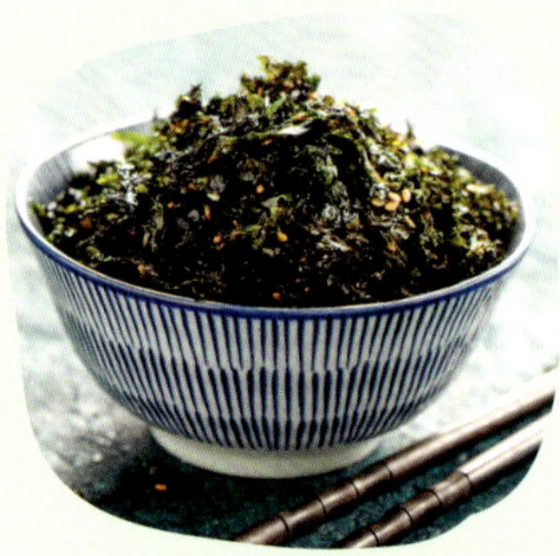

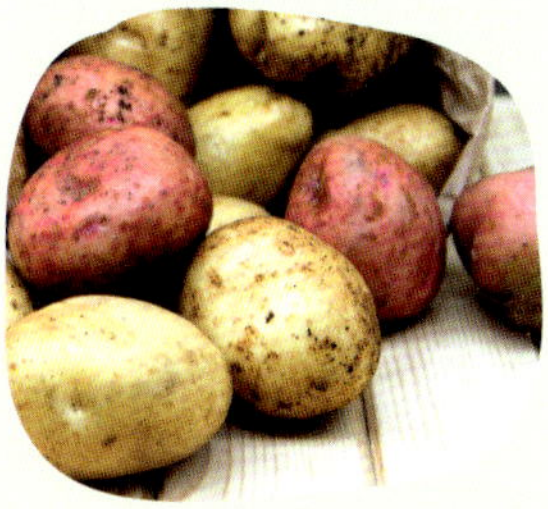

»

SETZEN SIE NIE NUR AUF EINIGE WENIGE LEBENSMITTEL. JE BUNTER UND ABWECHSLUNGSREICHER IHRE ERNÄHRUNG IST, DESTO BESSER.

«

Kartoffeln

haben zu Unrecht einen schlechten Ruf, denn 100 Gramm enthalten nur 85 Kilokalorien, dafür aber sättigende 20 Prozent Stärke und 2 Prozent Eiweiß von besonders hoher Qualität. Bereits 150 Gramm Kartoffeln decken fast den täglichen Bedarf an essenziellen Aminosäuren und sogar vollständig, wenn Sie ein Ei dazu essen. Zudem liefern sie viel Vitamin C, Magnesium, Eisen, B-Vitamine, Folsäure, Phosphor, Kupfer, Zink und auch Kobalt. Sie fördern die Verdauung, helfen gegen Sodbrennen und gegen krampfartige Magenschmerzen und beruhigen. Es ist übrigens ein Mythos, dass Sie die Schale wegen der Inhaltsstoffe mitessen sollten, denn die verteilen sich vor allem in der Knolle. Dagegen ist in der Schale, genauso wie in den „Augen" und den grünen Stellen, der Gehalt an schädlichen Glykoalkaloiden, darunter das bekannte Solanin, besonders hoch.

Zwiebeln

stechen durch ihre scharf-beißenden schwefelhaltigen ätherischen Öle, die Sulfide, hervor, die uns die Augen tränen lassen und die neben den zahlreichen Vitaminen, Kalium, Kalzium, Phosphor, Jod, Eisen und Selen so gesund sind. Die enthaltenen Senföle durchbluten die Schleimhäute, regen die Verdauung an, verbessern Magentätigkeit und Darmfunktion und unterstützen nahezu alle inneren Organe. Zwiebeln wirken auch antiseptisch und damit gegen Bakterien, Pilze und Viren. Allerdings müssen sie geschnitten, gehackt oder gerieben werden, denn erst durch die Zerstörung des Zwiebelgewebes werden die Sulfide freigegeben und können damit ihre gesunde Wirkung entfalten.

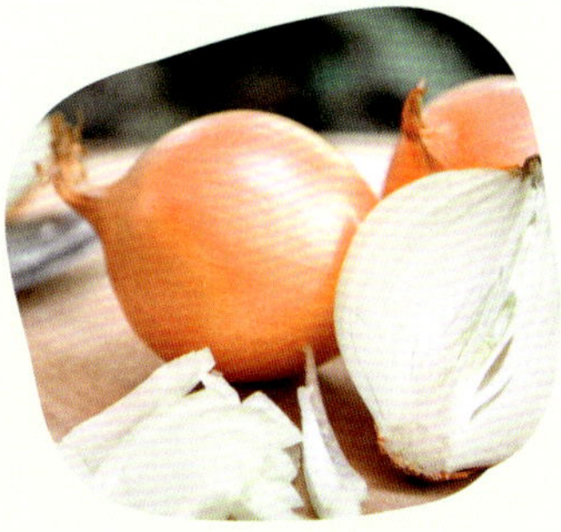

BROKKOLISUPPE MIT POCHIERTEM EI

Für 2 Personen

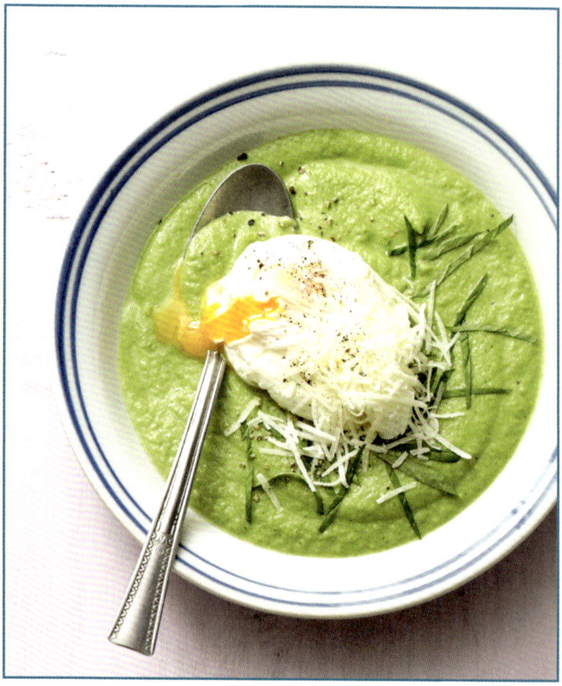

- 1 Zwiebel
- 10 g getrocknete Tomaten
- 500 g Brokkoli
- 1 EL Olivenöl
- Salz, Pfeffer aus der Mühle
- Chiliflocken
- 50 g Sahne
- 2 EL Weißweinessig
- 2 sehr frische Eier (Größe L)
- 50 g Parmesan (am Stück)
- 3 Stiele Basilikum

Pro Portion: 415 kcal, 28 g EW, 29 g F, 11 g KH

Zwiebel schälen und ebenso wie die Tomaten in feine Würfel schneiden. Brokkoli putzen, waschen und in Röschen teilen. Stiel schälen und klein schneiden.

Olivenöl in einem Topf erhitzen, Zwiebel und Tomaten darin andünsten. Brokkoli dazugeben und 400 ml Wasser angießen. Mit Salz, Pfeffer und 1 Prise Chiliflocken würzen.

Alles aufkochen und zugedeckt etwa 8 Minuten köcheln lassen. Dann vom Herd nehmen. Sahne unterrühren. Suppe mit dem Stabmixer fein pürieren und abschmecken.

Reichlich Wasser mit Essig in einem großen Topf zum Kochen bringen. Hitze reduzieren, sodass das Wasser nur noch leicht siedet.

Die Eier nacheinander in eine Suppenkelle aufschlagen und vorsichtig ins Wasser gleiten lassen, dabei das Eiweiß etwas über das Eigelb ziehen.

Die Eier im Wasser knapp unter dem Siedepunkt etwa 4 Minuten gar ziehen lassen. Mit einem Schaumlöffel herausheben und auf Küchenpapier abtropfen lassen.

Parmesan fein reiben. Basilikum waschen und trocken schütteln, die Blätter abzupfen und in Streifen schneiden. Die Suppe zum Servieren mit Basilikum bestreuen, die pochierten Eier daraufsetzen, den Parmesan darüberstreuen.

ASIASUPPE MIT SHIITAKE-PILZEN UND ALGEN

Für 2 Personen

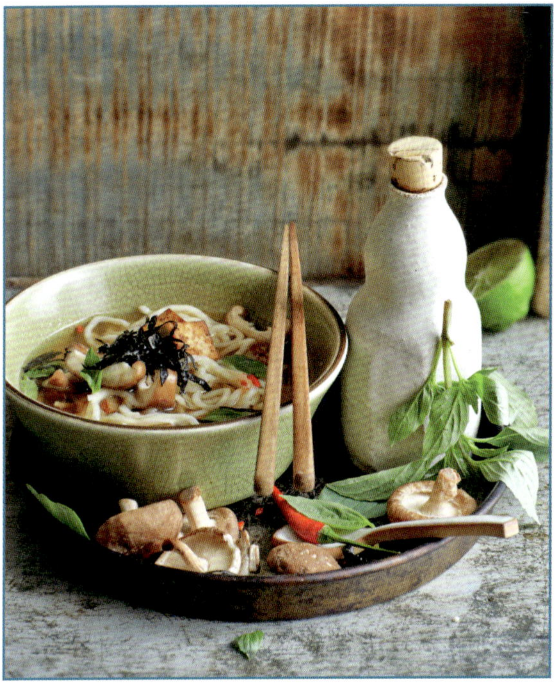

- 1 EL Limettensaft
- 1 TL milde Sojasauce
- ½ l Hühnerbrühe
- 75 g Shiitake-Pilze
- 50 g Möhren
- ½ Chilischote
- 1 Stück Ingwer (1 cm)
- 50 g Räuchertofu
- 1 EL Sesamöl
- 75 g Ramennudeln
- 15 g Kizami-Nori
- ½ Bund Thaibasilikum (oder Koriander)

Pro Portion: 282 kcal, 13 g EW, 8 g F, 38 g KH

Den Limettensaft zusammen mit der Sojasauce und der Brühe in einem Topf aufkochen. Dann die Hitze reduzieren.

Die Shiitake-Pilze mit einem Pinsel putzen und in Streifen schneiden. Die Möhren schälen und in feine Würfel schneiden. Die Chilischote längs halbieren, entkernen, waschen und in sehr feine Streifen schneiden. Den Ingwer schälen, ebenfalls in feine Streifen schneiden.

Den Räuchertofu in Würfel schneiden und im Öl rundum bei starker Hitze anbraten. Tofuwürfel, Pilze, Möhren, Chilischote und Ingwer mit den Ramennudeln und den Nori-Streifen in die heiße Suppe geben und 5 Minuten köcheln lassen.

Das Basilikum waschen und trocken schütteln. Die Blätter abzupfen und grob hacken. Die Suppe auf Schalen verteilen und mit dem Basilikum garnieren.

Tipp: Ramennudeln sind japanische Nudeln aus Weizenmehl, die vorwiegend in Suppen verwendet werden. Kizami-Nori sind geschnittene Algen, man bekommt sie im Asienladen. Sie eignen sich auch gut als Garnitur für Asiasalate.

RIESENGARNELEN AUF MEERESSPARGEL

Für 2 Personen

- 6 Riesengarnelen (roh, mit Kopf und Schale, in Bioqualität)
- 1 Knoblauchzehe
- ½ Chilischote
- 1 Zweig Rosmarin
- 3 EL Olivenöl
- Salz, Pfeffer aus der Mühle
- getr. Kräuter der Provence
- 150 g Meeresspargel (Queller)

Pro Portion: 273 kcal, 27 g EW, 16 g F, 7 g KH

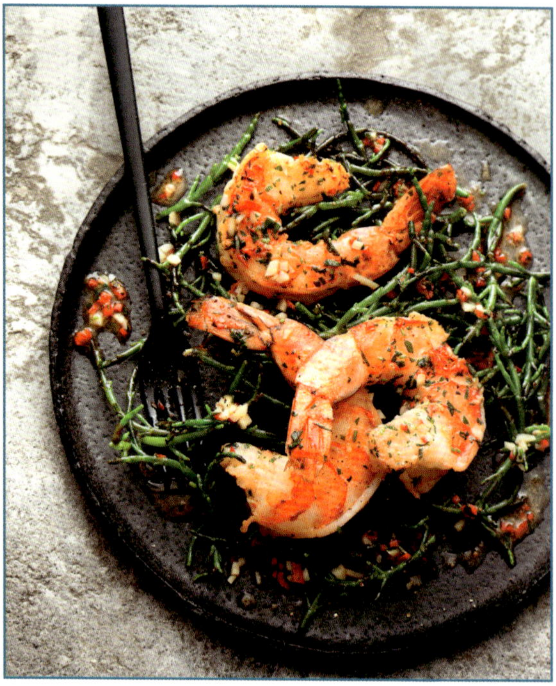

Von den Garnelen den Kopf abdrehen, mit einer Schere die Oberseite der Garnelen aufschneiden und die Schale samt Schwanzfächer ablösen. Die Garnelen am Rücken entlang einschneiden und den Darm vorsichtig herausziehen. Die Garnelen waschen und trocken tupfen.

Knoblauch schälen, Chilischote längs halbieren, entkernen und waschen. Beides in feine Würfel schneiden. Rosmarin waschen und trocken schütteln. 2 EL Olivenöl in einer Pfanne erhitzen, die Garnelen darin mit Rosmarin, Knoblauch und Chili auf beiden Seiten etwa 2 Minuten braten. Mit Salz, Pfeffer und Kräutern der Provence würzen.

Das restliche Olivenöl in einer Pfanne erhitzen und den Meeresspargel darin bei schwacher Hitze etwa 5 Minuten braten. (Nicht salzen, Meeresspargel ist von Natur aus sehr salzig.) Den Meeresspargel und die Garnelen auf Tellern anrichten, etwas Garnelen-Bratöl darauf verteilen.

MEDITERRANES GEMÜSE MIT TOFUSCHEIBEN

Für 2 Personen

- 1 rote Paprikaschote
- Salz, Pfeffer aus der Mühle
- 1 kleine Zucchini
- 200 g Tofu
- 2 Knoblauchzehen
- 1 Zweig Salbei
- 2 Zweige Rosmarin
- 4 EL Olivenöl
- 2 EL Pinienkerne

Pro Portion: ca. 460 kcal, 21 g EW, 36 g F, 12 g KH

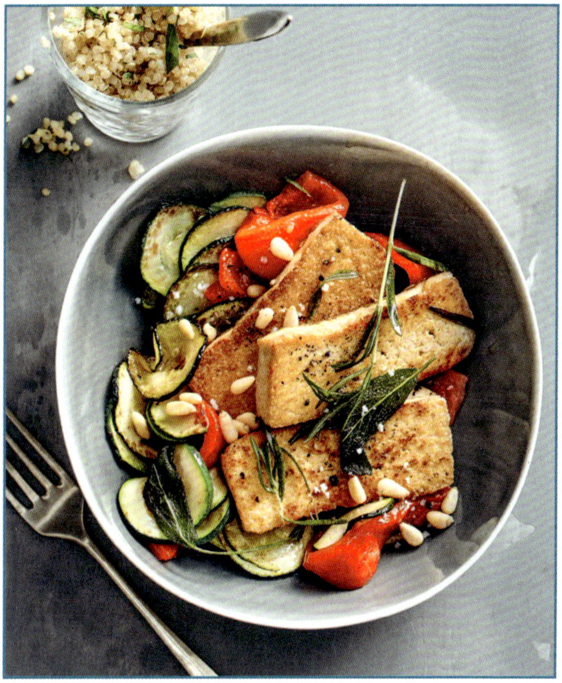

Backofen auf 220 °C vorheizen. Ein Backblech mit Backpapier belegen. Paprika längs halbieren, entkernen, waschen und trocken tupfen. Die Hälften mit den Schnittflächen auf das Blech legen und im Ofen auf der mittleren Schiene etwa 15 Minuten garen, bis die Haut sich dunkel verfärbt und Blasen wirft.

Paprikahälften aus dem Ofen nehmen, mit einem feuchten Tuch bedecken und abkühlen lassen. Dann die Schoten häuten und in Streifen schneiden, mit Salz und Pfeffer würzen.

Zucchini putzen, waschen und in dünne Scheiben schneiden. Tofu in fingerdicke Scheiben schneiden. Knoblauch schälen und längs halbieren. Salbei und Rosmarin waschen und trocken schütteln, die Salbeiblätter abzupfen.

Zucchini in einer Pfanne im Öl mit Knoblauch, Salbei und Rosmarin hellbraun braten. Zucchinischeiben aus der Pfanne nehmen und warm halten, Knoblauch und Kräuter entfernen.

Tofu auf beiden Seiten im verbliebenen Kräuteröl braten, mit Salz und Pfeffer würzen. Tofu mit Zucchini und Paprika sowie nach Belieben mit den gebratenen Kräutern auf Teller verteilen und mit den Pinienkernen bestreuen.

Tipp: Sie können gleich mehrere Paprikaschoten im Ofen rösten. Die Paprika schmeckt auch fein im Salat oder mit etwas Olivenöl, Knoblauch, Salz und Pfeffer mariniert als Antipasti.

NO-CARB-TABOULÉ

Für 2 Personen

- 350 g Hähnchenbrustfilet
- 4 EL Olivenöl
- 1 TL abgeriebene Bio-Zitronenschale
- ca. 3 EL Zitronensaft
- Pfeffer aus der Mühle
- 500 g Blumenkohl
- Salz
- 1 Msp. gemahlener Kreuzkümmel
- 4 Frühlingszwiebeln
- 200 g Cocktailtomaten
- ½ Salatgurke
- je ¼ Bund Minze und Petersilie

Pro Portion: 465 kcal, 51 g EW, 23 g F, 13 g KH

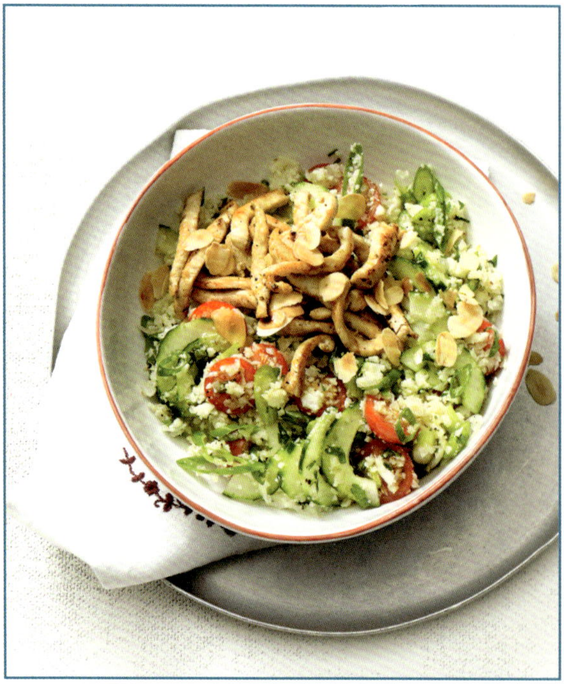

Das Hähnchenfleisch in feine Streifen schneiden. Mit 3 EL Olivenöl, Zitronenschale, 2 EL Zitronensaft und etwas Pfeffer mischen. Kurz ziehen lassen.

Den Blumenkohl putzen, waschen, trocken tupfen und in Röschen teilen. Die Röschen portionsweise im Blitzhacker oder auf der groben Seite der Gemüsereibe auf Couscous-Größe zerkleinern.

Restliches Olivenöl in einer Pfanne erhitzen und den Blumenkohl darin unter Wenden 3 bis 4 Minuten braten. Mit 1 TL Zitronensaft, Salz, Pfeffer und Kreuzkümmel würzen. Abkühlen lassen.

Gemüse putzen und waschen. Frühlingszwiebeln in Ringe schneiden, Tomaten halbieren. Gurke mit dem Sparschäler streifenartig schälen, längs halbieren, entkernen und in dünne Scheiben schneiden.

Kräuter waschen und trocken schütteln, Blätter abzupfen, hacken und mit dem Gemüse unter den Blumenkohl mischen. Mit Salz, Pfeffer und Zitronensaft würzen. Taboulé nach Belieben mit gerösteten Mandelblättchen bestreuen.

Eine Pfanne erhitzen und das Fleisch samt Marinade darin unter Wenden bei mittlerer Hitze 6 bis 8 Minuten braten. Mit Salz würzen und samt Bratensatz auf den Salat geben.

GRÜNE EIER-ROULADEN

Für 2 Personen

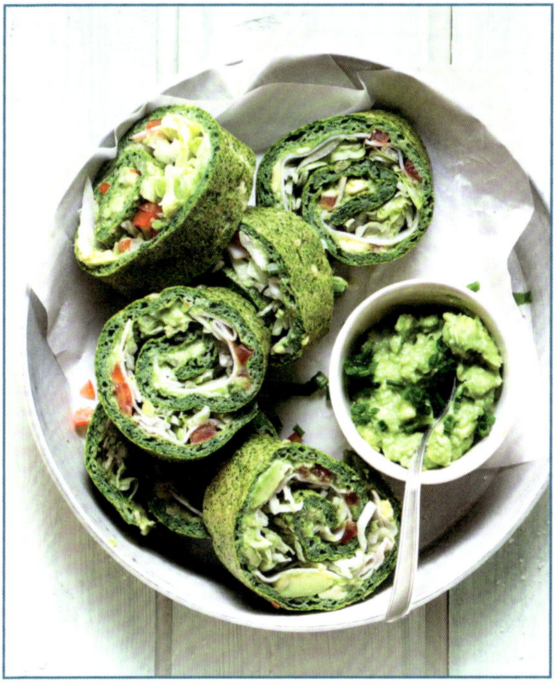

- 75 g Blattspinat (TK)
- 2 Eier
- 25 g geriebener Käse
- Salz, Pfeffer aus der Mühle
- frisch geriebene Muskatnuss
- ½ Avocado
- 1 TL Zitronensaft
- 1 TL Schnittlauchröllchen
- 1 kleine Tomate
- 25 g Salatblätter
- 3 Scheiben Putenbrust (60 g)

Pro Portion: 247 kcal, 21 g EW, 15 g F, 5 g KH

Backofen auf 200 °C vorheizen. Den Spinat auftauen lassen, gut ausdrücken (ergibt etwa 50 g) und pürieren.

Die Eier trennen. Die Eigelbe, den Spinat und den Käse verrühren und kräftig mit Salz, Pfeffer und Muskatnuss würzen. Die Eiweiße steif schlagen und unterheben.

Teig auf einem mit Backpapier belegten Backblech mit einer Teigkarte zum Rechteck verstreichen (etwa 15 x 28 cm) und im Ofen auf der mittleren Schiene bei etwa 15 Minuten backen.

Die Avocado schälen und das Fruchtfleisch zerdrücken. Mit dem Zitronensaft und dem Schnittlauch verrühren und mit Salz und Pfeffer würzen. Tomate waschen, halbieren, entkernen und fein würfeln. Salat waschen, trocken schleudern und in Streifen schneiden.

Den Eierteig auf Alufolie stürzen. Das Backpapier leicht befeuchten und vorsichtig abziehen. Die Avocadocreme auf dem Teig verteilen, mit Putenbrust, Tomate und Salat belegen. Stramm aufrollen und in die Folie wickeln. Bis zum Verzehr in den Kühlschrank stellen. Dann auswickeln und in Stücke schneiden.

RAMEN-BOWL

Für 2 Personen

- 1 Pak Choi (100 g)
- 2 Frühlingszwiebeln
- je 80 g Shiitake- und Enoki-Pilze (Asienladen)
- 2 Eier
- 2 Knoblauchzehen
- 20 g Ingwer
- 2–3 EL Genmai-Misopaste (Asienladen)
- 4–5 EL Tamari (Asienladen)
- 2 EL Limettensaft
- 200 g Ramennudeln (Asienladen)
- 4 TL helle Sesamsamen

Pro Portion: 595 kcal, 28 g EW, 13 g F, 89 g KH

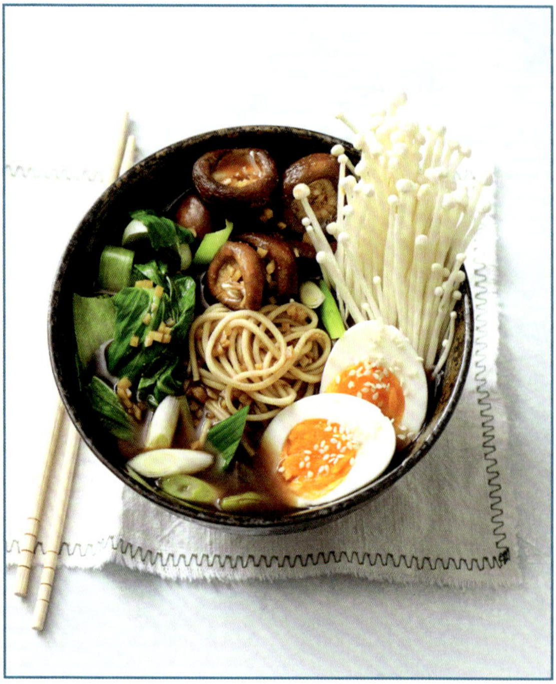

Pak Choi in die einzelnen Blätter teilen und diese waschen. Frühlingszwiebeln putzen, waschen und schräg in Ringe schneiden. Von den Shiitake-Pilzen die Stiele entfernen, die Enoki-Pilze putzen. Die Eier je nach Größe 5 bis 6 Minuten wachsweich kochen.

Den Knoblauch und den Ingwer schälen und in feine Würfel schneiden. 1 l Wasser mit 2 EL Misopaste, 4 EL Tamari, Limettensaft, Ingwer und Knoblauch zum Kochen bringen. Die Nudeln und die Shiitake-Pilze darin zugedeckt bei schwacher Hitze 6 Minuten ziehen lassen. Dann herausheben.

Die Nudeln mittig in zwei Schüsseln geben und die Shiitake-Pilze an den Rand häufen. Die Enoki-Pilze aufrecht hinstellen. Pak Choi und Frühlingszwiebeln in der Misobrühe bei schwacher Hitze je 2 Minuten ziehen lassen. Herausheben und in der Schüssel anrichten.

Die Brühe aufkochen, nach Wunsch mit Miso und Tamari abschmecken und in die Schüssel gießen. Die Eier pellen, halbieren und daraufsetzen. Alles mit Sesam bestreuen. Dazu schmecken geröstetes Sesamöl und Sriracha-Chilisauce.

PASTA MIT LINSENBOLOGNESE

Für 2 Personen

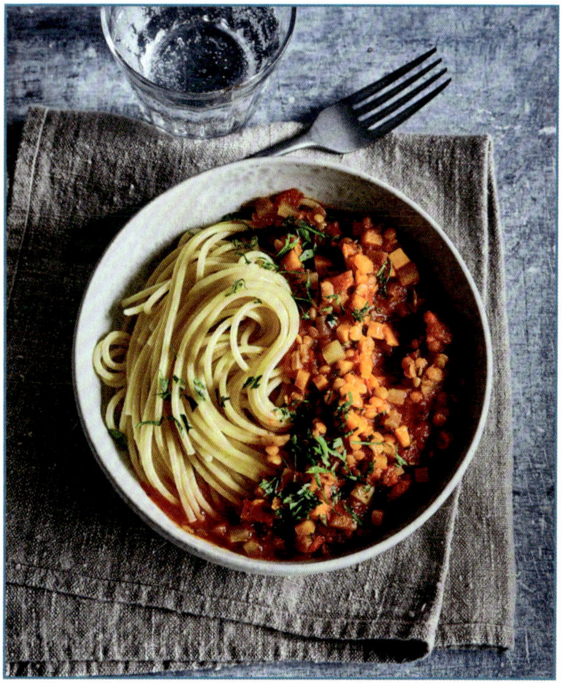

- ½ Tasse rote Linsen
- 1 Möhre
- 1 Stange Staudensellerie
- 2 EL Öl
- 2 TL Majoran
- ½ TL Fenchelsamen
- ½ TL Asafoetida
- 1 TL Brühpulver (Instant)
- ½ Dose stückige Tomaten
- 250 g Lieblingspasta
- Salz, Pfeffer aus der Mühle
- einige Basilikumblätter (gewaschen und gehackt)

Pro Portion: 676 kcal, 25 g EW, 13 g F, 109 g KH

Die Linsen in einem Sieb abbrausen und gut abtropfen lassen. Die Möhre putzen, schälen und in feine Würfel schneiden. Den Sellerie putzen, waschen und in feine Stücke schneiden.

Das Öl in einem Topf erhitzen und darin Linsen, Gemüse und Gewürze bei mittlerer Hitze kurz andünsten.

1 ½ Tassen Wasser, Brühpulver sowie Tomaten zum Gemüse geben. Alles aufkochen und bei schwacher Hitze köcheln lassen, bis die Linsen weich sind und zerfallen.

In der Zwischenzeit die Pasta nach Packungsanweisung in kochendem Salzwasser garen. Die Bolognese mit Salz und Pfeffer abschmecken und mit der Pasta sowie den Basilikumblättern servieren.

4

Starkes Immunsystem

Eins ist sicher: Wer mit 80, 90 oder gar 100 Jahren noch körperlich und geistig „gut beisammen" ist, der hat ein extrem gutes körperliches Abwehrsystem. Sonst wäre er oder sie gar nicht so alt geworden. Wie Sie Ihr Immunsystem unterstützen können, das zeige ich Ihnen nun.

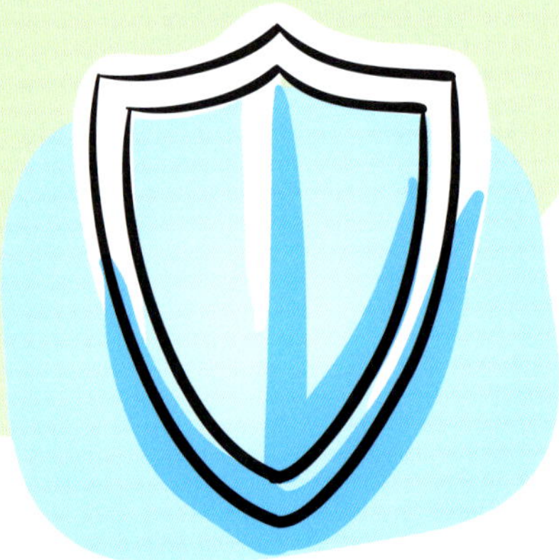

Unsichtbarer Schutz gegen Krankheiten

In jungen Jahren Kinderkrankheiten, kleinere und größere Wunden, später dann ab und an eine Erkältung oder auch größere Verletzungen – das kennt jeder und jeder weiß, dass solche Erkrankungen kein Drama sind, sondern meist problemlos vorbeigehen. Es klappt aber nur, weil wir einen höchst effizienten, unsichtbaren Helfer haben: unser Immunsystem. Es ist rund um die Uhr aktiv und wehrt sämtliche Angriffe von Mikroorganismen wie Bakterien, Viren oder anderen Parasiten ab.

Ohne ein funktionierendes Abwehrsystem hätten wir keinerlei Überlebenschancen, denn ständig dringen durch alle Körperöffnungen in jeder Sekunde winzige Organismen in unseren Körper ein: beim Atmen, beim Trinken, beim Essen und durch jede kleinste Verletzung. Das Immunsystem macht sie unschädlich – und zwar meist ohne dass wir etwas davon bemerken. Es schützt uns vor allen Gefahren von außen und von innen und bekämpft diese Angriffe zielsicher mit den passenden „Waffen".

Wie extrem wichtig ein fittes Immunsystem ist, hat die ganze Welt gerade auf unangenehmste Art zu spüren bekommen, als sich 2020 das bis dato für Menschen unbekannte Coronavirus, oder genauer SARS-CoV-2, ausbreitete, Millionen Menschen weltweit infizierte und Hunderttausenden den Tod brachte. Solche völlig unbekannten und sehr aggressiven Krankheitserreger fordern unsere Immunabwehr extrem heraus. Trotzdem hat ein großer Teil der Betroffenen die Corona-Infektion kaum oder gar nicht bemerkt, weil er ein starkes Abwehrsystem hatte!

FEINDE FÜR DEN KÖRPER

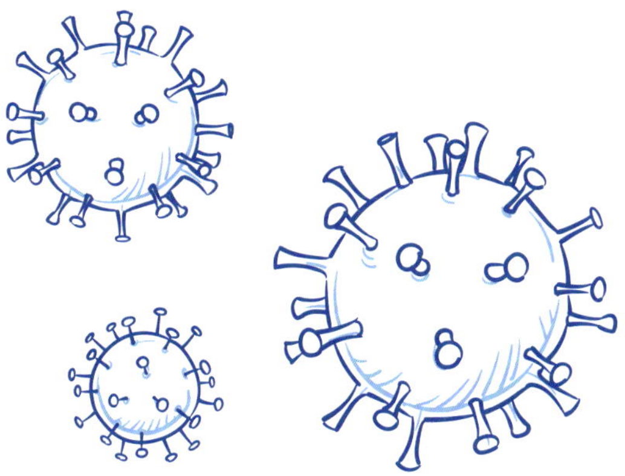

Das Immunsystem kämpft permanent gegen schädliche Eindringlinge wie das SARS-CoV-2-Virus (Coronavirus).

Angeborene und erworbene Abwehr

Knochenmark, Milz, Lymphknoten, Mandeln, Thymus, lymphatisches Gewebe des Darms und sogar die Gliazellen des Gehirns – all diese Organe beteiligen sich an unserer Immunabwehr und erfüllen dabei ganz spezielle Aufgaben und Funktionen. Die schwierigste Aufgabe ist zu unterscheiden, was ein Fremdkörper und Angreifer ist und deswegen unbedingt vernichtet werden muss und was zum eigenen Körper gehört und verschont bleiben soll.

An den Oberflächenstrukturen von Zellen und Bausteinen wird ein Angreifer erkannt. Sowie das geschehen ist, bringt sich unser Abwehrsystem sofort in Stellung. Wesentlich sind dabei die beiden Untersysteme unspezifische und spezifische Abwehr. Zusätzlich gibt es noch die zelluläre und die humorale Abwehr. Bei der zellulären Abwehr antwortet unser Körper mit der Aktivierung von speziellen Zellen und bei der humoralen werden Antikörper oder Botenstoffe spezifisch als Waffen entwickelt.

Angeborene Immunität durch unspezifische Abwehr

Die erste, wichtigste Verteidigungslinie unseres Immunsystems, die uns von Geburt an begleitet, ist die angeborene Immunität. Sie entwickelt sich schon bei den Ungeborenen im Mutterleib, sodass Neugeborene bereits bei ihren ersten Atemzügen gegen infektiöse Mikroben geschützt sind. Wenn Krankheitserreger, auch Antigene genannt, irgendwie ins Körperinnere gelangen, geht sofort unsere wichtigste Kampfeinheit in Stellung: die weißen Blutkörperchen. Diese Fress- und Killerzellen attackieren alles, was als Fremdkörper identifiziert wurde, und zerstören es sofort.

Fresszellen, die sogenannten Phagozyten, sind winzige im Blut heranwachsende Zellen, die sich aus dem Knochenmark entwickeln und in der Regel maximal drei Tage leben. Dann wandern sie aus der Blutbahn ins Gewebe und werden zu Makrophagen, den Riesenfresszellen. Aufgrund ihrer Größe können diese sogar große, aggressive Krankheitserreger eliminieren. Nachdem sie sich an ihren Gegnern satt gefressen haben, treten sie einen Verdauungsspaziergang an. Dabei geben sie Botenstoffe an ihre Umgebung ab, die weitere Fresszellen anlocken und die Fremdlinge attackieren.

Zu den Fresszellen zählen auch die winzigen Granulozyten, die im Inneren viele kleine Körnchen (Granulate) besitzen, mit denen sie den Feind wie mit einer Schrotflinte durchlöchern. Nach dem Angriff bleiben winzige Trümmer zurück, unverdauliche Reste, die meist Eiter bilden, der dann sichtbar aus den Wunden austritt.

Natürliche Killerzellen (NK-Zellen) wirken vor allem gegen virusinfizierte oder tumorartig veränderte Zellen und stehen in der ersten Verteidigungsreihe im Kampf gegen Infektionen und Krebs. Sie können frühzeitig bereits infizierte Zellen vernichten, ohne selbst vorher mit dem Erreger in Kontakt gewesen zu sein. NK-Zellen erkennen bestimmte Eiweißkomplexe, die auf nahezu allen gesunden Körperzellen vorkommen und wie eine Art zellulärer Personalausweis wirken. Fehlt dieses Eiweiß und damit der Ausweis, folgern die Killerzellen daraus, dass diese Zelle fremd ist. Prompt setzen sie zellschädigende Substanzen frei, greifen damit die Fremdkörper an und zerstören sie.

Impfung für mehr Immunität

Per Schluckimpfung oder Spritze werden bei einer Impfung dosiert Krankheitserreger in den Körper geschleust, die ausreichen, um das Immunsystem zu aktivieren. Es soll Antikörper bilden, damit wir bei einer tatsächlichen Konfrontation mit der Krankheit gegen diese immun sind. Geimpft wird gegen Erkrankungen, die extreme Folgen wie Behinderungen oder Tod nach sich ziehen können. Je nach Wirkstoff halten manche Impfungen ein Leben lang, andere dagegen müssen regelmäßig aufgefrischt werden. Das Robert-Koch-Institut informiert über alle Impfungen: www.rki.de

Erworbene Immunität – die spezifische Abwehr

Wenn die angeborene Abwehr nicht ausreicht, tritt die spezifische Abwehr auf den Plan. Sie kann sich ständig an neue oder veränderte Krankheitserreger anpassen, denn ihre Zellen sind sehr variabel. Sie lernen, spezielle Eiweißstrukturen der Angreifer (= Antigene) zu erkennen und dagegen gezielt Abwehrmechanismen oder molekulare Antikörper zu bilden.

Diese Erkennungsmoleküle können Sie sich als Schloss vorstellen und die Antigene als Schlüssel: Passt ein Schlüssel ins Schloss, wird das Antigen erkannt und die Immunreaktion sofort eingeleitet. T- und B-Lymphozyten (benannt nach der Thymusdrüse und dem „bone marrow", dem Knochenmark, wo sie gebildet werden) sind dann die wichtigsten Akteure in der erworbenen Abwehr.

Die Corona-Pandemie hat uns gezeigt, wie gut das bei einem fitten Immunsystem funktioniert: Bei allen Personen, die infiziert wurden und wieder genesen sind, hat die spezifische erworbene Immunabwehr reibungslos funktioniert.

In einer sich ständig verändernden Umwelt mit unzähligen internationalen Kontakten, die Bakterien und Viren über weite Strecken von A nach B bringen, spielen die Lymphozyten aufgrund ihrer Flexibilität die bedeutendste Rolle im Immunsystem. Hinzu kommt, dass sie auch Nahrungsallergene, Pollen, den Biomüll des Körpers, freie Radikale und sogar entartete Zellen wirksam bekämpfen. Das Beste daran: T- und B-Zellen können wir nachgewiesenermaßen direkt in ihrer Effektivität beeinflussen (mehr dazu ab Seite 133).

Entzündung – die wichtigste Reaktion auf einen Angriff

Schon bei Insektenstichen oder kleinen Verletzungen, erst recht aber bei Großangriffen durch Viren wie Corona, wird das Immunsystem sofort aktiv. Die weißen Blutkörperchen und weitere spezialisierte Zellen – besonders die Zytokine (siehe Kasten) – sind die wichtigsten Helfer und lösen als Immunantwort auf die Gefahr erste entzündliche Reaktionen aus. Alle gemeinsam arbeiten nach einem ausgeklügelten Plan, um die Eindringlinge zu bekämpfen, zerstörte oder beschädigte Zellen und Gewebe abzutransportieren, neues Baumaterial anzuliefern und an der betroffenen Stelle wieder einzubauen. Diesen gesamten Prozess nennen wir Entzündung.

Als Reaktion des Immunsystems auf Infektionen, Überlastungen, Gift, Bakterien und Viren sind Entzündungen Teil des völlig normalen Genesungsprozesses. Die typischen Zeichen einer Entzündung sind Schwellung, Rötung,

ZYTOKINE, DIE ENTZÜNDUNGSAUSLÖSER

Als Boten des Immunsystems sind Zytokine unverzichtbar, denn sie verbreiten im Körper die Nachricht: „Eindringling gefunden, Entzündung aktivieren!" Sie lösen zum Beispiel auch Fieber aus. Problematisch wird es, wenn zu viele Zytokine freigesetzt werden und sie die Oberhand gewinnen. Dann kommt es zu einer überschießenden Reaktion des Immunsystems: Der Körper greift sich quasi selbst an.

Wärme oder Hitze bis hin zu Fieber und leider auch oft Schmerzen. Selbst dicke Lymphknoten, rote Mandeln oder Halsschmerzen sind nichts anderes als eine völlig normale entzündliche Reaktion des Körpers, der sich gegen etwas wehrt. Wenn das Immunsystem erfolgreich alle Eindringlinge vernichtet hat, verschwinden die Krankheitssymptome wieder.

Freie Radikale – von Helfern zu Terroristen

Als freie Radikale bezeichnet man Moleküle mit einem ungepaarten Elektron. Sie sind sehr reaktionsfreudig und ständig auf der Suche nach Elektronen anderer Atome, mit denen sie sich verbinden können, um selbst wieder ein stabiles ganzes Molekül zu werden. Der Verlust eines Elektrons verändert auch das angegriffene Molekül biochemisch und es entsteht ein neues partnerloses Elektron, das nun selbst radikal wird. Eine Kettenreaktion beginnt.

Durch ihre Reaktionsfreudigkeit unterstützen freie Radikale die Immun- und Fresszellen im Kampf gegen Bakterien, Viren und andere Fremdstoffe. Sie zerstören auch deren Moleküle, indem sie ihnen die Elektronen entziehen. Damit die freien Radikale durch die Kettenreaktion nicht überhandnehmen, neutralisiert das Immunsystem sie. Dadurch wirken sie auf unsere körpereigene Abwehr wie ein Trainingslager, weil sie immer gefordert ist, für Ruhe und Ordnung im Körper zu sorgen und die freien Radikale einzudämmen.

Gelingt das jedoch nicht, werden aus den Helfern Terroristen. Sie können mit ihrem aggressiven Potenzial viele Moleküle im Körper schädigen und beschleunigen dadurch Alterungsprozesse in den Zellen. Es drohen Erkrankungen wie Atherosklerose, chronische Entzündungen und Autoimmunerkrankungen, neurologische Erkrankungen wie Parkinson oder Demenz, Stoffwechselstörungen wie Diabetes, rheumatische Erkrankungen, Atemwegserkrankungen, grauer Star und sogar Krebs.

Ein gesunder Körper setzt den freien Radikalen zusätzlich zum Immunsystem auch Antioxidanzien entgegen. Diese Stoffe geben an die freien Radikale ein Elektron ab und entschärfen so deren Aggressivität. Die wichtigsten Antioxidanzien dieses Typs (siehe Kasten Seite 137) sind die Vitamine A, C, E, Betacarotin, die Flavonoide (schützende Stoffe aus Pflanzen) sowie das Coenzym Q 10. Eine andere Form von Antioxidanzien sind jene, die Radikale einfangen und zersetzen. Der Körper bildet diesen Typ selbst mithilfe von Spurenelementen wie Zink, Selen und Eisen, die wir mit der Nahrung aufnehmen.

Das Immunsystem unterstützen

Jeden Tag ist unser Immunsystem mit unzähligen Angriffen von außen konfrontiert und bewahrt uns mit seiner herausragenden Arbeit vor Alterung, frühen Erkrankungen oder sogar tödlichen Folgen. Diese Belastungen sind grundsätzlich gut, denn durch die ständige Auseinandersetzung mit diesen Erregern wird die körpereigene Abwehr ein Leben lang trainiert und aktiviert. Wie unsere Muskeln und unser Gehirn lebt nämlich auch das Immunsystem von Reizen und Stressoren, die dazu führen, dass die Leistungsfähigkeit auch dieses Systems immer besser wird.

Wer ängstlich alles vermeidet, um sich „nichts einzufangen", übertreibt genauso wie jemand, der Infektionsgefahren komplett ignoriert. Ein guter Mittelweg und ein gesundes Maß fördern das Immunsystem, ohne es so sehr zu überfordern, dass wir schwer krank werden. Wenn Sie die folgenden Tipps beherzigen, stärken Sie Ihre Abwehr auf natürliche Weise. Das ist besonders wichtig, wenn wir älter werden. Ab dem 65. bis 70. Lebensjahr nimmt nämlich sonst die Zahl der Abwehrzellen ab und die Anfälligkeit für Infektionen und Erkrankungen steigt.

Sport wirkt wie eine Impfung

Körperliche Aktivität besitzt viele positive Einflüsse auf unsere Gesundheit. Gerade auf das Immunsystem wirkt fast jede Bewegung von der ersten Sekunde an, verbessert zum einen die Qualität der Abwehr und steigert zum anderen auch die Anzahl der Immunzellen. Wenn Sie körperlich aktiv sind, dann werden vor allem jene Abwehrmechanismen stark stimuliert, die der Organismus beim Angriff von Erregern als erste einleitet, also die vermehrte Produktion der effektiven Abwehrzellen.

Sport funktioniert wie eine Impfung. Er stresst den Organismus und bringt damit das gesamte Immunsystem in eine „extreme" Situation: Während der Bewegung steigt der Energieverbrauch und es entstehen reichlich Stoffwechselabfallprodukte. Zugleich werden viele freie Radikale produziert, die unsere Körperzellen angreifen wollen. Zudem kommt es zu feinen Einrissen im Gewebe der aktiven Muskeln, die Durchblutung wird erhöht und sämtliche Funktionen des Kreislaufs und des Stoffwechsels fahren hoch. Nach dem Sport bilden sich im Körper kleinste Entzündungen an jenen Stellen, wo vermehrt repariert und wiederaufgebaut werden muss. Das Immunsystem wird also während und gerade auch nach dem Training stärker gefordert und arbeitet viel mehr als in Ruhe – ähnlich wie nach einer Impfung.

MUSKELKATER ZEIGT EIN AKTIVES IMMUNSYSTEM

Wenn Sie einen Muskelkater haben, ist das ein sicheres Zeichen dafür, dass Ihre körpereigene Abwehr gerade sehr aktiv ist. In den Körperregionen, die hoch belastet waren, entwickeln sich Mini-Entzündungen, die Sie als unangenehmes Gefühl in den Muskeln spüren.

Nicht über- und nicht untertreiben

Wie bei einer Impfung kommt es auch bei Sport und Bewegung auf die Dosis an. Damit dieser positive Impfeffekt eintritt, muss die körperliche Belastung eine bestimmte Reizschwelle überschreiten, darf aber gleichzeitig den Körper nicht überfordern:

Machen wir nichts, dann schwächt sich das Immunsystem ab. Gleiches gilt aber auch für zu intensives und zu anstrengendes Training oder für ein Training, bei dem Sie dem Körper nicht genug Ruhetage oder -phasen geben.

Die sportliche Impfung funktioniert also nur, wenn wir unseren Körper mit der richtigen Belastung konfrontieren – und die muss immer wieder angepasst werden. Wenn Sie Ihre Kraftübungen oder Ihre Ausdauereinheit quasi im Schlaf können, sollten Sie für etwas (!) größere Anstrengungen sorgen. Wer sich als Fortgeschrittener aber zum Beispiel wegen einer Verletzung oder längeren Krankheit kaum bewegen konnte, fängt zunächst unter seinem üblichen Level mit dem Training wieder an.

So stärken Sie Ihr Immunsystem

Unsere Körperabwehr ist quasi ununterbrochen im Einsatz. Da ist es nur von Vorteil, wenn wir sie so gut wie möglich unterstützen. Was wir dafür tun können? Die besten Immunbooster finden Sie hier auf einen Blick.

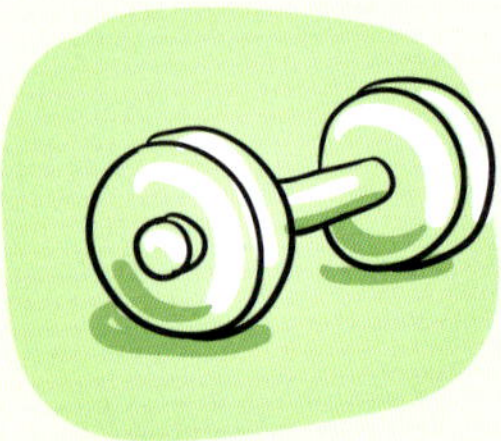

Sport

Körperliche Aktivität verbessert die Qualität der Abwehr und steigert die Anzahl der Immunzellen. Das Immunsystem wird während und nach dem Sport stärker gefordert und arbeitet viel mehr als in Ruhe (siehe Seite 133). Aber Vorsicht: Die Dosis macht das Gift – zu exzessives Training schwächt das Immunsystem.

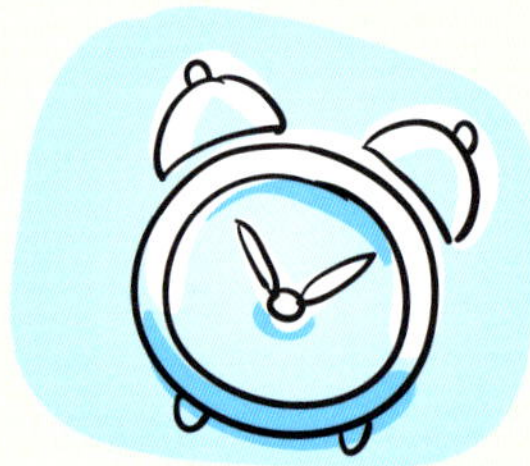

Schlaf

Guter, ausreichender Schlaf ist immens wichtig für unser Immunsystem. Eine entscheidende Rolle hat dabei das Schlafhormon Melatonin. Das Wunderkind unter den Hormonen ist Antioxidans, Entzündungshemmer und unverzichtbar für viele Stoffwechselprozesse. Und das ist nur eine Auswahl seiner vielen Begabungen (siehe rechts).

» *Sorgen Sie für genug guten Schlaf – damit tun Sie Ihrem Immunsystem viel Gutes.*

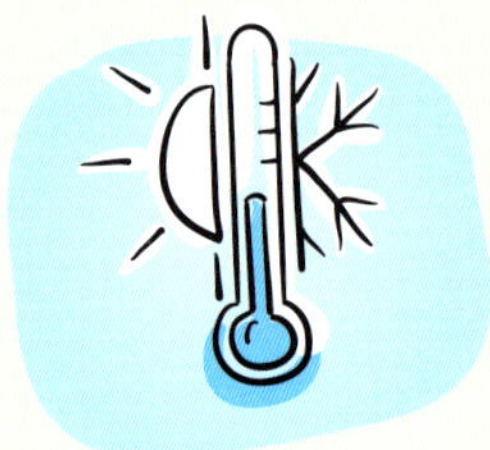

Temperaturreize

Die Finnen irren nicht: Regelmäßiges Saunieren stärkt die Abwehr. Auch Eisbäder haben denselben Effekt. Was steckt dahinter? Extreme Temperaturreize sind Stress für den Körper und fordern das Immunsystem – dadurch wird es gestärkt (siehe Seite 136).

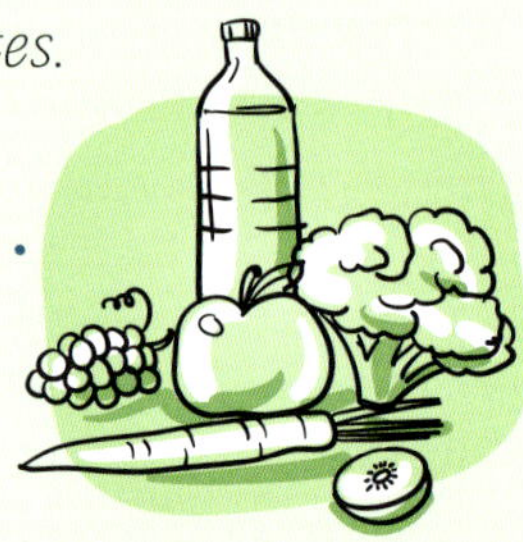

Essen

Ihr Immunsystem profitiert von einer ausgewogenen Ernährung. Achten Sie auf Proteine sowie Lebensmittel, die reich an Vitamin C und D, Kalzium, Eisen, Zink und Selen oder wertvollen Fettsäuren sind. Dazu Nahrungsmittel mit keimtötender Wirkung – wie Knoblauch und Zwiebeln (siehe Seite 137).

3000 Schritte mehr

Das Immunsystem freut sich über jede Beanspruchung, aber vor allem über längere Belastungen, die das Herz-Kreislauf-System und den Stoffwechsel aktivieren. Besonders geeignet sind alle körperlichen Belastungen, die mit ausreichend Sauerstoff stattfinden, bei denen Sie also nicht komplett außer Puste kommen. Am besten eignet sich aerobes Ausdauertraining, wie ich es bereits auf Seite 82 empfohlen habe. Bei dieser Form des moderaten Trainings wird speziell die Mobilisierung und Aktivierung der Phagozyten und der natürlichen Killerzellen bis zu 80 Prozent gesteigert. Wenn Sie nicht walken oder joggen wollen oder können, dann ist auch ein schöner Spaziergang besser als nichts.

Oder Sie setzen auf das Schrittezählen. Ermitteln Sie mithilfe eines Schrittzählers, einer App oder eines Fitnessarmbands Ihre durchschnittliche Schrittzahl einer Woche. Versuchen Sie ab sofort, diese durchschnittliche Zahl täglich um etwa 3000 Schritte zu überbieten und so in ein aktives Training durch Schrittesammeln einzusteigen. Für diese zusätzlichen 3000 Schritte benötigen Sie etwa 30 Minuten und diese zahlen dann auf das Konto Ihres starken Immunsystems ein.

Schlaf: Melatonin fürs Immunsystem

Kennen Sie das? Sie fühlen sich schlapp, schnüpfeln herum, es kratzt im Hals und deswegen gehen Sie ganz früh ins Bett. Am nächsten Tag ist alles wie weggeblasen: Sie haben sich gesund geschlafen. Tatsächlich ist ein guter, ausreichender Schlaf die Basis für ein starkes Abwehrsystem, denn während dieser Ruhephase arbeitet es am aktivsten und effektivsten. Dabei spielt das Schlafhormon Melatonin eine ganz besondere Rolle.

Erst 1981 entdeckt, rückte Melatonin seit den 1990er-Jahren zunehmend in den Fokus der Forschung, weil es intensiv und hocheffizient auf unterschiedliche Körperprozesse wirkt. Dazu gehören die Optimierung des Immunsystems, die Hemmung von Tumorwachstum und die Beeinflussung von Stoffwechselprozessen. Melatonin ist zudem ein hervorragendes natürliches Antioxidans und wirkt somit gegen Alterungsprozesse. Da es unseren Schlaf-wach-Rhythmus steuert, wird es auch als „Mutterhormon" der Chronobiologie bezeichnet. Wie wichtig es für unsere körpereigene Abwehr ist, zeigt sich auch darin, dass seine Produktion nahezu parallel läuft zur biorhythmischen Aktivität des Immunsystems.

Zu wenig Melatonin und dadurch ein zu kurzer Schlaf wirken besonders auf das Gehirn, weil auch dort alle nächtlichen Reparaturmechanismen reduziert werden. Die Speicherung von Informationen ins Langzeitgedächtnis wird in der Nacht nicht mehr ausreichend gestützt und das fördert möglicherweise neurodegenerative Prozesse, zum Beispiel den Verlust von Nervenzellen im Gehirn.

Was außerdem kaum jemand weiß: Melatonin hilft gegen Entzündungen und auch bei der Kontrolle von Entzündungen. Das ist besonders bei allen Autoimmunerkrankungen wie Rheuma oder auch bei Allergien von großer Bedeutung. Melatonin wirkt dabei immunmodulierend. Das heißt, es hemmt direkt übertriebene Immunantworten bei entzündlichen Prozessen und blockiert dafür bestimmte Zytokine und weitere entzündungsfördernde Substanzen. Melatonin aktiviert die Produktion von T-Zellen und von Monozyten. Es stärkt zudem unsere Abwehr gegen Viren und Bakterien, indem es direkt an den Membranen von Immunzellen andockt und so enormen Einfluss auf die Abwehraktivität nehmen kann. Sorgen Sie also für genug guten Schlaf – Tipps dazu auf Seite 142 –, denn damit tun Sie viel für Ihr Immunsystem.

Sauna, Eis und Co. – mit Temperaturreizen die Abwehr stärken

Ein weiteres ideales Training für das Immunsystem sind Temperaturreize. Egal, ob Kälte aus der Eistonne oder Hitze aus der Sauna: Beides ist Stress für den Organismus sowie für die Zellen und darauf reagiert der Körper mit Anpassungen. Das Immunsystem ist bei Temperaturen, die dem Organismus möglicherweise schaden können, umso mehr gefordert.

Regelmäßige Saunabesuche wirken wie „künstliches Fieber" und das ist eine der stärksten Immunreaktionen. Zahlreiche Studien aus den verschiedensten Ländern konnten nachweisen, dass Saunabesucher viel effektivere Killer- und auch Fresszellen besitzen. Gleiches gilt aber auch für Menschen, die sich häufig und regelmäßig Kältereizen aussetzen wie etwa jene, die sogar im Winter im eisigen Meer schwimmen.

Das liegt daran, dass der Organismus bemüht ist, die Körpertemperatur unter allen Umständen stabil bei etwa 37 °C zu halten, denn nur dann funktionieren Zellen und Organe reibungslos. Durch die Wärme- oder Kältereize und auch durch regelmäßig wechselnde Reize nehmen die Anzahl der Leukozyten, die Aktivität der natürlichen Killerzellen und auch das „immunologische Gedächtnis" zu, also die erworbene Immunabwehr. Auch die entzündungsauslösenden Zytokine werden durch regelmäßige Temperaturreize gehemmt und – wie Studien der Charité in Berlin zeigen – um mehr als die Hälfte gesenkt. Einmal pro Woche in die Sauna zu gehen, entspannt also nicht nur, sondern unterstützt Ihr Immunsystem.

Dann besser keine zusätzlichen Reize

Wenn Sie zum Beispiel durch einen Infekt geschwächt sind, ist Ihr Immunsystem bereits sehr damit beschäftigt, diesen zu bekämpfen. Dann würden es zusätzliche Reize wie Sport oder Temperaturwechsel überfordern und Sie erreichen genau das Gegenteil: Die zusätzliche Belastung würde die Regeneration und Heilung des Körpers stören. Ruhe ist in der Situation die bessere Wahl.

Kalt-warm für zu Hause

Die etwas harmloseren Formen des Temperaturwechsels können Sie sich täglich gönnen: Auch ein Spaziergang bei Wind und Wetter, wechselwarmes Duschen und Kneippsche Güsse stimulieren unser Abwehrsystem.

Wechselduschen eignen sich bestens nach dem Aufstehen, wenn Sie sowieso wach werden müssen. (Abends können Sie danach nicht einschlafen.) Starten Sie immer mit warmem Wasser für etwa 2 bis 3 Minuten. Dann wechseln Sie sofort zu kalt für 1 bis 2 Minuten – so weit, wie Sie es aushalten können. Wiederholen Sie diesen Zyklus mindestens zweimal und beenden Sie das Ganze mit kaltem Wasser. Bürsten Sie dabei Ihre Haut besonders während der kalten Phasen: Beginnen Sie zunächst an den Beinen und gehen Sie über die Arme hin zum Rumpf. Wenn das für Sie gar nicht geht, können Sie auch à la Kneipp zwischen warmen und kalten Fußbädern wechseln oder Sie laufen frühmorgens barfuß über eine taunasse Wiese.

Essen fürs Immunsystem

Proteine sind der beste Baustoff für alle Zellen, auch für die unseres Abwehrsystems. Eine Tabelle mit den wichtigsten und besten Proteinquellen finden Sie auf Seite 97. Darüber hinaus gibt es einige Lebensmittel und Vitalstoffe, die das Immunsystem fördern. Dazu gehören Vitamin C und D, Kalzium, Eisen, Zink und Selen, auf die ich bei der guten Zellernährung eingegangen bin, und auch Nahrungsmittel mit Antioxidanzien, die gegen freie Radikale wirken.

Ingwer, Knoblauch, Zwiebeln und Gewürze wie Kurkuma sind bekannt für ihre immunstärkende Wirkung. Aber auch Pilze gehören dazu: Regelmäßig gegessen, führen sie durch ihren Glucangehalt zu einem Anstieg von Interferon-Gamma. Das wiederum schützt vor Virusinfektionen, weil sich Viren dadurch viel schlechter entwickeln können. Bereits kleine Mengen davon, verspeist in Austernpilzen, lassen die Interferon-Gamma-Konzentration im Körper stark ansteigen. Unterschiedliche Pilze enthalten übrigens unterschiedliche Glucane, sodass Sie zwischen den Arten öfter wechseln sollten.

Auch Algen, Schalen- und Krustentiere, fettreiche Fische wie Makrele oder Lachs und Öle mit einem hohen Anteil an Omega-3-Fettsäuren (Leinöl etc.) besitzen antibakterielle, antivirale und antimykotische Wirkungen. Dabei sind die wissenschaftlichen Studien leider ein wenig widersprüchlich, aber es scheint so zu sein, dass die Omega-3-Fettsäuren das Wachstum der natürlichen Killerzellen begünstigen. Insgesamt liegen Sie mit einer abwechslungsreichen, vollwertigen Ernährung richtig.

DIE BESTEN NATÜRLICHEN RADIKALFÄNGER

Die folgenden Lebensmittel enthalten die meisten Antioxidanzien (Anteil in mmol pro Portion):

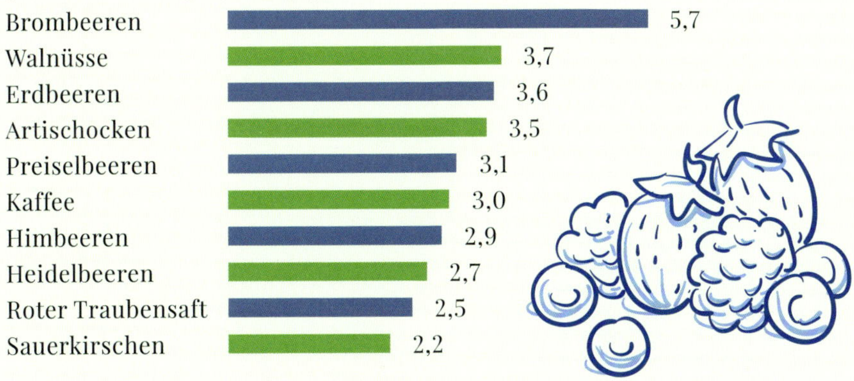
Brombeeren 5,7
Walnüsse 3,7
Erdbeeren 3,6
Artischocken 3,5
Preiselbeeren 3,1
Kaffee 3,0
Himbeeren 2,9
Heidelbeeren 2,7
Roter Traubensaft 2,5
Sauerkirschen 2,2

5

Regeneration und Entspannung

Ein regelmäßiger Lebensrhythmus mit Pausen, ausreichend Schlaf, viel Zeit draußen in der Natur und im Licht – das kennzeichnet das Leben der 100-Jährigen. Alles Dinge, die bei uns kaum wertgeschätzt werden, aber doch eine wichtige Rolle für ein vitales Leben spielen.

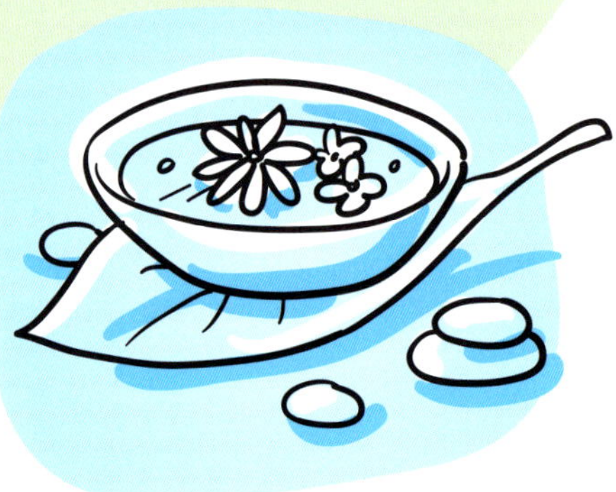

Blue-Zone-Ruhe kontra westliche Hektik

Wer sich mit der Lebensart in den Blue Zones und der inneren Einstellung der 100-Jährigen zu ihrem Leben befasst, dem fällt auf Anhieb auf: Diese alten Menschen, die in ihrem Leben Kriege und Hungersnöte hinter sich gebracht haben, wirken tiefenentspannt und zufrieden, einfach rundum gechillt. Sie regen sich nicht auf, sondern wägen ab. Sie erfreuen sich an Kleinigkeiten, leben im Rhythmus mit der Natur, sind viel draußen und ihre Meinung wird als Weisheit des Alters von ihren Familien hochgeschätzt.

Was davon finden Sie in Ihrem Umfeld? Vermutlich nicht viel, denn die Daten von Krankenkassen und Studien sprechen eine ganz andere Sprache: Laut Techniker Krankenkasse fühlten sich 60 Prozent der Deutschen 2016 häufig oder manchmal gestresst. Doch Dauerstress, der bei fast allen Betroffenen mit schlechtem Schlaf einhergeht, bringt die Abläufe in unserem Organismus nachhaltig durcheinander und macht den ganzen Körper krank, wie die Grafik zeigt.

Hektik und Stress führen zu Überlastungen, Kopf- und Rückenschmerzen, zu psychischen Belastungen bis hin zum Burn-out. So zeigt eine Langzeitanalyse des DAK-Psychoreports, dass sich die Krankheitstage im Beruf wegen psychischer Erkrankungen von 1997 bis 2018 mehr als verdreifacht haben. Dabei gibt es einen großen Unterschied zwischen den Geschlechtern: Frauen waren fast doppelt so oft betroffen wie Männer. Das sind schlechte Voraussetzungen, um gesund zu altern, denn: Stress behindert die Regeneration.

KRANKHEITSTAGE AUFGRUND PSYCHISCHER DIAGNOSEN

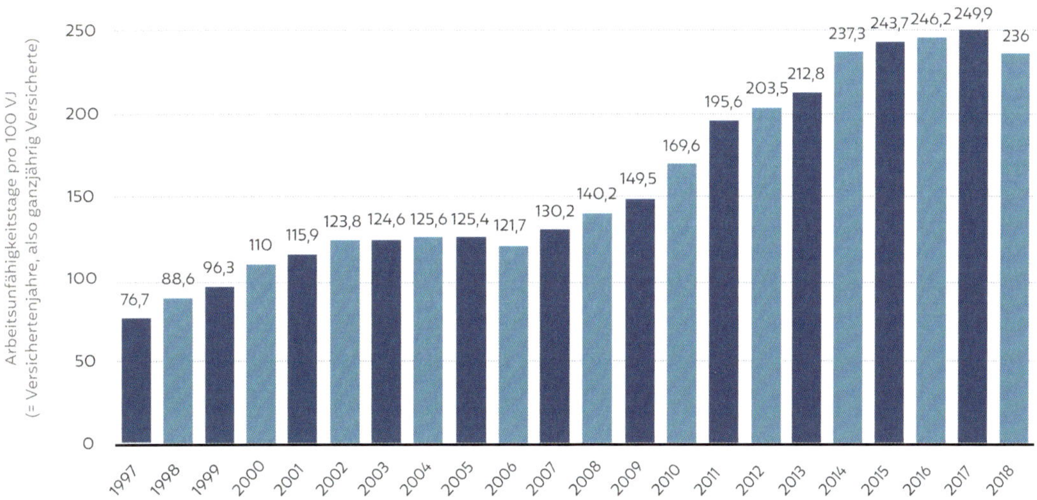

Die Langzeitstudie der Deutschen Allgemeinen Krankenkasse (DAK) zeigt: In den letzten 20 Jahren haben sich Krankheitstage aufgrund psychischer Erkrankungen mehr als verdreifacht.

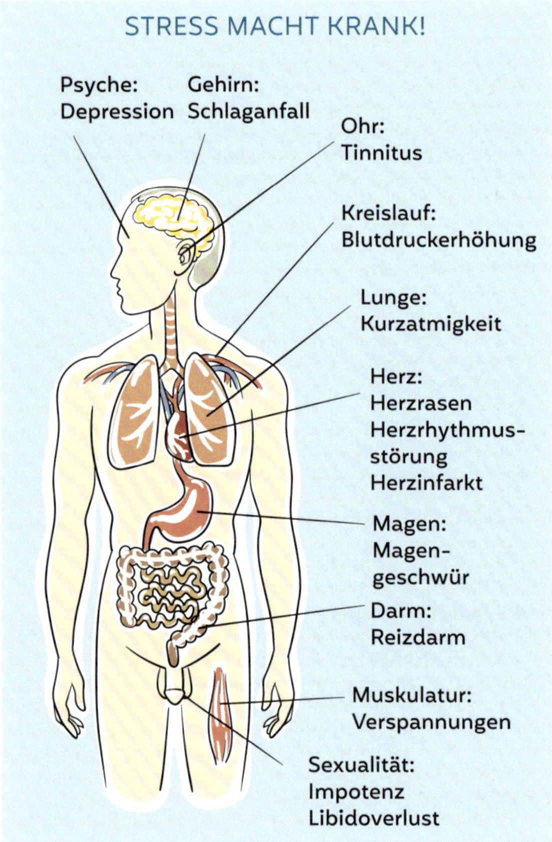

Stress beeinträchtigt die Regeneration

Bereits auf Seite 95 haben Sie gelesen, dass unser Organismus Eiweiß benötigt, um mithilfe des Baustoffwechsels nachts die notwendigen Reparaturen und Erneuerungen vornehmen zu können. Bei Dauerstress laufen im Körper gleich mehrere Vorgänge ab, die die Eiweißversorgung hemmen und eine umfassende Verjüngung und Instandsetzung der Zellen behindern:

- Werden die Stresshormone Adrenalin und Noradrenalin nicht bis abends abgebaut, halten sie Nervensystem und Muskulatur angespannt. Dadurch verhindern sie einen tiefen Schlaf und verursachen oft Ein- und Durchschlafstörungen. Ausreichend Schlaf ist aber für den Baustoffwechsel unverzichtbar, weil die Umbauprozesse ihre Zeit brauchen.
- Das Stresshormon Cortisol sorgt dafür, dass Eiweiß aus der Muskulatur und der Haut sogar zusätzlich abgebaut wird, sodass sich der Organismus kaum regenerieren kann.
- Aus den Knochen wird für die Stressreaktion Kalzium ausgelöst, sodass die Knochen fragiler werden und es zu Ermüdungsbrüchen kommen kann.
- Die Darmflora verändert sich und kann die notwendigen Nährstoffe nicht mehr im erforderlichen Umfang liefern.
- Das Immunsystem wird geschwächt, sodass Infektionen und Entzündungen öfter auftreten.

Das sind längst nicht alle Folgen von Dauerstress, sondern nur jene, die direkt den Eiweißstoffwechsel beeinflussen: Seine einwandfreie Funktion ist für frische, erneuerte Zellen unverzichtbar – und nur mit gut regenerierten Zellen erreichen wir in jedem Alter Vitalität. Bei diesen Folgen denken wir aber nicht an eine schlechte Regeneration, sondern automatisch an Alterskrankheiten: Falten, schwache Muskeln, Osteoporose, ständige Zipperlein und Krankheiten. Aber wie Sie sehen, muss gar nicht das Alter die Ursache für solche körperlichen Beeinträchtigungen sein: Ein stressiger Lebenswandel in jüngeren Jahren kann sie genauso hervorrufen.

Damit uns Dauerstress nicht viel zu früh gesundheitliche Probleme beschert, müssen wir ganz bewusst und aktiv für einen Stressausgleich sorgen. Dann sind wir auch in anstrengenden Lebensphasen leistungsfähig und ver-

STRESSKILLER MAGNESIUM

Für unseren Körper ist Magnesium ein bedeutender Stresskiller. Der Mineralstoff ist bei allen energieliefernden Prozessen und daher auch bei Stress absolut notwendig. Gerade dann benötigt der Körper schnell viel Magnesium. Sonst verspannen sich die Muskeln, es können Muskelkrämpfe auftreten und auch die Nerven können nicht mehr so effektiv arbeiten. Wenn Sie bei Stresssituationen zusätzlich Magnesium einnehmen, helfen Sie Ihrem Körper, den erhöhten Bedarf zu decken und schonen dadurch Nerven und Muskeln. Eine Tablette mit 150 bis 300 Milligramm Magnesium reicht aus.

meiden körperliche und seelische Probleme. Wie man das schafft, dafür haben die 100-Jährigen den Schlüssel gefunden und von ihnen können wir gerade in puncto Erholung und Regeneration viel lernen. Das beginnt mit einem guten Schlaf als Grundlage für die körperliche und seelische Erholung, geht weiter über ein Leben im Biorhythmus bis hin zur aktiven Bemühung um Entspannung.

Schlaf: unsere Powertankstelle

Babys, kleine Kinder und Kranke müssen viel schlafen. Das leuchtet jedem unmittelbar ein, weil es in diesen Lebensphasen offensichtlich ist, dass der Organismus viel leisten muss, damit Wachstum oder Gesundung klappen und alles ins Lot kommt. Doch auch in unserem ganz normalen, oft hektischen Alltag muss unser Körper viel dafür tun, damit wir im Gleichgewicht bleiben, und zwar sowohl körperlich als auch seelisch. Darüber denken wir nie nach und arbeiten deswegen oft genug unbewusst gegen das Schlafbedürfnis unseres Organismus, statt ihn zu unterstützen. Genügend Schlaf zur rechten Zeit ist jedoch einer der Schlüssel für umfassendes Wohlbefinden. 7 bis 9 Stunden sollten es schon sein. Nur etwa 2 Prozent der Bevölkerung kommt mit deutlich weniger aus, ohne langfristig Schaden zu nehmen.

Schlaf ist kein gleichförmiges Geschehen, sondern wir durchlaufen in vier bis fünf Zyklen jeweils mehrere Phasen von 90 bis 120 Minuten. Besonders wichtig für die Erholung von Körper und Geist sind Phase 3 und 4:

- Phase 1: Diese Einschlafphase kommt nur zu Beginn des Schlafs vor und ist durch leichten Schlaf gekennzeichnet.
- Phase 2: Die Hirnwellen verlangsamen sich.
- Phase 3: In der Tiefschlafphase werden Wachstumshormone ausgeschüttet und der Eiweißstoffwechsel arbeitet aktiv daran, beschädigte Zellen zu reparieren oder zu ersetzen und bei Bedarf die Muskelzellen zu vergrößern. Am effektivsten klappt das in der Zeit vor 24 Uhr nachts: Spätestens um 22.30 Uhr ins Bett zu gehen, ist also absolut zu empfehlen.
- Phase 4: Das Gehirn ist jetzt richtig aktiv. Es verarbeitet Erlebtes, verankert Erlerntes und wir träumen. Dabei bewegen sich die Augen schnell hin und her, sodass man auch von der REM-Phase (= rapid eye movement) spricht. Sie ist für eine ausgeglichene Psyche unverzichtbar.

Meine 8 Tipps für einen guten Schlaf

Wir tun unbewusst sehr viel dafür, dass wir schlecht schlafen, denn unser individueller Lebensstil ist die Ursache für die meisten Schlafstörungen. Entsprechend können wir das auch bewusst ändern und aktiv sehr viel für einen guten Schlaf tun:

1. Verzichten Sie auf schweres Essen und zu viel Alkohol am Abend. Das beeinträchtigt die Schlafqualität und beschäftigt den Körper mit Verdauen und Entgiften statt mit Regenerieren.

2. Vermeiden Sie anstrengende körperliche und geistige Aktivität vor dem Schlafen – dazu gehören auch aufregende Sendungen wie Krimis oder Nachrichten. Beides hält Muskelspannung und Hirndurchblutung hoch, sodass der Organismus nicht zur Ruhe kommt.

3. Sorgen Sie für einen regelmäßigen Rhythmus und gehen Sie gegen 22/22.30 Uhr ins Bett. Dann ist die Schlafzeit lang genug, damit alle Regenerationsprozesse ablaufen können.

4. Blaues Licht, wie es viele TV-Geräte, Monitore, Tablets und Smartphones nutzen, stört die Ausschüttung des Schlafhormons Melatonin. Deswegen ist es gut, solche Geräte auf den Nachtmodus umzustellen oder – noch besser – eine Stunde vor dem Zubettgehen abzuschalten.

5. Ihr Schlafzimmer sollte gemütlich, dunkel und kühl sein. Im Sommer können eine Schlafbrille und ein kaltes Kopfkissen aus dem Kühlschrank helfen, denn das Gehirn muss tatsächlich abkühlen, damit wir gut schlafen können.

6. Versuchen Sie, die Stresshormone vor dem Schlafengehen aus dem Blut zu bekommen, damit diese Sie nicht wach halten. Das klappt mit sanftem (!) Sport am Abend, einem Spaziergang oder einer Meditation.

7. Nehmen Sie keine Sorgen mit ins Bett, denn die halten wach: Schreiben Sie Ihre quälenden Gedanken auf und sagen Sie sich innerlich: „Das reicht für heute, morgen ist auch noch ein Tag."

8. Versuchen Sie bewährte, natürliche Schlafhilfen wie heiße Milch mit Honig, Tee aus Baldrian, Hopfen, Melisse oder Passionsblume. Auch der Duft von Rose oder Lavendel im Schlafzimmer kann helfen.

Probieren Sie diese und andere Tipps aus, aber bitte nicht nur ein- oder zweimal, sondern über einen längeren Zeitraum. Dabei ist der regelmäßige Rhythmus ein extrem wichtiger Aspekt, denn alle Abläufe in unserem Körper sind rhythmisch organisiert. Der Wechsel zwischen Tag = Aktivität und Nacht = Ruhe wurde uns von der Natur mitgegeben und so leben ihn indigene Völker genauso wie die 100-Jährigen. Gegen diesen Rhythmus zu leben, macht auf Dauer krank.

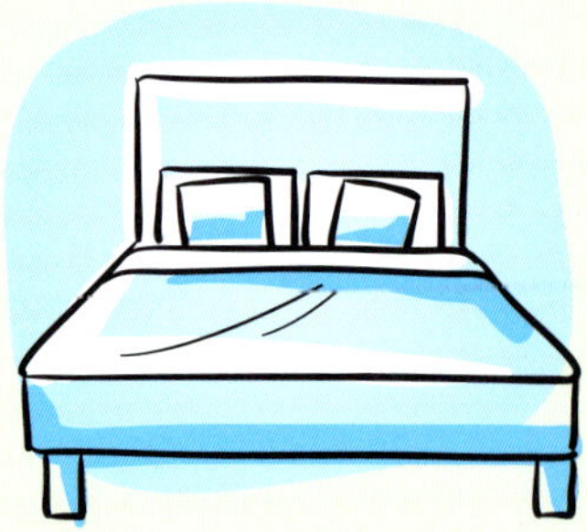

Kann der Schlaf in diesem Rhythmus ungestört ablaufen, fühlen wir uns am Morgen erholt und leistungsfähig. Ganz anders sieht das aus, wenn wir bis tief in die Nacht hinein aktiv waren oder mehrmals in der Nacht wach geworden sind: Dann grüßt uns schon bei der Morgentoilette ein „altes" Gesicht, wir fühlen uns den ganzen Tag müde und gerädert. Passiert so etwas nur ab und an, kann der Körper das ausgleichen, nicht jedoch, wenn zu wenig oder gestörter Schlaf zur Regelmäßigkeit wird.

Ein Nickerchen in Ehren

Kennen Sie auch Menschen, die täglich ein Mittagsschläfchen machen und äußerst unleidlich reagieren, wenn man sie dabei stört? Tatsächlich ist ein Nickerchen, neudeutsch auch Power-Nap genannt, eine wunderbare Möglichkeit, die aktive Zeit des Tages in zwei Hälften zu teilen und sich für den Nachmittag zu erholen, um dann wieder fit zu agieren. Manchen Menschen reichen dafür schon 10 Minuten. Wichtig ist allerdings, dass es nicht mehr als etwa 20 Minuten sind. Geraten Sie nämlich in die Tiefschlafphase und wachen daraus auf, fühlen Sie sich richtig matt.

Bei Schlafstörungen hingegen müssen Sie genau beobachten, ob der Mittagsschlaf nicht kontraproduktiv wirkt: Er raubt vielen Menschen den Schlafdruck, sodass sie abends nicht müde genug sind, um rechtzeitig ins Bett zu gehen und gut durchzuschlafen.

Mit dem Licht als Taktgeber

Das Sonnenlicht ist die wichtigste Steuerung für unseren Biorhythmus: Sobald Tageslicht ins Auge und auf die Netzhaut fällt, schicken die entsprechenden Rezeptoren elektrische Impulse an das Gehirn. Dort werden im Hypothalamus ständig Informationen aus der Umwelt ausgewertet und wenn nötig entsprechende

SO WIRKT SCHLAFMANGEL

Nach einer schlechten Nacht sind wir müde, das ist klar. Aber schlechter oder zu wenig Schlaf hat noch viel gravierendere Folgen:

1. Das Immunsystem (siehe ab Seite 128) wird geschwächt und es kommt öfter zu Erkältungen und Entzündungen.
2. Das Gehirn arbeitet langsamer. Es kommt zu Fehlern, langsameren Reaktionen und dadurch zu mehr Unfällen. Die Lernfähigkeit sinkt rapide.
3. Die Lebenserwartung sinkt, weil das Herz-Kreislauf-System beeinträchtigt wird bis hin zu Herzinfarkt und Schlaganfall.
4. Es wird mehr vom Hungerhormon Ghrelin ausgeschüttet, sodass es zu Heißhungerattacken und Übergewicht kommt. Das wiederum führt sehr oft zu Diabetes (siehe Seite 79).

DER RHYTHMUS DES KÖRPERS

Beispiele für rhythmische Abläufe in unserem Körper:

- Das Herz schlägt einmal pro Sekunde.
- Wir atmen auf vier Herzschläge etwa einmal ein (4:1).
- Die Hormone werden tageszeitabhängig ausgeschüttet.
- Die Körpertemperatur verändert sich im Verlauf von 24 Stunden regelmäßig.
- Die Blutgerinnung verändert sich im Tagesverlauf, ebenso der Säure-Basen-Haushalt.
- Der Stoffwechsel arbeitet rhythmisch.
- Der Schlaf verläuft in Zyklen.

Reaktionen ausgelöst. Licht am Auge signalisiert: aufwachen oder nicht einschlafen. Die Produktion des Schlafhormons Melatonin wird heruntergefahren. Deswegen können wir normalerweise tagsüber nicht besonders lange und tief schlafen.

Eine wichtige Rolle für die Melatoninausschüttung spielen die blauen und die roten Anteile im Farbspektrum des Lichts: Der helle Blaulichtanteil, der in der Natur morgens am höchsten ist, signalisiert Aktivität, während der Rotlichtanteil am Abend den Körper veranlasst, die Produktion von Aktivitätshormonen zugunsten von Schlafhormonen herunterzufahren.

Wie wichtig genügend Licht für unser Wohlbefinden ist, zeigen die Menschen mit Winterdepression. Durch das wenige Tageslicht im Winter sind sie niedergeschlagen, erschöpft und gereizt, können sich schlecht konzentrieren und sich nur unter größter Mühe zur Bewältigung ihres Alltags aufraffen. Schlecht beleuchtete Räume können diesen Effekt auch zu anderen Jahreszeiten hervorrufen. Man spricht dann vom sogenannten Sick-Building-Syndrom. Meist wird es außerdem von Kopfschmerzen und brennenden Augen begleitet.

Wenn Sie ähnliche Probleme mit zu wenig Licht bei sich feststellen, sollten Sie täglich mindestens 1 Stunde im Hellen spazieren gehen: Selbst im Winter bei schlechtem Wetter ist die Lichtausbeute draußen höher als drinnen. Das passt leider meist in der dunklen Jahreszeit nicht zu unseren Arbeitszeiten. Dann sind Tageslichtlampen eine wirksame Alternative.

Im Biorhythmus fällt das Leben leichter

Ich habe bereits mehrmals erwähnt, wie wichtig der Biorhythmus ist, und zwar nicht nur für einen guten Schlaf oder für den Stoffwechsel. Tatsächlich verläuft alles in unserem Körper in einem eigenen Rhythmus (siehe Kasten). Auch unsere Leistungsfähigkeit bleibt davon nicht unberührt. Sie kennen das vom berühmt-berüchtigten Mittagstief – ein Zeitpunkt, an dem Sie besser keine hochwichtigen Entscheidungen treffen, sondern sich Routineaufgaben widmen. Dieser eine Aspekt aus der Chronobiologie, der Wissenschaft vom Rhythmus des Lebens, hat längst Eingang in Tipps zu Arbeitsorganisation und Zeitmanagement gefunden. Es lohnt aber, noch genauer hinzuschauen, denn wenn wir mit statt gegen den Biorhythmus leben, steigern wir unsere Leistungsfähigkeit und vermeiden gleichzeitig Überforderung. Beides bringt mehr Wohlbefinden im Jetzt und eine gute Basis für gesundes Altern.

Belastung und Regeneration: Jedes hat und braucht seine Zeit

Über den naturgegebenen Wechsel zwischen Aktivität am Tag und Ruhe bei Nacht haben wir beim Thema Schlaf bereits gesprochen. Das ist sozusagen die übergeordnete rhythmische Klammer in unserem Leben. Anspannung und Entspannung wechseln sich aber auch tagsüber in einem inneren Leistungsrhythmus ab, im „Basic Rest Activity Circle", kurz BRAC genannt.

Studien zeigten, dass sich leistungsfähige Phasen von 70 bis 90 Minuten mit kleinen Leistungstiefs von 10 bis 20 Minuten abwechseln. Gesteuert werden diese Veränderungen von unserem vegetativen oder autonomen Nervensystem. (Es heißt „autonom", weil wir es nicht aktiv steuern können. Sie müssen also mit diesen Vorgängen leben und dann leben Sie besser mit ihnen als gegen sie.) Dabei ist der Sympathikus mit den anregenden Hormonen Adrenalin und Noradrenalin für Leistung und Aktivität zuständig und sein Gegenspieler, der Parasympathikus, für die Pausen.

Hirnscans konnten übrigens zeigen, dass das Gehirn in unserer Pausenzeit sehr aktiv ist und vom Eingabe- in den Verarbeitungsmodus (sog. Defaultmodus) umschaltet: Es räumt auf, sortiert, stellt neue Verknüpfungen her. Deswegen haben wir oft gerade in den Pausen die kreativsten Ideen oder finden endlich die Lösung für ein kompliziertes Problem. Außerdem stellte man fest, dass die Schmerzzentren im Gehirn aktiviert werden, sobald es eine Pause braucht.

Machen Sie sich dieses Wissen zunutze und teilen Sie Ihre täglichen Aufgaben entsprechend ein: in große 70- bis 90-Minuten-Blöcke, zwischen die Sie eine 5- bis 10-minütige Pause legen. Sie werden feststellen, dass Sie nicht weniger, sondern mehr schaffen und trotzdem am Abend nicht komplett ausgepowert sind!

Versuchen Sie dagegen, Ihre Leistung den kompletten Vormittag und den ganzen Nachmittag ununterbrochen hoch zu halten, kostet Sie schon diese Willenskraft enorme Energie. Das können Sie gelegentlich machen, wenn Sie sehr unter Druck stehen, weil Sie dann das Adrenalin, das dadurch ausgeschüttet wird, sowieso hochpuscht. Dauerhaft jedoch zehrt Sie solch ein Leben gegen den inneren Rhythmus aus und Sie sind dann nicht nur gelegentlich abends völlig kaputt, sondern ständig: Das Leben wird freudlos, Krankheiten und Burn-out drohen. Wenn Sie sich von Familie und aus Ihrem gewohnten gesellschaftlichen Leben zurückziehen, gefühlskalt oder sarkastisch reagieren, sind das ernste Warnzeichen. Fühlen Sie sich zudem innerlich leer, stehen Sie kurz vor der kompletten Erschöpfung.

Mittagspause – ein Muss!

Regeneration findet nicht nur nachts, am Wochenende oder im Urlaub statt, sondern auch den ganzen Tag über. Wer den ganzen Tag arbeitet oder familiäre Aufgaben erledigt, sollte unbedingt nach etwa der Hälfte der Zeit eine längere Pause von mindestens 20 Minuten, besser aber 45 Minuten einlegen. In der Regel ist das die Mittagspause, in der wir auch etwas essen, um Energie nachzutanken. Wer körperlich arbeitet, nimmt sich jetzt Zeit, um in Ruhe zu sitzen. Wer dagegen den ganzen Tag am Schreibtisch oder im Auto sitzt, sollte sich auch einen Spaziergang oder sonstige Bewegung gönnen.

Alkohol – stoppt die Regeneration

Bier und Wein sind bei den Deutschen so beliebt, dass die WHO uns 2018 zum Europameister kürte: mit durchschnittlich 13,4 Litern reinem Alkohol pro Person! Ein Gläschen in Ehren will auch ich Ihnen nicht verwehren. Allerdings empfehle ich Ihnen, sehr besonnen mit Alkohol umzugehen. Wenn Sie gelesen haben, was Alkohol im Körper bewirkt, und sich die Abbildung dazu angesehen haben, verstehen Sie, warum – und entscheiden selbst.

Für unseren Organismus ist Alkohol, vor allem sein Abbauprodukt Acetaldehyd, ein Giftstoff, der alles beeinträchtigt, und die Beseitigung von Giften hat immer oberste Priorität! Daher werden andere Vorgänge wie die nächtliche Erneuerung und Reparatur der Zellen zurückgefahren zugunsten der Entgiftung und Reinigung des Körpers (siehe ab Seite 164). Muskeln werden nicht aufgebaut und daher Falten nicht ausgebügelt. Hinzu kommt ein leichterer Schlaf. Keine Spur also von der üblichen gesunden Rundumerneuerung in der Nacht! So sehen wir dann am nächsten Morgen auch aus.

Besonders gefordert ist unser größtes Entgiftungsorgan, die Leber (siehe Seite 167). Sie entsorgt stündlich etwa 0,1 Promille. Ihre Zellen werden durch Acetaldehyd geschädigt. Sie kann dann die Fettsäuren aus der Nahrung nicht mehr komplett abbauen und „um sie aus dem Weg zu räumen", lagert sie diese in ihren Zellen an – das ist die Geburtsstunde einer Fettleber. In diesem Stadium kann sich die Leber bei entsprechendem gesundem Verhalten noch regenerieren. Regelmäßiger hoher Alkoholgenuss schädigt das Organ aber mit der Zeit so stark, dass es zu einer Leberzirrhose kommt. Sie ist nicht heilbar und hat gravierende Folgen für den Körper: Hormonhaushalt und Stoffwechsel geraten durcheinander, den Zellen fehlen die Eiweißstoffe zur Regeneration und das Risiko für Leberkrebs steigt rasant.

DIE ENTWICKLUNG EINER LEBERZIRRHOSE

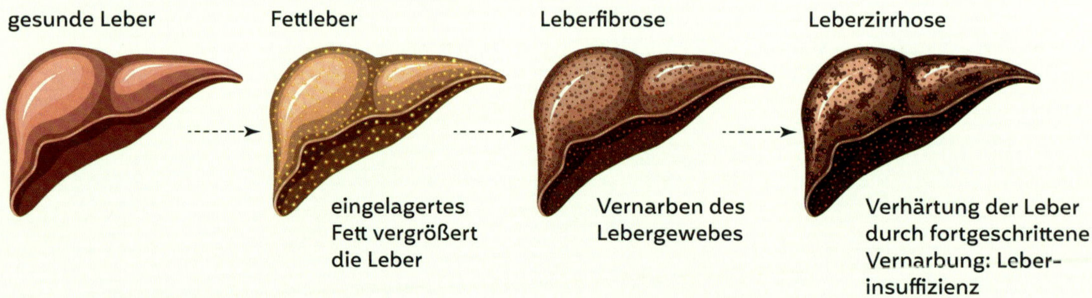

Leberzirrhose: Irreversible Leberschäden entstehen durch regelmäßigen hohen Alkoholkonsum.

WAS ALKOHOL IM KÖRPER ANRICHTET

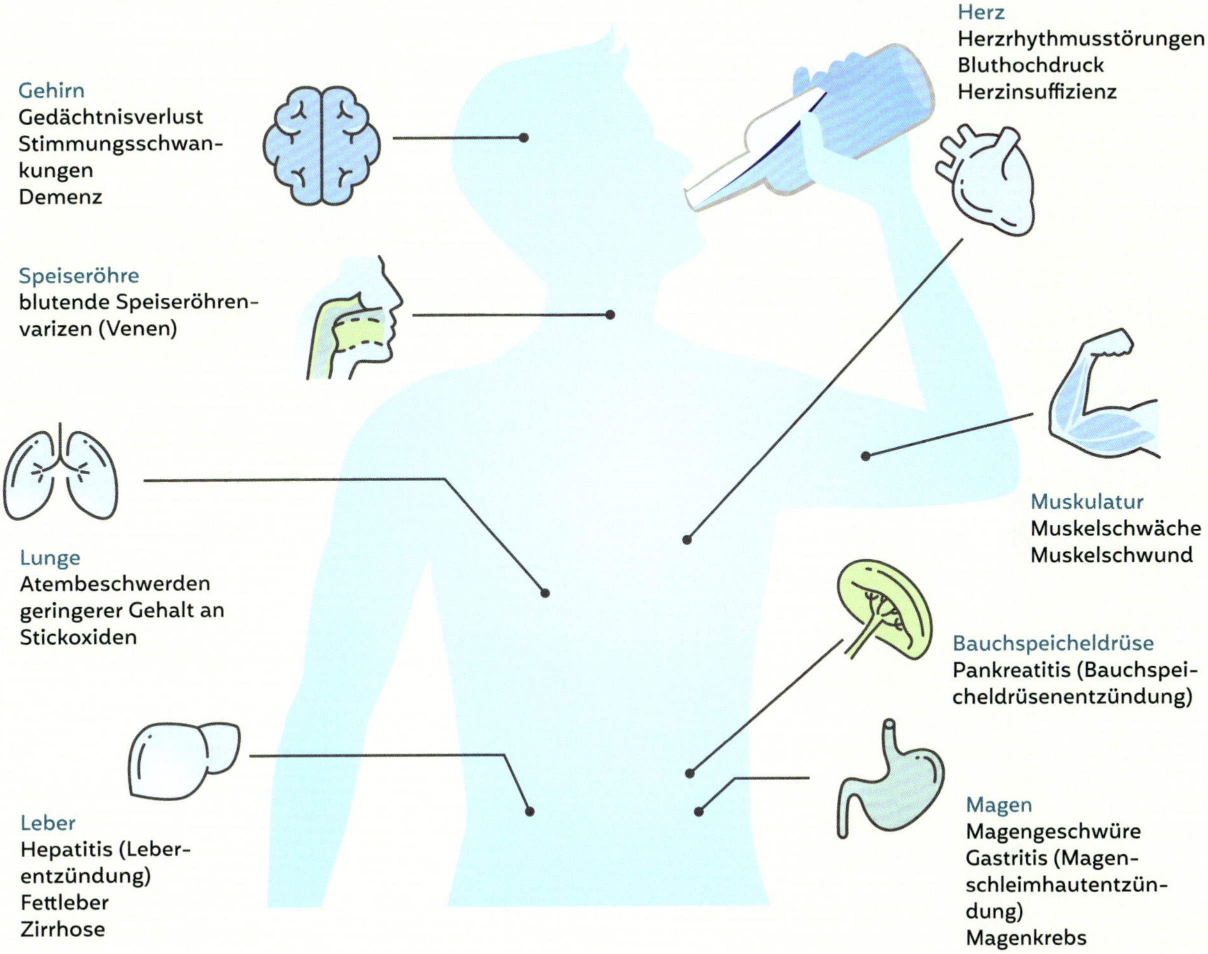

Die Auswirkungen von Alkoholmissbrauch können gravierend sein: Bluthochdruck, Übergewicht, Fettleber, erhöhtes Krebsrisiko oder Gedächtnisverlust zählen zu den möglichen Folgen.

Man geht davon aus, dass bei Männern 40 Gramm Alkohol täglich, bei Frauen bereits die Hälfte, zu einem Leberschaden führen. Diese 40 Gramm sind schon in einem halben Liter Wein oder einem Liter Bier enthalten. Das ist aber längst noch nicht alles, was Alkohol anrichtet, wie die oben stehende Grafik zeigt. Mein Tipp: Trinken Sie Alkohol nur selten und dann ganz bewusst, aber nicht jeden Abend beim Fernsehen nebenbei.

Aktive Erholung am besten täglich

Wenn Sie wie ich einen durchgetakteten Alltag haben, sind guter Schlaf und ein Leben im Biorhythmus zwar eine gute Basis für die Regeneration, reichen aber doch nicht ganz aus, um nach Feierabend wirklich zu entspannen. Gerade aber die regelmäßige, tägliche Entspannung ist unverzichtbar für unser dauerhaftes Wohlbefinden. Sie sollten deswegen dafür noch ganz bewusst etwas tun.

„Ich liege nach Feierabend gemütlich auf dem Sofa, schaue meine Lieblingssendungen und entspanne dabei wunderbar", sagen Sie jetzt vielleicht. Da muss ich Sie leider enttäuschen: Fernsehen bewirkt im Organismus genau das Gegenteil. Die Flut von Informationen, Bildern, Farben und Geräuschen bedeutet für unser Gehirn ständigen Input, den es verarbeiten muss. Handelt es sich dann noch um spannende Inhalte wie Krimis oder Fußballspiele oder um beängstigende Informationen wie schlimme Nachrichten über Terroranschläge oder Seuchen, bleibt das Gehirn nicht nur wach, sondern sorgt noch zusätzlich für die Ausschüttung von Stresshormonen. Die nehmen Sie dann mit ins Bett und wundern sich über schlechten Schlaf.

Nicht so anregend wirken Reise-, Garten-, Koch- und Natursendungen sowie Schnulzenfilme, weil es da gemütlicher zugeht und auch die Bildschnitte viel langsamer sind. Aber die negative Wirkung des blauen TV-Lichts bleibt, die ich bereits auf Seite 142 dargestellt habe.

Viel besser wäre es stattdessen, selbst im Garten zu werkeln, die nächste Reise zu planen, sich ein eiweißreiches, leichtes Abendessen zu kochen und den Tag mit einem Abendspaziergang abzuschließen. Versuchen Sie, etwas zu finden, das Sie mögen und das zu Ihrem Leben passt. Ich persönlich setze auf den Stressabbau durch moderaten Sport, wie ich es Ihnen ab Seite 82 erläutert habe. Damit schlagen Sie zwei Fliegen mit einer Klappe: Die Stresshormone im Blut verringern sich und Ihr Stoffwechsel wird fitter.

Wenn Ihnen nicht nach Bewegung ist, weil Sie vielleicht schon den ganzen Tag auf den Beinen waren, empfehle ich Ihnen dringend, Atemtechniken, Meditation oder andere Mentaltechniken zu probieren. Die Krankenkassen unterstützen das Erlernen von Entspannungs-

WARUM BEWEGUNG SO GUT GEGEN STRESS WIRKT

Bei der natürlichen Stressreaktion werden Stresshormone ausgeschüttet, die den ganzen Organismus aktivieren und unter Spannung setzen. Diese Hormone werden durch Bewegung komplett wieder abgebaut, am besten durch eine ruhige Belastung, die den Organismus gut mit Sauerstoff versorgt wie Ausdauertraining. Dabei entsteht Stickstoffmonoxid, das die Wirkung der Stresshormone außer Kraft setzt. Dieser Stoff bildet sich übrigens auch bei der Meditation. Gleichzeitig werden Glückshormone ausgeschüttet. Bewegung hat also einen doppelt positiven Effekt auf unsere Psyche und wirkt sogar gegen Depressionen.

techniken, indem sie die Kosten für Kurse ganz oder teilweise übernehmen. Auch im Internet gibt es viele kostenlose Angebote, darunter die Progressive Muskelentspannung nach Jacobson, die auch Ärzte oft empfehlen, weil deren Wirksamkeit wissenschaftlich erwiesen ist.

Tief durchatmen – hilft wirklich!

Hören Sie bitte für 1 Minute auf zu lesen und achten Sie stattdessen einmal bewusst auf Ihre Atmung: Hebt sich beim Einatmen Ihre Brust oder Ihr Bauch? Atmen Sie richtig tief ein oder eher flach? Jetzt atmen Sie für 1 Minute möglichst schnell und oft ein. Wie fühlen Sie sich dabei? Dann atmen Sie für 1 Minute ganz bewusst möglichst tief ein. Spüren Sie den Unterschied?

Die Atmung ist zwar eine autonome Körperfunktion, wir können sie aber trotzdem in gewissen Grenzen beeinflussen. Da Atmung und Herzschlag eng miteinander verbunden sind, können wir über den Atem auch unsere Herzfrequenz beeinflussen. Bei Stress oder Angst erhöht sich der Herzschlag und der Atem wird flach und erreicht nicht den Bauchraum. Durch eine bewusste, ruhige und tiefe Atmung können Sie aktiv gegensteuern. Die folgenden kleinen Atemtricks können Sie fast alle auch zwischendurch im Alltag kurz anwenden:

1. Für innere Ruhe atmen Sie ganz bewusst dreimal langsam tief ein und aus.

2. Für mehr Energie oder gegen Aufregung atmen Sie zunächst einige Male tief ein und aus, dann etwa zwölfmal normal ein und schnell aus. Dann atmen Sie normal ein, halten die Luft an und spüren, wie sich die Energie im Körper verteilt.

3. Gegen Beklemmungen schauen Sie aus dem Fenster in die Weite und atmen dabei einige Male tief ein und aus. Nachweislich erweitert sich dadurch die innere Perspektive.

Mit einer tiefen Bauchatmung, am besten am geöffneten Fenster, nehmen Sie mehr Sauerstoff auf und versorgen Ihren Organismus besser als mit einer flachen Brustatmung.

Chill mal: mit Mentaltechniken gegen Stress

Entspannungstechniken und Meditation verbreiten sich zwar immer mehr, sind aber längst nicht in der Mitte unserer Gesellschaft angekommen. Tatsächlich handelt es sich dabei keinesfalls um abseitigen Spinnerkram, sondern um wissenschaftlich überprüfte Methoden, die sehr wirksam sind. Bestens erforscht sind die Effekte der Meditation auf Körper und Geist:

- Die Atmung wird tiefer und langsamer.
- Der Herzschlag wird ruhiger.
- Der Blutdruck sinkt.
- Die Muskelspannung lässt nach.
- Die Schweißdrüsen stellen messbar weniger Schweiß her.
- Die elektrischen Wellen im Gehirn synchronisieren sich und fließen langsamer.

Das sind genau die Körperreaktionen, die bei Stress hochgefahren werden. Sie können Ihrem Stress also durch Meditieren aktiv Paroli bieten.

Nehmen Sie sich anfangs für Ihre Meditation 10 Minuten Zeit. Suchen Sie sich einen ungestörten Ort, stellen sich einen Wecker und schütteln Ihren Körper einmal gründlich aus. Setzen Sie sich aufrecht, aber bequem hin, ohne sich anzulehnen – auf einen Stuhl oder den Boden. Sie können die Augen schließen.

Dann konzentrieren Sie sich auf Ihre Atmung, darauf, wie die Luft in Ihren Körper hinein- und wieder hinausströmt und wie sich dabei Ihre Bauchdecke hebt und senkt. Wenn Sie möchten, können Sie sich auch auf etwas anderes fokussieren: ein inneres Bild, das Ihnen guttut (eine Blume, eine Landschaft …), einen Laut wie Om, ein Wort wie „Liebe" oder „Energie" oder auf einen ganzen Satz („Ich bin ganz entspannt").

Sie werden merken, dass Ihnen dabei ganz andere Gedanken oder auch Gefühle in den Sinn kommen. Nehmen Sie diese einfach wahr, ohne sie zu bewerten, und lassen Sie sie sofort wieder gehen, ohne darüber nachzudenken. Solche Ablenkungen sind normal. Gehen Sie einfach zurück zu Ihrer Bauchdecke oder Ihrem Fokus. Anfangs werden manche Menschen nervös und zappelig dabei. Aber wenn Sie einige Tage durchhalten, werden Sie eine Veränderung feststellen. Sie werden merken, dass Ruhe einkehrt und dass Sie sich danach erholter fühlen.

Meditation hat einen großen Vorteil gegenüber allen anderen Entspannungsarten: Wenn Sie das Meditieren gewöhnt sind, können Sie es überall, in jeder Situation machen und in beliebiger Länge. Sie können sich also auch während der Arbeit kurz für 1 Minute oder etwas mehr auf Ihre Bauchdecke konzentrieren. Sie können sämtliche Wartezeiten dafür nutzen. Viele Führungskräfte mit hohem Arbeitspensum starten mit einer Meditation in den Tag und sagen von sich, dass sie anders gar nicht so viel arbeiten könnten. Außerdem können Sie das Vorbeiziehenlassen von störenden Gedanken auch im Alltag anwenden: Sie können sich besser auf Ihre Aufgaben konzentrieren und hängen weniger Sorgen hinterher.

BEWEGUNGSMEDITATIONEN

Wenn das stille Sitzen nicht zu Ihnen passt, dann probieren Sie doch Qigong, Tai-Chi oder meditatives Gehen. Dabei konzentrieren Sie sich auf die Bewegung und Ihr Geist kommt dadurch zur Ruhe. Sie benötigen allerdings mehr Zeit und für Qigong und Tai-Chi anfangs auch einen Lehrer.
Beim meditativen Gehen schütteln Sie sich zuerst gut durch und schicken den Stress gedanklich in den Himmel. Dann atmen Sie auf 4 Schritte in 4 Atemzügen ein und atmen auf 4 Schritte in 4 Zügen aus. Nach 5 Minuten gehen Sie für 5 Minuten mit normalem Atem weiter. Danach wechseln Sie zwischen den beiden Rhythmen immer hin und her, bis mindestens 30 Minuten vergangen sind.

Kraftquelle Natur

Studien zeigen: Patienten, die im Krankenhaus auf Bäume schauen können, werden schneller gesund als solche, die auf Parkplätze oder das Gebäude gegenüber blicken. Das ist ein eindrucksvoller Beweis dafür, wie eng wir mit der Natur verbunden sind und welch starke Wirkung sie auf uns ausübt: Schon durch ihren reinen Anblick können wir Energie tanken. Verschiedene Forschungen konnten zeigen, dass Gewässer, Wald, Blüten und abwechslungsreiche Gärten sowie Vogelgezwitscher besonders gut zu unserer Entspannung beitragen und den Parasympathikus (siehe Seite 145) aktivieren.

Das klappt auch ohne Spaziergang, Wanderung oder Joggen, einfach nur durch das Sitzen in der Natur. Die Japaner haben sogar eine eigene Kultur des Wald(luft)badens entwickelt und es als festen Bestandteil der Gesundheitsvorsorge etabliert: Shinrin Yoku. Bereits seit über 40 Jahren erforschen sie die gesundheitlichen Aspekte des Waldes und konnten nachweisen, dass bereits ein kurzer Aufenthalt im Reich der Bäume das Immunsystem stärkt, weil sich die Zahl der Killerzellen dort erhöht. Parallel dazu sinken Blutdruck, Puls und Stresshormone. Man vermutet, dass die Kombination aus ätherischen Düften, sanften Farben und leicht gedämpftem Licht für die entspannenden Effekte des Waldbadens verantwortlich ist.

Endlich Wochenende und Urlaub

Samstag und Sonntag sind die Tage der Woche, auf die sich die meisten Menschen freuen, weil sie dann frei haben. Aber bei manchen bedeutet das leider nicht mehr, als nicht arbeiten zu gehen: Sie packen sich so viele Aufgaben und Termine in diese zwei Tage, dass es auch am Wochenende oft schon wieder hektisch wird. Natürlich können wir Pflichten und auch Pflichtbesuche dann nicht komplett vermeiden. Trotzdem empfehle ich Ihnen sehr, sich auch Zeit für Ihre eigenen Interessen und Hobbys oder einfach nur für Muße und Faulenzen zu nehmen, damit Sie nicht das Gefühl haben, nur für andere da zu sein. Sie sollten regelmäßig innerlich runterfahren können.

Was Ihnen hilft, die Seele baumeln zu lassen, ist sehr individuell. Das Wochenende ist ideal zum Sporttreiben oder um Neues auszuprobieren. Auch etwas Natur, Luft und Licht sollten Sie sich gönnen, besonders im Winter, wenn wir uns unter der Woche kaum draußen aufhalten. Ob Sie ein gutes Buch lesen, mit Freunden ausgehen, mit der Familie einen Ausflug oder einen Spieleabend machen – ganz egal, es muss Ihnen nur Freude bereiten.

Wenn irgend möglich, sollten Sie auf berufliche Telefonate oder einen regelmäßigen E-Mail-Check verzichten, denn das reißt Sie raus aus Ihrer Privatheit. Das Gehirn koppelt dadurch gleich wieder an den Arbeitsstress der Woche an, sodass die Erholung am Wochenende darunter leidet.

Urlaub gilt den meisten als die schönste Zeit im Jahr, aber erholen Sie sich auch wirklich in den üblichen zwei Wochen? Die Forschung stellte fest, dass die Stresshormone im Urlaub deutlich sinken und dass sich das Risiko für einen Herzinfarkt um fast ein Drittel verringert. Viele Menschen schlafen besser und die Laune steigt, und zwar bereits vor dem Urlaub, rein durch die Vorfreude. Kurz vorm Urlaub steigt allerdings auch der Stress: Viele Aufgaben müssen noch erledigt werden und die Urlaubsvorbereitungen kommen auch hinzu.

Wie lange wir uns nach dem Urlaub noch ausgeruht fühlen, hängt sehr davon ab, wie wir ihn verbracht haben. Ein passiver Urlaub, wie ein reiner Strandurlaub, „hält" nur zwei Wochen vor, ein aktiver Wanderurlaub dagegen bis zu zehn Wochen. Auch hier zählt letztlich das gute Gefühl, das Sie selbst im Urlaub haben. Das verschwindet nämlich auch, wenn man sich zu viel vornimmt: Zu viele Museen mindern die Erholung genauso wie zu anstrengende sportliche Betätigungen. Auch dabei ist das Maß individuell. Für jeden aber gilt: Nur wenn die Arbeit zu Hause bleibt, gelingt die nachhaltige Erholung wirklich.

6

Glück, Zufriedenheit und Optimismus

Egal, wo auf der Welt 100-Jährige untersucht wurden: Immer werden ihre positive Haltung zum Leben, ihre guten Kontakte zur Familie und die Einbindung in ihr soziales Umfeld hervorgehoben. All das macht zufrieden und ist ein sehr wertvoller, aber oft unterschätzter Schlüssel zum langen Leben.

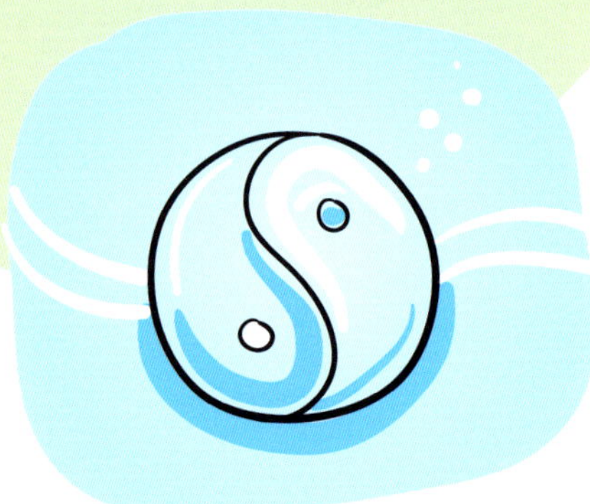

Unterschätzte Psyche

In diesem Buch spreche ich viel über die körperlichen Aspekte des Altwerdens, denn sie sind für ein vitales Altern essenziell – und sie sind auch gut messbar und durch Studien zu belegen. Aber sie zeigen nur die eine Seite der Medaille: unseren Körper. Doch für ein „gutes" Altern ist die andere Seite der Medaille genauso wichtig: unsere Psyche, unsere innere Einstellung. Körper und Geist bzw. Seele gehören zusammen wie Yin und Yang. Naturwissenschaftlich orientierte Menschen unterschätzen das häufig, doch mit einem Hinweis auf die Arzneimitteltests der Pharmaindustrie und die Messbarkeit von Glückshormonen sind auch sie zu überzeugen.

Optimisten leben länger

Unsere innere Einstellung beeinflusst tatsächlich den Organismus so stark, dass sie zum Beispiel die Wirkung von Medikamenten fördert oder auch behindert. Man spricht vom sogenannten Placebo- bzw. Noceboeffekt. Wenn wir optimistisch von einer Behandlung positive Ergebnisse erwarten, reagiert unser Körper oft positiv, also mit einer Verbesserung der Symptome oder einer Heilung, selbst wenn er nur ein Scheinmedikament ohne Wirkstoff oder gar keine Therapie erhalten hat.

Am eindrucksvollsten in diesem Bereich sind sicher die Placebooperationen: Man öffnete bei Patienten mit Herzbeschwerden den Brustkorb und bei Kniebeschwerden das Knie, ohne etwas zu verändern oder zu behandeln. Trotzdem fühlten sich die Patienten danach viel besser und ihre Herzen und Knie arbeiteten messbar besser. Das Ganze funktioniert auch umgekehrt: Vor jeder Medikamentenstudie müssen alle Probanden über die möglichen Nebenwirkungen aufgeklärt werden. Durchschnittlich reagieren später rund 20 Prozent der Testpersonen, die ein Placebo, also eine wirkungslose Arznei, erhalten haben, mit Nebenwirkungen. Sie haben unangenehme Begleiterscheinungen erwartet und bekommen sie auch – ein typischer Noceboeffekt.

Entsprechend sagten die Adventisten von Loma Linda (siehe Seite 16) den Blue-Zone-Forschern sogar ausdrücklich, dass – neben ihrem Glauben – ihre optimistische Einstellung zum Leben sie so lange fit hält. Ganz ähnlich verhält es sich mit den alten Menschen auf der griechischen Insel Ikaria: Auch sie blicken lebensbejahend in die Zukunft, obwohl ihre Lebensumstände aus unserer Sicht längst nicht „Gold" sind.

Leben Optimisten wirklich länger?

Die Frage, wie sich Optimismus auf die Lebenserwartung auswirkt, ist wissenschaftlich nur kompliziert zu erforschen, weil es so viele andere Faktoren gibt, die unsere Gesundheit beeinflussen. Doch Forscher um Lewina O. Lee an der Boston University School of Medicine werteten dazu die Daten von über 70 000 Menschen aus. Diese mussten von 1976 bis 2004 alle zwei Jahre einen Fragebogen zu Gesundheit und Optimismus beantworten. Ob sie noch lebten, wurde weitere zehn Jahre lang verfolgt. 2019 wurden die Ergebnisse veröffentlicht: Die sehr optimistischen Menschen lebten durchschnittlich 11 bis 15 Prozent länger als die sehr pessimistischen! Dabei wurden Einflüsse wie Bildung, gutes oder schlechtes Gesundheitsverhalten (Ernährung, Alkohol, Rauchen, Bewegung) und chronische Krankheiten herausgerechnet. Lewina O. Lee fasst zusammen: „Insgesamt deuten die Ergebnisse darauf hin, dass Optimismus eine wichtige psychosoziale Ressource für die Verlängerung der Lebensspanne bei älteren Erwachsenen sein kann."

Öfter mal lächeln

Das heißt nicht, dass Sie ab jetzt Ihr Leben nur noch durch eine rosarote Brille betrachten oder sich gar gesundheitliche Beschwerden schöndenken sollen, statt sie zu behandeln. Aber wenn Sie bis jetzt vieles durch eine dunkelgraue Brille anschauen, versuchen Sie doch, diese immer öfter abzunehmen. Dann werden Sie feststellen: Sie sind nicht ausgeliefert und können viele Aspekte in Ihrem Leben nach Ihren Vorstellungen beeinflussen und zum Besseren wenden.

Optimismus heißt übrigens nicht, ständig grinsend und glücklich durch die Welt zu laufen. Sondern es bedeutet, auch wenn Sie mitten in einer Krise stecken, sich zwischendurch für einige Momente vorstellen zu können, dass diese irgendwann zu Ende sein und es wieder bergauf gehen könnte. Meditation (siehe Seite 149) kann dabei helfen, denn Sie üben dabei, sich nicht in Gedanken zu verbeißen, sondern diese ziehen zu lassen und nicht zu bewerten. Sie lernen, eine neutrale Haltung einzunehmen – und stehen damit in der Mitte zwischen Optimismus und Pessimismus.

Die Psychologie geht davon aus, dass eine pessimistische Einstellung zu etwa einem Viertel Veranlagung und der Rest erlernt ist. Entsprechend kann man auch lernen, optimistischer durchs Leben zu gehen. Als Optimist empfehle ich das unbedingt – das Leben macht dann einfach mehr Spaß, selbst wenn es nicht so läuft wie erhofft.

Glück ist kaum messbar, Glückshormone schon

Tatsächlich gibt es in der Wissenschaft die Glücksforschung, die sich aus unterschiedlichen Perspektiven der Frage nähert, was Glück überhaupt ist und wie man es am besten erreicht. Von Philosophie und Politologie über Psychologie und Soziologie bis hin zu den Sozial- und Wirtschaftswissenschaften beschäftigen sich diverse Fachrichtungen damit und nutzen in der Regel die Methode der Befragung, um das subjektive Wohlbefinden der Menschen herauszufinden. Das wird dann in Bezug zu objektiven Messwerten von Lebensumständen wie Einkommen oder Bildung gesetzt.

In der Neurobiologie nähert man sich der Frage nach dem Glück ganz anders, aber sehr wirkungsvoll: Man misst während der Tests die Hirnaktivität der Probanden und kommt so nicht nur dem bewussten Glücksempfinden wie mit dem Fragebogen, sondern auch unbewussten Aktivitäten der Glückszentren im Gehirn auf die Spur. Dazu benutzt man EEG (Elektroenzephalografie) und fMRT (funktionelle Magnetresonanztomografie), zwei Methoden, die ziemlich aufwendig und teuer sind.

Viel einfacher dagegen ist die Messung der Glückshormone im Blut. Damit sind jene Botenstoffe gemeint, die eine wichtige Rolle im Belohnungssystem des Gehirns spielen. Sie sind für unser geistig-seelisches Wohlbefinden verantwortlich und werden oft auch als körpereigene Drogen bezeichnet. Diese Neurotransmitter müssen sich im Gleichgewicht befinden, damit wir uns wohlfühlen. Zu wenig führen zu schlechter Laune bis hin zu Depressionen, aber auch zu Migräne und anderen körperlichen Beschwerden wie Muskelsteifheit. Zu viele kön-

Das aktiviert Glückshormone

Lachen ist nicht nur gesund, sondern macht auch glücklich, wie Untersuchungen zeigen. Daneben gibt es aber noch einiges mehr, dass die Produktion von Glückshormonen ankurbelt, wie die Wissenschaft nachweisen konnte. Dabei handelt es sich um Dinge, die Sie meist wunderbar in den Alltag integrieren können. Da bekommt das Sprichwort „Jeder ist seines Glückes Schmied" doch gleich eine ganz besondere Bedeutung!

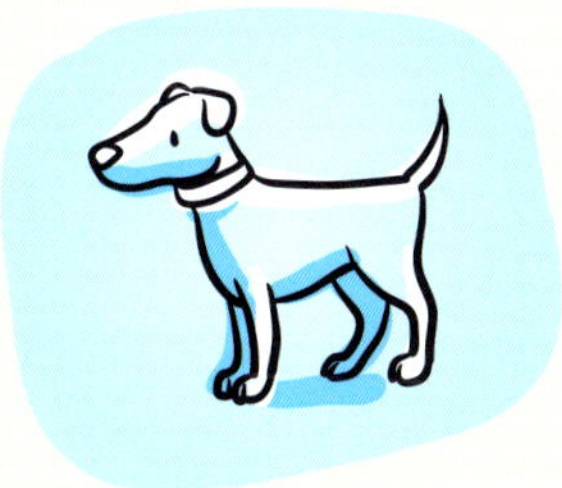

Haustiere

Die gute innere Bindung zu Haustieren und das Streicheln aktivieren Oxytocin: Ganz vorn liegen dabei Hunde und Katzen. Hunde haben durch das Gassigehen und die Kontakte währenddessen noch zwei zusätzliche positive Effekte, die zum Wohlbefinden beitragen. Für Hunde ist außerdem nachgewiesen, dass schon der Blickkontakt für die Oxytocinausschüttung reicht.

Singen

Beim Singen wird Serotonin ausgeschüttet. Zusätzlich fördert es die Atmung und, wenn man im Chor oder in einer Band singt, auch die sozialen Kontakte.

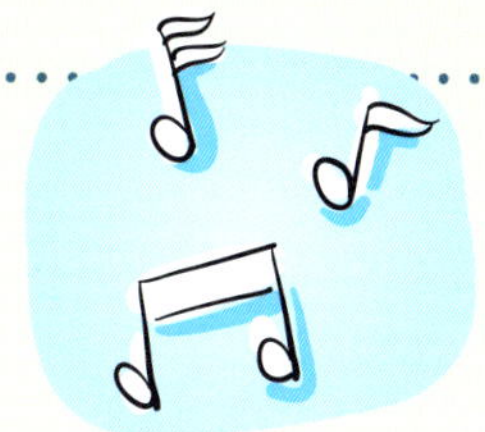

Musik hören

Musik hören steigert den Dopaminspiegel, wenn es Musik ist, die Sie wirklich gern mögen. Vielleicht tanzen Sie dabei eine Runde um den Küchentisch, dann haben Sie auch ein wenig Bewegung.

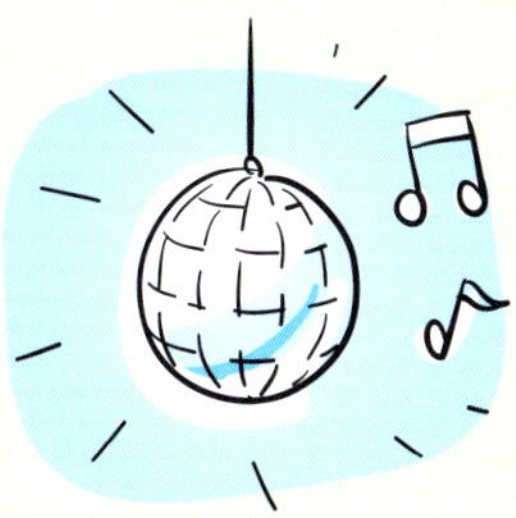

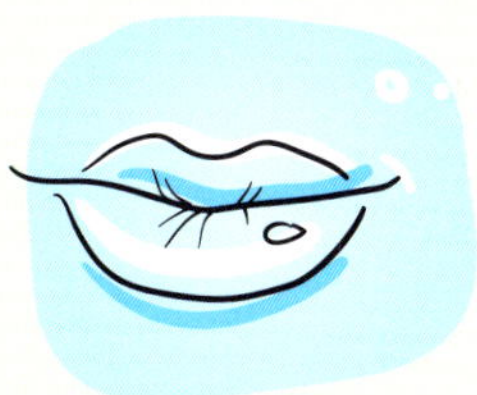

Lachen

Beim Lächeln und Lachen werden Dopamin und Serotonin aktiviert. Sogar wenn uns gar nicht danach ist, klappt das: Verziehen Sie Ihr Gesicht gut 1 Minute lang zu einem Lächeln und das Gehirn nimmt diese Mimik als Signal, Glückshormone auszuschütten.

Meditation

Durch regelmäßige Meditation steigert sich der Glückshormonspiegel. Die anderen positiven Effekte habe ich bereits auf Seite 149 erwähnt.

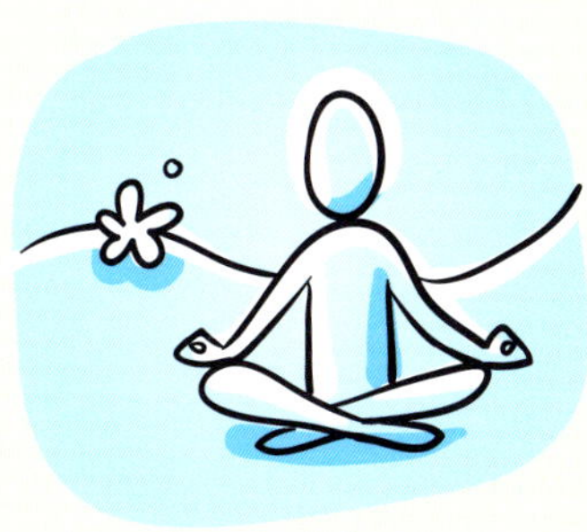

GLÜCKSHORMONE – ALLER GUTEN DINGE SIND SECHS

Unser Organimus produziert sechs Glückshormone. Jedes dieser Hormone hat seine eigenen Aufgaben im Körper. Welche genau diese sind, können Sie im folgenden Überblick lesen:

GLÜCKSHORMON	FUNKTION
SEROTONIN	Aktiviert nicht nur das Belohnungssystem im Gehirn, sondern steuert auch das Schmerzempfinden, den Schlaf-wach-Rhythmus, die Körpertemperatur, den Appetit und vieles mehr.
DOPAMIN	Ist zentral für unser Glücksempfinden und steuert unsere Motorik sowie die Durchblutung. Außerdem ist es am Suchtverhalten beteiligt.
NORADRENALIN	Wird aus Dopamin hergestellt und in Stresssituationen ausgeschüttet. Wir werden dadurch aufmerksamer, konzentrierter, motivierter und leistungsbereiter.
ENDORPHINE	Verändern die Schmerzwahrnehmung und sind vermutlich der Grund, warum Placebos wirken. Man kann sie auch als körpereigene Betäubungsmittel bezeichnen. Sie beeinflussen das Hungergefühl, die Herstellung von Sexualhormonen und unsere Laune.
PHENETHYLAMIN	Erzeugt Glücks- und Lustgefühle und wird für die Schmetterlinge im Bauch bei Verliebten sowie das Runner's High verantwortlich gemacht, also für rauschhafte Glücksgefühle, die bei lang andauerndem Ausdauersport entstehen können.
OXYTOCIN	Ist auch als Bindungs- oder Kuschelhormon bekannt. Es wird bei der Geburt, beim Stillen, beim Orgasmus sowie bei freundlichen Berührungen ausgeschüttet und ist für die emotionale Verbindung zwischen Menschen, aber auch zwischen Mensch und Tier verantwortlich. (Auch bei Säugetieren wird es ausgeschüttet.) Außerdem senkt es den Blutdruck und die Cortisolausschüttung bei Stress.

nen dauerhaft aber vermutlich auch schaden und werden beispielsweise mit Manie und Halluzinationen in Verbindung gebracht.

Wenn wir uns richtig gut fühlen, ist das ein sicheres Zeichen dafür, dass Glücksbotenstoffe ausgeschüttet werden: in geselliger Runde mit Freunden, bei einem guten Essen, einem mitreißenden Konzert, einem Ausflug, beim Sport, wenn wir uns Zeit für unser Hobby nehmen, kurzum: bei allem, was uns wirklich erfüllt. Und das ist individuell sehr unterschiedlich.

Gesellschaftliche Teilhabe verlängert das Leben

Je gebildeter Menschen sind, je besser es ihnen finanziell geht, je mehr sie am gesellschaftlichen Leben teilnehmen und sich selbst verwirklichen können, desto länger leben sie. Zu diesem Ergebnis kommt der Teilhabeatlas des Berlin-Instituts für Bevölkerung und Entwicklung und der Wüstenrot Stiftung aus dem Jahr 2019. Untersucht wurden 401 deutsche Städte und Landkreise. So stehen sich Pirmasens in Rheinland-Pfalz mit einer Lebenserwartung für Neugeborene von 77,4 Jahren am einen Ende des Spektrums und der Landkreis Starnberg mit 83,4 Jahren am anderen Ende gegenüber. Die Auswertung der Ursachen für diese Unterschiede macht nachdenklich: Menschen mit besseren wirtschaftlichen und sozialen Teilhabechancen ernähren sich gesünder, treiben mehr Sport und können sich eine bessere gesundheitliche Versorgung leisten.

Wäre es da nicht logisch wegzuziehen? Interessanterweise ergab die Befragung genau das Gegenteil: Die meisten Menschen leben gerne dort, wo sie leben, selbst wenn wie vielfach auf dem Land das nächste Geschäft oder Krankenhaus weit entfernt ist oder wie in manchen Ballungsgebieten die öffentlichen Kassen leer sind und entsprechend die Angebote zurückgefahren wurden. Hier greift die innere Verbundenheit zur Region – und diese heimatlichen Gefühle machen wiederum zufrieden.

Die Identifikation mit dem eigenen Wohnort führt auch dazu, sich dort zu engagieren, ob in der Gemeinde, in Vereinen, Bürgerinitiativen oder auf kommunaler Ebene. Inwieweit das dann tatsächlich passiert, hängt auch von der Mentalität der jeweiligen Bewohner ab. In manchen Gebieten ist es für die Bürger selbstverständlich, Eigeninitiative zu ergreifen, in anderen nicht. Dort setzt man mehr auf Politiker. Wer allerdings selbst aktiv wird und feststellt, dass er mit anderen gemeinsam etwas bewirken kann, fühlt sich eingebundener und zufriedener. Die Forscher räumen indes auch ein, dass der Pessimismus bei einigen Befragten durchaus eine gute Grundlage hatte: Sie erlebten in ihrer Region einen dramatischen Strukturwandel, den sie nicht beeinflussen konnten.

Soziale Kontakte und Wertschätzung

Weit im Norden Pakistans im Himalaja liegt das Tal der Hunza auf etwa 2500 Meter Höhe. Seine Bewohner werden oft steinalt – nicht selten bis zu 120 Jahre –, während im restlichen Pakistan die durchschnittliche Lebenserwartung 2019 nur knapp 70 Jahre betrug. Einige Hunza sollen sogar 150 Jahre alt geworden sein. Ich sage vorsichtig „sollen", denn dort existieren zum einen keine Geburtsregister und zum anderen haben die Hunza eine sehr eigentümliche Art und Weise, das Alter zu berechnen: Sie rechnen die Weisheit des Einzelnen in Jahre um und addieren sie zum tatsächlichen Alter hinzu.

Das wirkt auf uns kurios, zeigt aber auch etwas Wichtiges, das ich in unserer Gesellschaft im Umgang mit dem Alter oft vermisse: Für die Hunza ist hohes Alter sehr wertvoll und ein Zeichen für weitreichende Erfahrung. Je älter ein Mensch dort wird, desto weiser ist er. Die alten Menschen genießen dort ein hohes Ansehen und sind eng in ihre Familien und Dorfgemeinschaften eingebettet. Sie wissen um den Einfluss ihrer Worte und sie sind im Familienverbund gut versorgt.

Diese Wertschätzung und dieses Miteinander sorgen für gute Gefühle und Zufriedenheit – beides Aspekte, die wichtig für unsere Gesundheit sind: Während Einsamkeit und soziale Isolation Stress, hohen Blutdruck und Krankheiten fördern, sorgen gute soziale Kontakte für die Ausschüttung des Bindungshormons Oxytocin und anderer Glückshormone und motivieren, sich um sich selbst zu kümmern und gesund zu bleiben.

Einsamkeit macht krank

Da in unserer westlichen Welt immer mehr Menschen allein und oft auch isoliert leben, werden die Folgen von Einsamkeit besonders für die betroffenen Alten zunehmend wissenschaftlich untersucht. Der Zusammenhang zwischen Einsamkeit und schlechter körperlicher sowie geistiger Gesundheit ist eindeutig:

Auf körperlicher Seite konnten eine schlechtere Mobilität, ein höheres Sturzrisiko sowie mehr Herz-Kreislauf-Erkrankungen und auch eine kürzere Lebensdauer nachgewiesen werden. Auf mentaler Ebene wurden ein geringeres Selbstwertgefühl, weniger Zufriedenheit und schlechterer Schlaf bis hin zu mehr Depressionen und Suizidgedanken festgestellt.

Soziale Isolation bringt außerdem weniger geistige Anregung und gedanklichen Austausch mit sich. Da aber das Gehirn gefordert werden muss, damit es fit bleibt, führt Einsamkeit auch im kognitiven Bereich zu Defiziten: Die Wahrnehmung wird langsamer, ebenso die Verarbeitung der Informationen im Gehirn, und das Gedächtnis wird schlechter.

Soziale Medien sind kein Ersatz

Der Mensch ist ein soziales Wesen und wie wichtig für uns reale Kontakte sind, haben viele von uns während der Corona-Pandemie zu spüren bekommen. Auch wenn viele kreative Möglichkeiten zur Kommunikation über das Internet gefunden wurden, fehlte den meisten Menschen die persönliche Begegnung. Nur dann können wir Nuancen in der Mimik und der Stimme wahrnehmen und auch vermeintlich simple Berührungen wie das Händeschütteln oder die Art einer Umarmung zur Begrüßung sagen uns etwas über das Gegenüber. All das und viel mehr fällt beim Austausch über soziale Medien weg.

Statt Verbundenheit vermitteln die sozialen Medien das Gefühl der Isolation, und zwar umso intensiver, je länger man auf Onlineplattformen herumsurft. Das ist das 2017 veröffentlichte Ergebnis einer Studie des Teams um Dr. Brian Primack von der Universität Pittsburgh. Fast 1800 junge US-Amerikaner zwischen 19 bis 32 Jahren, die repräsentativ für die US-Bevölkerung ausgewählt worden waren, nahmen an der Studie teil:

Jene, die sich jeden Tag länger als 2 Stunden mit sozialen Medien beschäftigten, fühlten sich doppelt so oft einsam wie jene, die unter einer halben Stunde dort unterwegs waren.

Life Kinetik: Fitness fürs Gehirn

Kreuzworträtsel zu lösen, ist gut, Denksportaufgaben sind besser, am besten jedoch ist Life Kinetik. Das haben wissenschaftliche Studien gezeigt. Dieses noch relativ neue Konzept vereint die positiven Effekte von Denksport mit Bewegung und beruht auf zwei Grundlagen:

1. Es gibt ungewöhnliche koordinative, kognitive und visuelle Aufgaben.

2. Keine Übung wird so lange trainiert, bis eine Automatisierung eintritt. So wird das Gehirn immer wieder neu herausgefordert.

Dadurch werden neue Synapsen im Gehirn gebildet und neuronale Lernvorgänge angeregt. Das verzögert die Entstehung von Demenzsymptomen, verbessert die Konzentrationsfähigkeit und steigert die visuelle Wahrnehmung. Deswegen wird Life Kinetik auch als Unterstützung im Leistungssport genutzt.

Das Beste daran aber ist: Es macht jede Menge Spaß und ist für jedes Alter geeignet. Die ganze Familie von den Enkeln bis zur Oma kann mitmachen. Die meisten Übungen sind leicht zu verstehen. Sie benötigen weder viel Material noch viel Platz dafür, Sie können die Übungen gut in den Alltag einbauen und schon mit 1 Stunde pro Woche erzielen Sie gute Ergebnisse. Probieren Sie zum Einstieg doch einmal diese beiden Übungen aus:

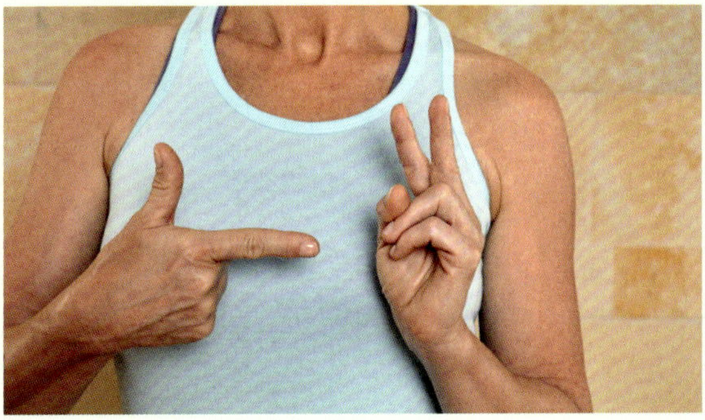

Ballübung

Alte Tennisbälle hat fast immer irgendjemand in der Bekanntschaft, aber sie können auch andere Bälle nehmen. Mit dickeren Bällen ist die Übung schwieriger und auch, wenn Sie unterschiedlich große Bälle nehmen.

- Nehmen Sie in jede Hand einen Ball.
- Werfen Sie die Bälle gleichzeitig hoch und klatschen Sie in die Hände, während die Bälle in der Luft sind.
- Werfen Sie die Bälle gleichzeitig hoch und überkreuzen Sie die Arme, während die Bälle in der Luft sind, und fangen Sie sie mit der jeweils anderen Hand auf.
- Noch schwieriger wird es, wenn Sie die Hände dabei umdrehen.

Osterhasenjagd

- Formen Sie mit einer Hand einen Hasen, indem Sie Zeige- und Mittelfinger ausstrecken, und mit der anderen eine Pistole, indem Sie Daumen und Zeigefinger ausstrecken. Die Pistole zielt auf den Hasen.
- Dann wechseln Sie zwischen beidem gleichzeitig hin und her: Mal „schießt" die linke Hand auf den Hasen, mal die rechte – und das immer schneller.

Ikigai: Wofür lohnt es sich zu leben?

In Ogimi, einem kleinen Ort auf der japanischen Halbinsel Okinawa, in dem sehr viele 100-Jährige leben, gibt es bei der Stadtverwaltung eine „Abteilung für Wohlbefinden" – ein sicheres Zeichen dafür, dass man dem Wohlergehen der Bürger einen hohen Stellenwert einräumt. Außerdem existiert in dieser Region kein Begriff für Rente oder Ruhestand. Die Menschen dort brauchen ihn einfach nicht, weil sie bis ins hohe Alter aktiv bleiben und deswegen eine strikte Trennung zwischen Arbeit und Freizeit gar nicht so kennen wie wir. Sie wissen auch als 100-Jährige immer noch genau, warum sie morgens aufstehen und welche Verantwortung sie tragen. Die Frage „Warum lohnt sich das Aufstehen für mich heute?" können sie jeden Tag aufs Neue problemlos beantworten. Können Sie das auch? Falls nicht, kann Ihnen die japanische Philosophie des Ikigai dabei helfen, daran etwas zu verändern.

» *Das Wort „Ikigai"*
gibt es schon einige Jahrhunderte und wurde früher für „das, wofür es sich zu sterben lohnt" verwendet. Inzwischen liegt der Fokus zum Glück auf dem Leben und nicht auf dem Sterben. Ikigai bezeichnet heutzutage den „Lebenssinn", den „Wert des Lebens", „das, wofür es sich zu leben lohnt".

Die Suche nach Ikigai hat in Japan kulturell schon immer einen hohen Stellenwert und ist ein sehr individueller Prozess: Jeder darf und soll seine ganz persönliche Antwort finden, denn nur dann kann er mit Freude und innerer Zufriedenheit sein Leben führen. Bei diesem Lebensstil fällt der ökonomische bzw. materielle Erfolg weit in seiner Bedeutung dahinter zurück, dass man im Leben seine Berufung findet und sie bis ins hohe Alter lebt. Dadurch bleiben die Menschen über ihre gesamte Lebensspanne aktiv und suchen nach immer weiteren, zu ihnen passenden Herausforderungen.

Eine Reise zu sich selbst

Um Ikigai zu erreichen, ist eine regelmäßige Selbsterforschung nötig. Dabei horchen die Japaner in sich hinein, um herauszufinden, was wirklich wichtig für sie ist. Das ist natürlich mit 20 oder 30 Jahren nicht dasselbe wie mit 50 oder gar mit 70, denn wir alle entwickeln uns durch die stetig wachsende Lebenserfahrung weiter und verändern uns. Trotzdem bleiben die Grundfragen an das eigene Leben bis zu unserem Tod im Prinzip dieselben und konzentrieren sich zunächst auf die folgenden vier Aspekte:

1. Was liebe ich und was tue ich gern?
2. Was benötigt die Welt, was brauchen die Menschen von mir?
3. Womit kann ich Geld verdienen?
4. Worin bin ich gut und talentiert?

Sind Sie überrascht, dass auch Geld in diesem Konzept einen Platz hat? Das erscheint vordergründig ganz pragmatisch, denn von irgendetwas müssen wir leben und dafür ist in unserer Welt Geld nötig. Schauen wir genauer hin, liegt es daran, dass beim Ikigai nicht zwischen Arbeit und Freizeit unterschieden wird. Denn beides zusammen macht unser Leben aus und wir können keinen der beiden Bereiche ignorieren.

DAS SAGT DIE WISSENSCHAFT ZU IKIGAI

In einer Langzeitstudie der japanischen Universität Tohoku wurden über 43 000 Menschen im Alter zwischen 40 und 79 über sieben Jahre lang regelmäßig immer wieder zu verschiedenen Aspekten des Lebens befragt, darunter neben Stress, Ernährungsgewohnheiten und Bewegung auch zu Ikigai. Während des Untersuchungszeitraums starben 7 Prozent der Testpersonen. Die Auswertung der Todesfälle ergab, dass Menschen, die Fragen zu Ikigai positiv beantworteten, eine geringere Sterblichkeit aufwiesen als jene Menschen, die ihr Ikigai nicht lebten.

Die vier Lebensbereiche überschneiden sich: Aus 1. und 2. ergibt sich unsere Mission bzw. unser Auftrag für diese Welt, aus 2. und 3. unsere Berufung oder Bestimmung, aus 3. und 4. unsere Arbeit und aus 4. und 1. unsere Leidenschaft oder Begeisterung. Für die eigene Lebensfreude und das individuelle Wohlbefinden, also für unseren Lebenssinn, unser ganz persönliches Ikigai, ist es optimal, wenn sich diese Bereiche möglichst stark überschneiden: Dann werden all unsere Bedürfnisse abgedeckt. Das verdeutlicht die Grafik auf Seite 162 sehr gut.

Sie zeigt aber auch, dass die Schnittmenge sehr klein sein kann: Oft fehlt ein Bereich, sodass wir uns nutzlos, leer oder unsicher fühlen oder aber trotz aller Leidenschaft, Mission und Berufung nicht gut davon leben können – eine Lebenssituation, die tatsächlich viele Künstler und viele Selbstständige kennen und die stresst, obwohl drei von vier Bereichen gut abgedeckt sind. Es geht also letztlich darum, diese vier Lebensbereiche möglichst eng zu verzahnen, sodass wir mit unserem Lebenssinn, also Ikigai, die meiste Zeit verbunden sind. Das ist immer dann der Fall, wenn wir in einer Tätigkeit so vollkommen aufgehen, dass wir dabei die Zeit vergessen.

Schon sein Ikigai zu finden und immer wieder an sich verändernde Lebenssituationen anzupassen, ist nichts, was Sie mal eben von heute auf morgen machen können. Es ist ein Prozess, der seine Zeit braucht – und auch Ruhe, um sich auf das Wesentliche im Leben zu fokussieren. Dabei gilt nur eine Frage: Was ist für Sie richtig oder falsch? Das, was andere von Ihnen erwarten, spielt keine Rolle, denn es geht um Ihr Ikigai, um Ihr Glück und Ihre Zufriedenheit.

Zur Philosophie des Ikigai gehören außerdem einige allgemeine Ratschläge, die ein zufriedenes Leben sehr erleichtern:

- Versuchen Sie, Stress zu vermeiden.
- Entschleunigen Sie Ihr Leben.
- Gehen Sie freundlich und sorgsam mit sich um.
- Seien Sie immer aktiv, auch körperlich.
- Seien Sie dankbar, auch für scheinbare Kleinigkeiten.
- Geben Sie Ihren Träumen Raum – ohne schlechtes Gewissen und mit Freude.
- Umgeben Sie sich mit Menschen, die Sie mögen.
- Seien Sie immer neugierig.
- Gehen Sie oft in die Natur.

Finden Sie Ihr Ikigai

Die vier Grundfragen zum Lebenssinn haben Sie schon kennengelernt. Da diese jedoch ziemlich pauschal sind, fällt es vielen Menschen schwer, darauf eine Antwort zu finden. Mit dem folgenden Fragenkatalog, der mehr ins Detail geht, wird es einfacher. Nehmen Sie sich dafür ausreichend Zeit und Ruhe. Nutzen Sie vier Blätter, für jeden Fragenkomplex eins, sodass Sie auch später noch genug Platz haben, um etwas zu ergänzen. Antworten Sie zunächst spontan und spüren Sie dann in sich hinein, ob sich die Antwort richtig anfühlt. Wenn nicht, suchen Sie weiter nach einer stimmigen Antwort.

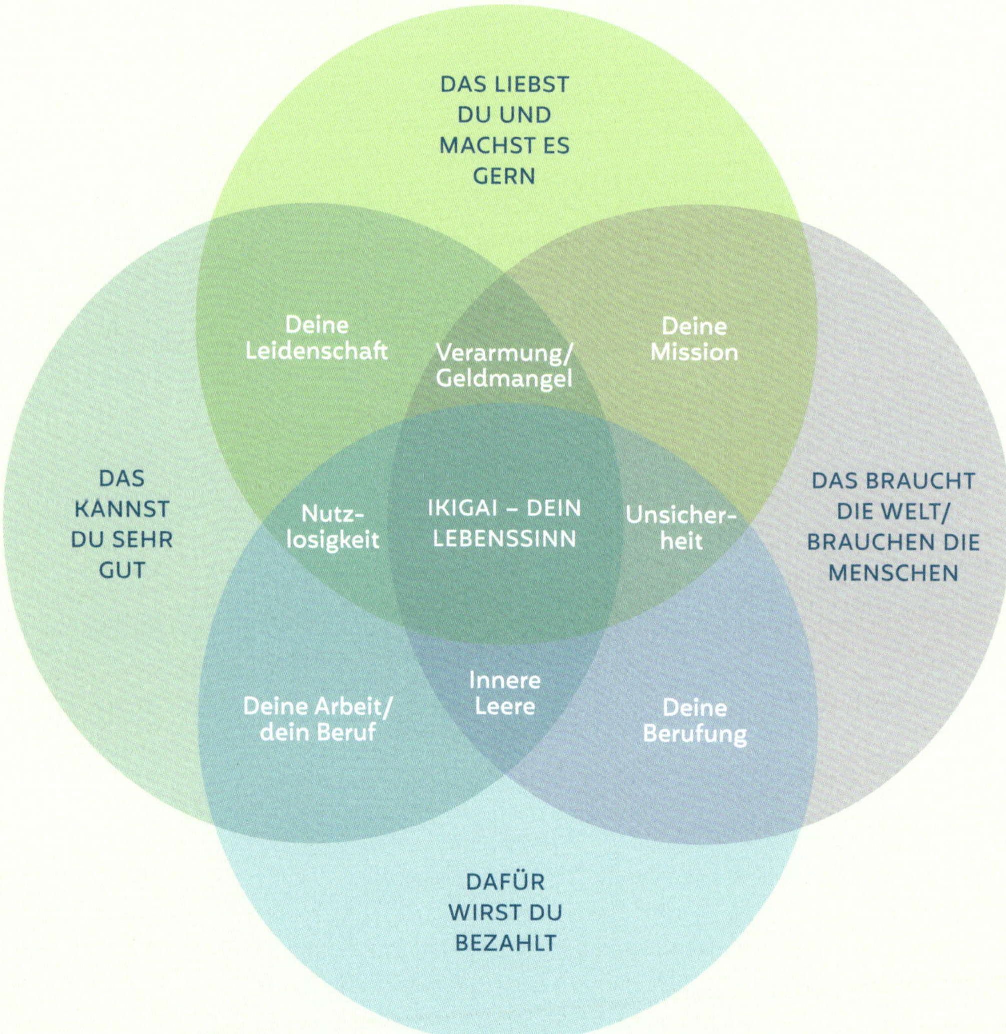

1. WAS LIEBE ICH UND WAS TUE ICH GERN?

Wovon erzähle ich gern anderen?
Wobei vergesse ich die Zeit?
Was habe ich als Kind geliebt?
Was könnte ich den ganzen Tag machen?

2. WAS BENÖTIGT DIE WELT, WAS BRAUCHEN DIE MENSCHEN VON MIR?

Was halte ich für sinnvoll?
Was verändert sich dadurch konkret?
Was passt zu meinen Werten?
Was passiert, wenn ich es nicht tue?

3. WOMIT KANN ICH GELD VERDIENEN?

Welche Ausbildungen habe ich?
Welche anderen Qualifikationen habe ich?
Für was würden andere Menschen Geld bezahlen?

4. WORIN BIN ICH GUT UND TALENTIERT?

Was kann ich sehr gut, vielleicht besser als viele andere?
Was loben Kollegen und Freunde oft an mir oder an dem, was ich mache?
Was habe ich einmal gelernt?
Welche Kenntnisse und Fähigkeiten setze ich nicht ein?

Jetzt markieren Sie auf den vier Blättern mit unterschiedlichen Farben, welche Antworten zusammenpassen. So wird Ihr persönlicher Lebenssinn deutlich. Wenn das gleich beim ersten Durchgang klappt: Freuen Sie sich, denn die meisten Menschen benötigen mehrere Anläufe – und damit auch ein wenig Geduld mit sich selbst. Sie werden aber feststellen, dass Fragen in Ihrem Unterbewusstsein „gären" und manche Antworten wie aus dem Nichts plötzlich beim Spaziergang auftauchen oder auch als Bestandteil von Träumen.

7

Optimale Reinigung

Damit sich unsere Zellen bis ins hohe Alter problemlos erneuern können und dann immer noch gut funktionieren, müssen sie sich täglich aufs Neue von gesundheitsschädigenden Stoffen befreien und sich selbst entgiften. Dabei können wir sie unterstützen.

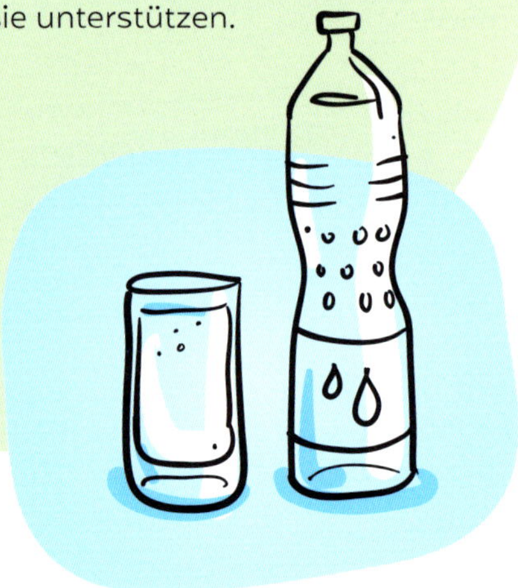

Entgiftung des Körpers – unendlich wichtig

Wenn Sie das Wort „Reinigung" in Verbindung mit dem menschlichen Organismus hören, denken Sie vermutlich an Shampoo, Duschgel, Zahnpasta, vielleicht auch an Hygiene im Haushalt oder saubere Wäsche. Das alles ist natürlich für unser Wohlbefinden nicht unwichtig, aber: In diesem Kapitel geht es um Leber und Nieren, Haut, Lunge und Lymphsystem, kurz: um unsere unterschätzten, aber so wertvollen Entgiftungsorgane. Sie reinigen uns innerlich von schädlichen Stoffen.

Tatsächlich ist eine funktionierende innere Reinigung ein bedeutsamer Schlüssel für ein langes Leben: Würden sich im Körper all die Schadstoffe ansammeln, die wir bewusst oder unbewusst aufnehmen, sowie jene, die bei den Stoffwechselprozessen entstehen, käme es schnell zum Organversagen und damit zum Tod. Das passiert aber nicht. Die Natur hat uns mit einem ausgeklügelten Entgiftungssystem ausgestattet, das ununterbrochen und ohne unser Zutun meist ziemlich gut funktioniert und den größten Teil der Schadstoffe aus dem Körper befördert. Allerdings überfordern viele Menschen dieses System durch ihren Lebensstil. Doch umgekehrt können wir es durch bestimmte Verhaltensweisen auch bewusst unterstützen.

Wie kommen Gifte in unseren Körper?

Wir atmen, wir essen und trinken, wir berühren Dinge – und jedes Mal nehmen wir dabei Giftstoffe auf. In den westlichen Gesellschaften haben wir unseren Wohlstand und unser bequemes Leben nur durch den Einsatz vielfältiger Chemikalien erreicht. Deswegen sind sie inzwischen überall: durch Feinstaub, Stickoxide, Schwermetalle, Dünge- und Schädlingsbekämpfungsmittel in Luft, Wasser, Boden und unseren Lebensmitteln, in den unzähligen Kunststoffen, die wir für alles Mögliche brauchen, in Lacken und Farben, Möbeln und Teppichen, in Kleidung und Kosmetika und, und, und … Natürlich gibt es Grenzwerte, die über die Jahre niedriger und niedriger geworden sind, aber es gelangen immer noch viel zu viele Stoffe in unseren Körper, die dort nicht hingehören, sogenannte Xenobiotika.

Hinzu kommen noch die Gifte, die der Organismus beim Verarbeiten unserer Nahrung selbst herstellt, sowie jene, die wir ganz bewusst zu uns nehmen. Das sind vor allem Alkohol, Nikotin und andere Substanzen zum Rauchen und – woran niemand denkt in diesem Zusammenhang – Medikamente. Klar: Sie helfen uns gegen Krankheiten, aber wenn sie über eine längere Zeit oder dauerhaft eingenommen werden müssen, greifen viele drastisch in den Vitamin- und Mineralstoffwechsel ein oder rufen beispielsweise Magenprobleme hervor, die dann wieder mit einer anderen Arznei behandelt werden. Medikamente überfordern oft unsere Entgiftungsorgane oder greifen sie sogar an wie es etwa für Leberprobleme nachgewiesen wurde, die durch Paracetamol ausgelöst worden waren.

Trotzdem leben wir munter vor uns hin, denn unser Körper kann mit vielem umgehen. Auch hier gilt: Die Dosis macht das Gift. Allerdings sollten wir die Dosis so niedrig wie möglich halten in den Bereichen, die wir aktiv beeinflussen können. Da dennoch genügend Schadstoffe übrig bleiben, empfehle ich, den Organismus bei der Entgiftung zu unterstützen. Funktioniert nämlich die körpereigene Entgiftung nicht einwandfrei, sammeln sich schädli-

Das Selbstreinigungssystem des Körpers

Das Entgiftungssystem unseres Körpers ist komplex und faszinierend zugleich. Mehrere Organe sind daran beteiligt. Bei gesunden Menschen funktionieren die Entgiftungsprozesse in der Regel reibungslos. Dass dies bis ins hohe Alter so bleibt, hat jeder Einzelne zu großen Stücken selbst in der Hand: Eine gesunde Lebensweise mit wenig Alkohol, ausgewogener Ernährung und reichlich Bewegung hält unsere Entgiftungsorgane lange fit.

Leber

Das größte und zugleich wichtigste Entgiftungsorgan ist die Leber. Ein dauerhaftes Zuviel an Zucker und/oder Alkohol kann sie irreversibel schädigen.

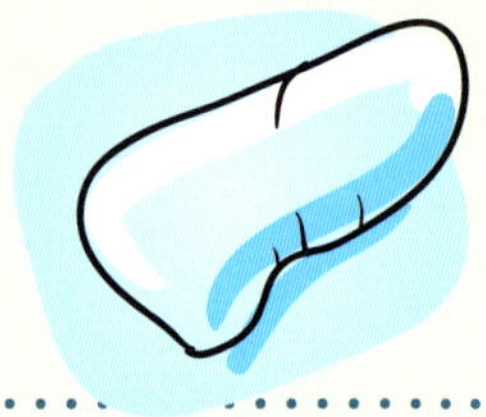

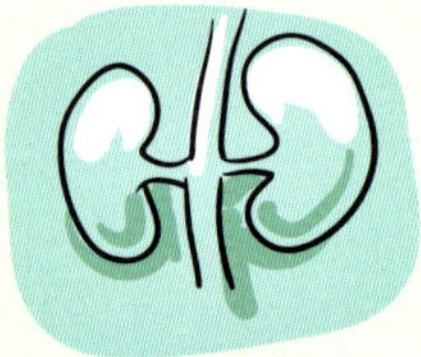

Nieren

Als „Außenstelle" der Leber sind unsere beiden Nieren rund um die Uhr im Einsatz. Sie produzieren den Primärharn und im zweiten Filtrationsdurchgang den Sekundärharn, auch Urin genannt.

Haut

Sie ist unser Schutzschild und hindert größere Teilchen daran, in den Körper einzudringen. Über den Schweiß leitet die Haut Abfallprodukte des Stoffwechsels nach draußen.

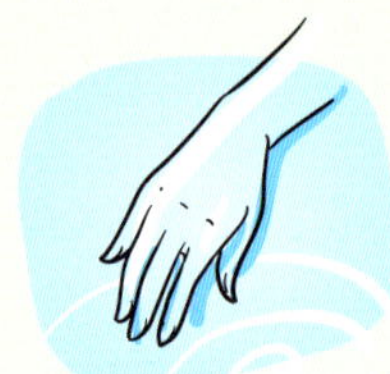

Lunge

Dank der Schleimschichten und Flimmerhärchen in der Luftröhre und den Bronchien können wir größere Teilchen und Schadstoffe aus dem Körper hinausatmen oder -husten. Und ihn mit wertvoller Lebensenergie in Form von Sauerstoff versorgen.

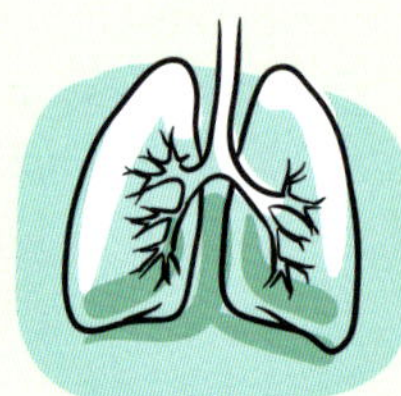

Lymphe

Die Lymphflüssigkeit transportiert unter anderem Stoffwechselabfallprodukte, Gifte und Krankheitserreger aus den Zellen über die Lymphbahnen zu den -knoten. In den Lymphknoten wird dieses körpereigene „Abwasser" gereinigt und wieder dem Blut zugeführt.

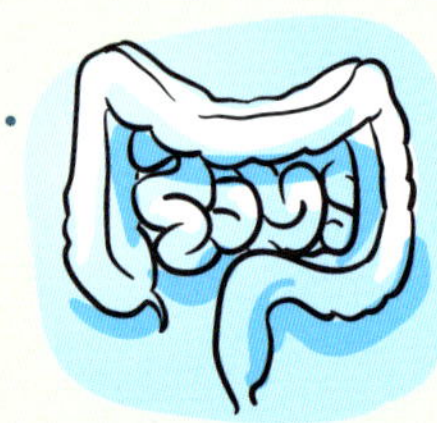

Darm

Der Darm und seine Bakterien (siehe Seite 112) sortieren nicht nur aus der Nahrung nützliche und schädliche Substanzen. Er bindet auch mithilfe von Ballaststoffen Schadstoffe und transportiert sie mit Kot aus dem Körper.

che Substanzen an, beeinträchtigen den Stoffwechsel und die Zellversorgung. Typische Folgen sind Wasseransammlungen, chronische Müdigkeit, Kopfschmerzen und Migräne, Gelenkentzündungen, Muskelschmerzen.

Leber – absolut lebenswichtig

Unser größtes Entgiftungsorgan ist mit etwa 1,5 Kilogramm die Leber. Sie steckt von Arzneistoffen über Fast Food, zu viel Zucker bis hin zu Alkohol einiges weg, bevor sie Schaden nimmt oder gar kapituliert. (Den Prozess der Leberschädigung habe ich Ihnen bereits auf Seite 146 in Zusammenhang mit Alkohol erläutert.) Sie hat außerdem noch zahlreiche andere wichtige Funktionen im Organismus:

- Sie speichert Zucker (Glukose), Vitamine und Eisen
- Sie verarbeitet Eiweiß
- Sie baut alte Blutkörperchen ab
- Sie produziert täglich einen Liter Verdauungssaft zur Verstoffwechselung der Nahrungsfette
- Sie sortiert unseren „inneren Müll"

300 bis 400 Milliarden Leberzellen, die Hepatozyten, versuchen, alles zu entsorgen, was dem Organismus schadet. Sie liegen eingebettet in ein Netzwerk aus winzigen Blutgefäßen. Über diese Lebersinusoide gelangt pro Minute ein Liter Blut bis ins Zentrum der Leber und in die Leberlappen, wird dort gereinigt und fließt wieder zurück in den Körper. In dieser Leberkläranlage wird aussortiert: Nährstoffe werden gespeichert oder gleich an die entsprechenden Zellen weitergeleitet. Makrophagen, die Riesenfresszellen des Immunsystems (siehe Seite 130), vernichten die Schadstoffe, allen voran das hochgiftig wirkende Ammoniak. Dieses Nervengift entsteht bei der Verstoffwechselung von Eiweiß und würde unser Gehirn massiv schädigen, wenn es im Körper bliebe.

MIT ÖL SCHADSTOFFE AUS DEM KÖRPER ZIEHEN

Wasserlösliche Substanzen können wir durch viel Trinken aus dem Körper spülen. Für fettlösliche Stoffe nutzen Sie die Jahrhunderte alte und bewährte Methode des Ölziehens. Dazu nehmen Sie jeden Morgen vor dem Zähneputzen einen Esslöffel Sonnenblumen-, Oliven- oder Sesamöl in Bioqualität in den Mund. Dann ziehen Sie es 5 bis 10 Minuten durch die Zähne, kauen es und gurgeln damit. Danach ausspucken, den Mund gründlich ausspülen und dann die Zähne putzen. Über die Mundschleimhaut können Sie auf diese Weise viele Abfallstoffe aus dem Körper leiten.

Fettleber durch Alkohol und Fruktose

Der häufigste Grund für einen Leberschaden ist nach wie vor Alkohol (siehe Seite 147), aber inzwischen holt ein scheinbar gesunder Stoff auf: der Fruchtzucker, auch unter dem Begriff „Fruktose" bekannt. „Aber Obst ist doch gesund?", werden Sie sich jetzt vielleicht fragen. Ja, das ist es. Aber Fruchtzucker steckt nicht nur in Früchten, sondern die Lebensmittelindustrie setzt ihn in allen möglichen Produkten ein. So macht sie sich das positive Image von Obst zunutze – und spart dabei noch, weil Fruktose eine sehr preiswerte Zuckerart ist.

Im Unterschied zu Glukose wird Fruchtzucker nicht sofort im Blut unter Einsatz von Insulin verarbeitet, sondern erst in der Leber. Dort regt Fruktose die Fettproduktion an, sodass es bei zu viel Fruchtzucker zur Fettleber kommen kann. Deswegen sollten Sie täglich nicht mehr als 50 bis 70 Gramm Fruktose zu sich nehmen. In einem Apfel sind nur etwa 7 Gramm enthalten, aber schon in Tomatenketchup und erst recht in Gummibärchen sind es deutlich mehr. Deswegen lohnt es sich, die Zutatenlisten bei Fertigprodukten zu lesen. Wie viel Gramm sie genau benutzt haben, müssen die Lebensmittelhersteller leider nicht angeben. Doch steht Fruktose weit vorn in der Liste, ist sie eine der Hauptzutaten.

Nieren – Außenstelle der Leber

Ganz eng zusammen mit der Leber arbeiten unsere beiden Nieren, die bei einer Größe von rund 6 mal 12 Zentimetern je etwa 150 Gramm wiegen. Mit Fug und Recht können wir sie als Entgiftungsaußenstelle der Leber bezeichnen, denn durch ihre Nephrone, die aus Nierenkörperchen und -kanälen bestehen, wird das Blut gepresst und der sogenannte Primärharn entsteht.

Täglich produzieren die Nieren rund 180 Liter Primärharn. Er enthält noch nützliche Bestandteile wie Wasser, Mineralien, Glukose und Aminosäuren, aber auch schädliche wie Ammoniak, Reste von Medikamenten und Harnstoffe. Diese sogenannten harnpflichtigen Substanzen werden in einem zweiten Filtrationsprozess herausgesondert: Es entstehen etwa 1,5 Liter End- oder Sekundärharn. Wenn wir den Endharn ausscheiden, können wir die reinigende Wirkung der Nieren auch riechen: Der typische Uringeruch entsteht durch Ammoniak.

Ein Hoch auf schweißnasse Haut

Unsere Haut schützt uns auf zweierlei Weise vor Schadstoffen:

1. Sie bildet einen Schutzschild gegenüber der Umwelt und eine Barriere gegen das Eindringen größerer Teilchen. Auch kleine Partikel kommen selten weiter als bis in die obere Hautschicht – ein Grund, warum die meisten Werbebotschaften der Kosmetikindustrie nichts weiter als leere Versprechungen sind.

2. Mithilfe der Schweißdrüsen leitet die Haut Abfallprodukte des Stoffwechsels aus dem Körper nach draußen und ist dadurch ein unverzichtbares Reinigungsorgan.

Wir besitzen etwa zweieinhalb bis drei Millionen Schweißdrüsen, die an heißen oder „bewegten" Tagen bis zu fünf Liter Schweiß herstellen. Diese verlorene Flüssigkeit müssen wir unbedingt durch ausreichendes Trinken immer wieder auffüllen (siehe Seite 115). Schweiß ist ein wässrig-fettes Sekret aus Wasser, Salzen, verschiedenen Säuren (darunter Harnsäure), Zucker, Vitamin C, Ammoniak. Neben diesen Stoffen entsorgt der Organismus über den Schweiß auch Schwermetalle wie Quecksilber und Brom.

Schwitzen ist also unverzichtbar für unser Wohlergehen! Kleistern Sie deswegen Ihre Schweißdrüsen nicht mit klebrigen Deos zu und denken Sie über deren Veröden nur bei wirklich krankhaftem Schwitzen nach. Im Gegenteil: Wenn Sie ein- oder mehrmals am Tag durch körperliche Anstrengung richtig ins Schwitzen kommen, fördern Sie nicht nur Ihren Stoffwechsel, sondern auch die innere Reinigung. Regelmäßige Saunagänge oder Dampfbäder unterstützen die innere Entgiftung sehr wirkungsvoll.

Schweißgeruch: nein, danke

Frischer Schweiß riecht übrigens nicht – außer in der Pubertät. Der Geruch entsteht erst, wenn die Bakterien auf der Haut die Fettsäuren im Schweiß abbauen.

Energie rein, Schlechtes raus – die Lunge

Mit jedem Einatmen nehmen wir Sauerstoff auf, jedoch auch die Schadstoffe aus der Luft unserer Umgebung. Mit jedem Ausatmen geben wir das für den Körper schädliche Kohlendioxid (CO_2) ab, das im Organismus bei der Verarbeitung des Sauerstoffs entstanden ist. Aber auch andere Stoffe werden über die Ausatmung abgegeben. Bei der typischen Alkoholfahne sind das beispielsweise neben Ethanol die Abbauprodukte der sogenannten Fuselöle, also der Geschmacks- und Aromaträger des Getränks, wie schwefelhaltige Verbindungen.

Da wir uns die Atemluft in unserem Alltag in der Regel nicht aussuchen können, sollten wir Lunge, Bronchien, Lungenbläschen und die Luftröhre so weit wie möglich unterstützen. Erste und auch nachhaltigste Maßnahme ist natürlich, auf das Rauchen zu verzichten, und zwar auf jegliche Art von Rauchen, denn Sie nehmen damit immer Schadstoffe auf.

Die Luft in unseren Wohnräumen können wir durch Staubsaugen und die Verwendung natürlicher Materialien positiv beeinflussen. Regelmäßiges Lüften gehört auch dazu, zumal es gegen Schimmelbildung hilft: Schimmelsporen beeinträchtigen die Lunge besonders. Pflanzen wie Aloe vera, Arecapalme, Efeu, Farnkraut, Grünlilie und Scheidenblatt können organische Verbindungen wie Benzol und Formaldehyd aus der Luft filtern.

Regelmäßige Bewegung und Atemübungen (siehe Seite 149), aber auch Singen und das Spielen von Blasinstrumenten stärken die Lunge. Joggen an viel befahrenen Straßen ist eher kontraproduktiv wegen der Schadstoffbelastung dort. Optimal dagegen sind Waldwege, weil wir dann die wohltuenden Ausdünstungen der Bäume einatmen, die Terpene. Außerdem enthält Waldluft im Schnitt 90 Prozent weniger Staubpartikel als Stadtluft. Meeresklima ist auch toll für die Lunge, weil der Salzgehalt den Schleim in den Atemwegen löst. Die höchste Salzkonzentration gibt es direkt am Ufer, 15 Meter weiter im Landesinneren ist sie nur noch halb so hoch.

Auch über die Ernährung können Sie Ihre Lungenfunktionen fördern oder beeinträchtigen. Dass gegen Übergewicht anzuatmen, die Lunge belastet, leuchtet unmittelbar ein, doch auch eine gesunde Ernährung wie ab Seite 86 beschrieben wirkt positiv auf die Atemwege. Studien von 2017 zeigten, dass tatsächlich auch einzelne Lebensmittel dazu beitragen, die Lunge gesund zu erhalten oder zu reparieren. Dazu gehören Tomaten, Äpfel und Bananen. Wichtig ist, dass sie frisch und regelmäßig verzehrt werden.

Rauchen vergiftet

Tabakrauch enthält Dioxine, Benzole, Nitrosamine und sogar Schwermetalle, die sich bei Rauchern auch im Körper nachweisen lassen. Außerdem ist von Tabakrauch hinlänglich bekannt, dass er die Vorgänge in den Atemwegen stark behindert: Es bildet sich deutlich mehr Schleim in den Bronchien, der sich in der Lunge staut und den allseits bekannten Raucherhusten auslöst. Die Flimmerhärchen in den Bronchien werden zerstört und können Schadstoffe kaum noch aus der Lunge transportieren. Auch die Lungenbläschen werden nach und nach vernichtet, sodass die Sauerstoffversorgung des Körpers schlechter wird und die Betroffenen weniger Luft bekommen. Lungenkrebs und COPD (chronisch obstruktive Lungenerkrankung) gehen in den meisten Fällen aufs Rauchen zurück. Auch E-Zigaretten sind nicht ohne Risiko. Da sie noch nicht so lange existieren, können Langzeitfolgen noch nicht erforscht werden. Aber kurzfristig wurden bereits Entzündungen der Bronchien festgestellt. E-Zigaretten empfehlen sich daher ausschließlich für starke Raucher, die bereits mehrmals vergeblich versucht haben aufzuhören.

Das Lymphsystem – unser unbekanntes Abwassersystem

Wissen Sie, was es mit der Lymphflüssigkeit und den Lymphknoten auf sich hat? Nicht wirklich? Dann geht es Ihnen wie den meisten Menschen: Kaum jemand, der sich nicht beruflich damit beschäftigt, kann das Lymphsystem erläutern. Dabei ist es für die körpereigene Reinigung unverzichtbar.

Im Unterschied zu unseren Blutgefäßen ist das Lymphsystem kein geschlossenes Gefäßsystem, sondern ein offenes. Es reicht mit seinen feinsten Gefäßen überallhin, damit es die Lymphflüssigkeit aufnehmen kann. Sie wird aus dem Blutplasma gebildet – jeden Tag etwa vier Liter – und umfließt im gesamten Körper die Zellen. Dabei nimmt die Lymphe überschüssiges Gewebswasser, Abfallstoffe des Stoffwechsels, Gifte und Krankheitserreger auf. Dieses körpereigene „Abwasser" wird dann von den feinsten Lymphgefäßen aufgenommen und durch die immer größer werdenden Lymphbahnen zu den Lymphknoten weitergeleitet. Sie sind wichtige Bestandteile unseres Immunsystems (siehe ab Seite 128). In den 600 bis 700 Knoten, deren bekannteste, große am Hals, in den Achseln und der Leiste liegen, wird die Lymphflüssigkeit gereinigt. Von dort wird sie über die beiden sogenannten Venenwinkel, wo sich oben in der Brust die Hauptvenen verbinden, wieder ins Blut zurückgeführt.

Im Unterschied zum Blut fließt die Lymphflüssigkeit nur, wenn wir uns bewegen: Durch das Anspannen drücken die Muskeln auf die Lymphgefäße und -knoten und quetschen damit die Lymphe voran. Wenn wir uns reichlich bewegen, fließt die Lymphe einwandfrei und wird sogar vermehrt hergestellt. Das bedeutet eine effektivere Entgiftung des Körpers.

Springen massiert die Zellen – mit und ohne Trampolin

Was Kinder ganz automatisch in den Alltag einbauen, sollten wir als Erwachsene für uns wiederentdecken: das Hüpfen und Springen. Es steigert nicht nur die gute Laune, sondern regt den Lymphfluss bis um das 15-Fache an. Wenn wir springen, sind wir am höchsten Punkt einen winzigen Moment lang schwerelos. Dadurch dehnen sich Zellen und Gewebe aus, sodass mehr Flüssigkeit hineinströmen kann. Beim Landen werden Zellen und Gewebe wieder zusammengedrückt und die überschüssige Flüssigkeit wird herausgepresst. Dabei nimmt sie den Zellabfall gleich mit und die Lymphe kommt in Fluss.

Am gesündesten und gelenkschonendsten – und vermutlich mit dem meisten Spaß – hüpfen Sie auf einem Trampolin. Falls Ihre Gelenke gesund und Sie nicht übergewichtig sind, geht es auch ohne: einfach so oder mit dem klassischen Springseil.

Wasser reinigt auch von innen

Eine einfache, aber leider immer noch vernachlässigte Maßnahme, um die Entgiftung des Körpers zu unterstützen, ist, genug Wasser zu trinken. Das unterstützt den Abtransport von Schadstoffen aus den Zellen und fördert den Lymphfluss, denn sowohl Blut als auch Lymphe bleiben durch ausreichend Wasser schön flüssig und können dann gut fließen. 30 Milliliter pro Kilo Körpergewicht sollten es mindestens sein.

Am besten starten Sie Ihren Tag morgens gleich nach dem Aufstehen mit einem großen Glas Wasser, denn am eher dunklen Morgenurin können Sie erkennen, dass Ihr Organismus Flüssigkeit benötigt. Er hat sie nachts bei den Reparatur- und Erneuerungsmaßnahmen des Stoffwechsels verbraucht. Das muss nun nachgefüllt werden.

Unser Körper verliert normalerweise vormittags mehr Flüssigkeit als nachmittags. Aufgrund dieses Biorhythmus ist es sinnvoll, auch am Vormittag entsprechend mehr zu trinken. So schwemmen Sie auch die nächtlichen Abfallprodukte des Stoffwechsels schnell aus und verhindern, dass der Organismus sie mangels Flüssigkeit irgendwo einlagert. Deswegen empfehle ich, am Vormittag etwa 60 Prozent der gesamten Flüssigkeitsmenge zu trinken. Die übrigen 40 Prozent verteilen Sie bis zum Abend. Wenn Sie abends nicht mehr so viel trinken, hat das den Vorteil, dass Sie nachts nicht zur Toilette müssen.

Urin – Spiegel der Entgiftung

Über den Urin regelt der Körper seinen Flüssigkeitshaushalt und scheidet Stoffwechselendprodukte sowie Harnstoff und -säure aus. Deswegen kann die Zusammensetzung des Urins bei einer Laboruntersuchung auf Erkrankungen hinweisen. Aber auch schon seine Farbe sagt einiges aus. Bei gesunden Menschen ist er tagsüber leicht gelblich. Nur morgens zeigt er sich dunkelgelb, weil es nachts nichts zu trinken gab. Hat er auch tagsüber diese Farbe, dann trinken Sie zu wenig. Bei allen anderen Farben gehen Sie besser sofort zum Arzt, denn das deutet auf eine Krankheit hin.

TRINKKUR FÜR EINE WOCHE

Vor allem den Wenigtrinkern rate ich zu dieser Trinkkur, um den Körper einmal richtig durchzuspülen und auch um sich an größere Trinkmengen zu gewöhnen. Optimal wäre lauwarmes Wasser, weil es bekömmlicher ist:
Starten Sie mit einem großen Glas (0,3 l) Wasser direkt nach dem Wachwerden. Dann trinken Sie zum Frühstück drei bis vier Tassen grünen oder Kräutertee und bis zum frühen Nachmittag jede Stunde wieder ein großes Glas Wasser. Ab dann trinken Sie nur noch kleinere Portionen nach Bedarf. Vor dem Schlafengehen schließen Sie den Tag mit einem Glas Wasser ab.

Gifte sanft wegmassieren

Von der professionellen Lymphdrainage haben Sie sicher schon gehört. Sie wird nach manchen Operationen verschrieben, löst Stauungen der Gewebsflüssigkeit auf und regt den normalen Lymphfluss an. Mithilfe der folgenden Griffe können Sie den Lymphfluss selbst anregen und den Abtransport von Schadstoffen unterstützen. Wenn Sie das regelmäßig machen, dehnen sich die Wände der Lymphbahnen aus, sodass dort mehr transportiert werden kann. Außerdem fließt die Lymphe durch die größeren Bahnen schneller ab.

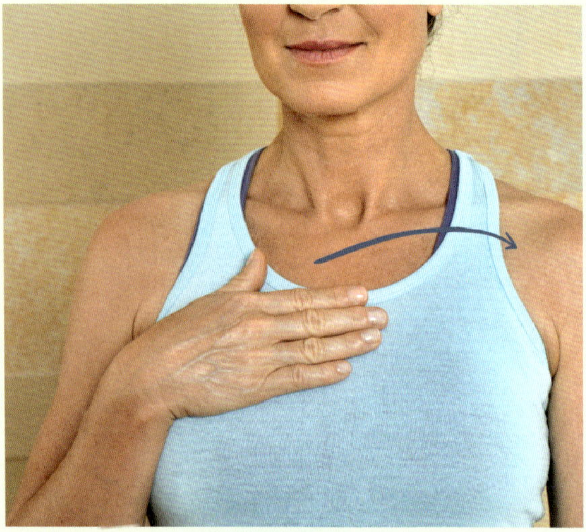

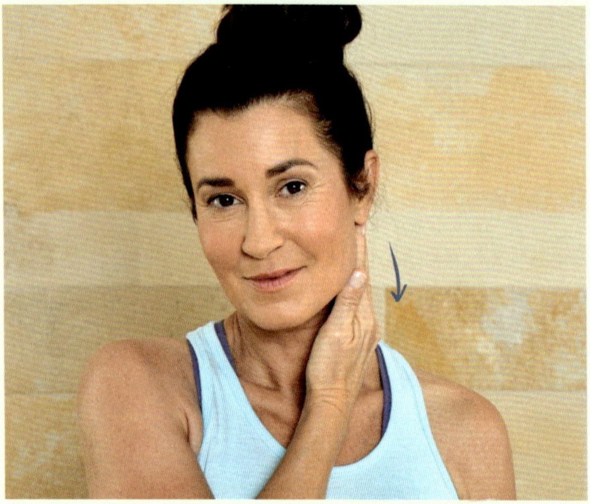

Die Reihenfolge der Griffe ist wichtig, denn zunächst muss in der Körpermitte Platz geschaffen werden, damit Lymphe überhaupt nachfließen kann. Studien zeigten, dass dann eine regelrechte Sogwirkung in den Lymphgefäßen entsteht. Nach der Mitte sind Arme und Beine dran, und zwar wird immer zum Rumpf hin mit leichtem Druck gestrichen und zurück ohne Druck. Denken Sie daran, dass die Lymphgefäße winzig und zart sind. Setzen Sie deswegen nicht auf starken Druck, sondern eher auf sanftes Streicheln:

- Legen Sie die flache rechte Hand auf Ihr Brustbein und streichen Sie mit leichtem Druck zur linken Schulter und ohne Druck wieder zurück.
- Wiederholen Sie das mit der linken Hand und streichen Sie zur rechten Schulter.
- Legen Sie die rechte Hand hinter das linke Ohr und streichen Sie mit leichtem Druck die Haut an Hals, Nacken und Schulter aus.
- Wiederholen Sie das auf der anderen Körperseite.

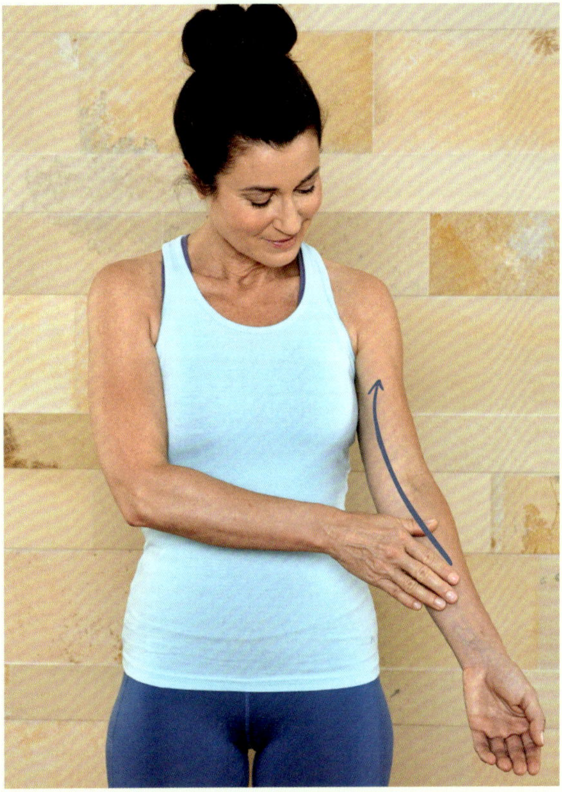

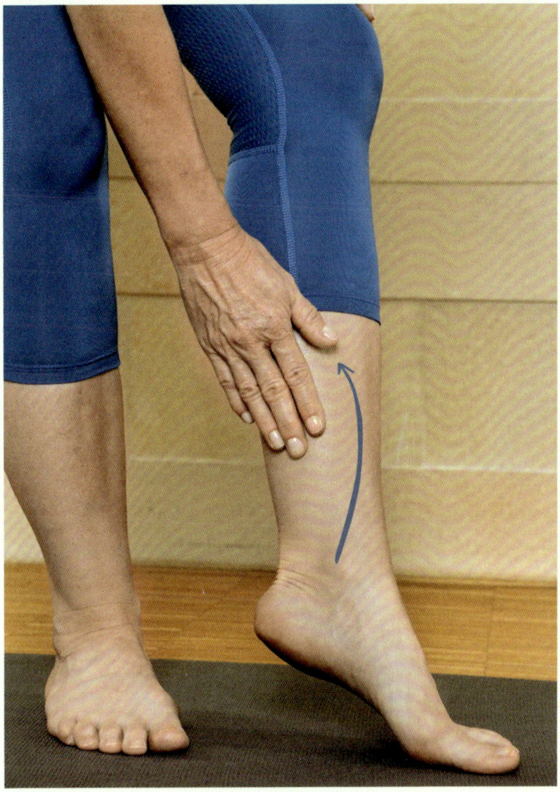

- Streichen Sie nacheinander beide Arme auf der Innenseite nach oben zur Achsel hin mit leichtem Druck aus und führen Sie die Hand auf demselben Weg ohne Druck wieder zurück.

- Streichen Sie mit sanftem Druck an der inneren Beinseite vom Fußknöchel hoch bis zur Leiste. Dort befinden sich die großen Lymphknoten, die Sie noch miteinbeziehen.
- Wechseln Sie zum anderen Bein.

» *Diese sanfte Lymphmassage kostet Sie nicht viel Zeit, denn fünf bis zehn Streicheleinheiten jeweils reichen schon. Wenn die Zeit sehr knapp ist, helfen sogar schon Brust und Hals. Eine Studie hat nachgewiesen, dass dadurch auch die Lymphe zwischen den Zehen schneller fließt.*

»Bei allem Streben nach Gesundheit und einem langen Leben dürfen Spaß und Genuss, also das Leben selbst, nicht auf der Strecke bleiben.«

Nachwort

Es ist schon erstaunlich, in welchen Regionen und unter welchen Umständen Menschen 100 Jahre oder älter werden, und zwar ohne sich anzustrengen, einfach durch ihr ganz normales Leben. Hätten Sie das gedacht? Ich nicht, jedenfalls nicht in solch extremen Ausmaßen. Natürlich wusste ich schon lange, dass Zivilisationskrankheiten wie Diabetes mellitus, Hypercholesterinämie oder Bluthochdruck, Herzinfarkte, Schlaganfälle und auch das stetig zunehmende hohe Übergewicht nicht nur unsere Gesundheit und unser Wohlbefinden vermindern, sondern auch für viele frühe Todesfälle sorgen. Das ist wissenschaftlich längst ausreichend bewiesen. Doch auch mir war neu, dass diese Krankheiten in den Regionen der 100-Jährigen nahezu überhaupt nicht auftauchen. Das jedoch zeigt mir und Ihnen, dass wir unsere Lebensqualität und die Länge des Lebens zu einem großen Teil selbst in der Hand haben und stark beeinflussen können.

Dabei ist mir wichtig: Wenn ich schreibe, wir selbst haben es in der Hand, dann meine ich es auch genau so, denn unser Gesundheitssystem unterstützt uns dabei nur bedingt. Zwar gibt es Vorsorgeuntersuchungen, um manche Erkrankungen früh zu erkennen, und Bonusprogramme, die gesundheitsbewusstes Verhalten belohnen. Aber das reicht aus meiner Sicht längst nicht.

Mir fehlt hier die staatliche Rückendeckung, also eine Politik, die sich ganz deutlich für unsere Gesundheit einsetzt. Das weitgehende Verbot von Nikotinwerbung, das Rauchverbot in Restaurants und Kneipen sowie die höhere Tabaksteuer waren solche Schritte, die auch erfolgreich die Zahl der Raucher gesenkt haben. Aber das war es dann auch: So wurde die vielfach geforderte Zuckersteuer bis heute nicht eingeführt, um nur ein Beispiel zu nennen. Der starke Lobbyismus in der Politik und der prägende Einfluss von Ernährungsindustrie, Pharmakonzernen und Medizinbetrieben auf alle Ebenen unseres Lebens lässt mich vermuten, dass kaum einer an Ihrer und meiner Gesundheit und Vitalität ein wirklich nachhaltiges Interesse hat. Es verdienen einfach viel zu viele an unseren Erkrankungen.

Deswegen müssen wir uns um uns selbst kümmern. Dabei hilft der Blick über den Tellerrand zu den 100-Jährigen der Welt und es lohnt auch, die alten Menschen in unserer Umgebung zu befragen. Das Ergebnis ist immer gleich: Nur ein gesunder Lebensstil ist ein Garant für Wohlbefinden bis ins hohe Alter. Zum Glück können wir den nach Belieben selbst steuern und unser Körper dankt es uns, wenn wir das Ruder in Richtung Gesundheit stellen! Auch das haben Forschungen nachdrücklich bewiesen: Selbst wer lange ungesund gelebt hat, profitiert nachhaltig von einer Veränderung des Lebensstils zum Positiven.

Ich freue mich, dass Sie mir bis hierher gefolgt sind. Wagen Sie nun mit mir den Schritt von der Theorie in Ihr eigenes tägliches Leben und verändern Sie es, wo es Sie drückt. Fangen Sie mit kleinen Schritten an, dann fällt es leichter, und Sie kommen trotzdem ans Ziel. Ich wünsche Ihnen dabei gutes Gelingen und ein schönes Altern!

Ihr Ingo Froböse

Literatur

Agus, D. B.: A Short Guide to a Long Life. Simon & Schuster, 2014

Bear, M. F. et al.: Neurowissenschaften. Spektrum, 2009

Breus, M.: Gutes Timing ist alles. Goldmann, 2017

Buettner, D.: The Blue Zones. National Geographic, 2008

Buettner, D.: The Blue Zones Solution: Eating and Living like the World Healthiest People. National Geographic, 2017

Campbell, T. C. et al.: Die wissenschaftliche Begründung für eine vegane Ernährungsweise. Verlag systemische Medizin, 2017

DeStefano, R.: Muscle Medicine. Fireside Book, 2009

Ekstedt, N. et al.: Das Kochbuch der 100-Jährigen: Rezepte für ein langes Leben. Good Life Books, 2016

Fraser, G.: Diet, Life Expectancy and Chronic Disease: Studies of Seventh-Day Adventist and Other Vegetariens. Oxford University Press, 2003

Froböse, I.: Versteckte Krankheiten. Gräfe & Unzer, 2007

Froböse, I./Schöber, U.: Volkslaufbuch: Gesünder, schlanker, besser drauf. Südwest, 2016

Froböse, I. et al.: Fit im Alter: Den Körper fit halten, gesund frisch bleiben, das Alter genießen. Gräfe & Unzer, 2017

Froböse, I.: Die Beauty-Fitness-Formel, ZS Verlag, 2018

Froböse, I.: Raus aus der Tablettenfalle: Das Erfolgsprogramm für ein Leben ohne Pillen & Co. Gräfe & Unzer, 2019

Froböse, I.: Die Formel Froböse: Der Wegweiser für ein vitales und gesundes Leben. Südwest, 2020

Ganten, D. et al.: Die Steinzeit steckt uns in den Knochen. Piper Verlag, 2011

Gluckmann, P. et al.: Aus dem Tritt geraten: Warum unsere Welt nicht mehr zu unseren Körpern passt. Spektrum, 2007

Gruß, P.: Die Zukunft des Alterns: Die Antwort der Wissenschaft. Beck, 2007

Hasler, G.: Die Darm-Hirn-Connection. Schattauer, 2019

Janeway, C. A. et al.: Immunologie. Spektrum, 2002

Lipton, B. H.: Intelligente Zellen: Wie Erfahrungen unsere Gene steuern. Koha Verlag, 2009

Lynch, B.: Schmutzige Gene: Ein revolutionärer Ansatz, Krankheiten an den Wurzeln zu behandeln und ihre Gesundheit typgerecht zu optimieren. Unimedica, 2018

Maranan, J.: The 100 Best Ways to Stop Aging & Stay Young. Fair Winds, 2011

Matsumura, T.: Gesund alt werden: Die 7 Geheimnisse der Hundertjährigen aus den Blue Zones. Independently published, 2018

Rahn-Huber, U.: So werden Sie 100 Jahre: Das Geheimnis von Okinawa. MVG Verlag, 2009

Rahn-Huber, U.: Das Geheimnis der Hundertjährigen von Sardinien. MVG Verlag, 2016

Reitz, M.: Prinzip Uhr-Gen. Hirzel Verlag, 2007

Robins, J.: Healthy at 100. Random House, 2006

Shanahan, C.: Zellnahrung: Warum unsere Gene natürliche Lebensmittel brauchen. Riva, 2018

Sinclair, D.: Das Ende des Alterns: Die revolutionäre Medizin von morgen. DuMont Verlag, 2019

Shinya, H. et al.: Jung und gesund durch ein vitales Immunsystem: Wie Sie die entscheidenden Enzyme und Bio-Faktoren des Körpers steigern. Goldmann, 2012

Weil, A.: Healthy Aging. Knopf Verlag, 2005

Sachregister

F

G

H

I

J

K

L

HINWEIS

Die Autoren

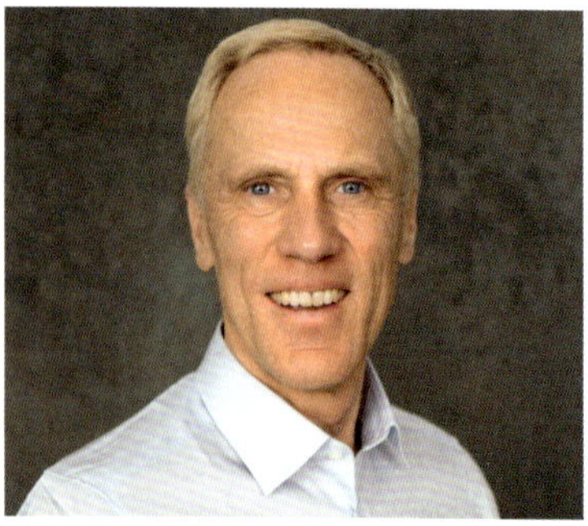

PROF. DR. INGO FROBÖSE

Der Universitätsprofessor für Prävention und Rehabilitation an der Deutschen Sporthochschule Köln ist auch Sachverständiger des Bundestages in „Fragen der Prävention" und Berater für Gesundheitsvorsorge bei Krankenkassen. Im TV ist der mehrfache deutsche Vizemeister im Sprint als Sportwissenschaftler und Gesundheitsexperte sehr gefragt. Zu lesen gibt es sein fundiertes Wissen in zahlreichen Bestsellern und Zeitschriften.

ULRIKE SCHÖBER

Die Autorin und Lektorin mit den Schwerpunkten Gesundheit, Naturheilkunde, Fitness und Ernährung ist fasziniert vom Wunderwerk Körper. Besonders beeindruckt sie, wie sehr er durch unseren Lebensstil beeinflusst wird und wie einfach er sich bereits durch genügend Bewegung und Entspannung sowie die richtige Ernährung gesund halten lässt.

Bildnachweis

Sebastian Bahr: S. 6, 182
Eising Studio: S. 125
Julia Hoersch: S. 121, 127
Coco Lang: S. 120, 124, 126
Mathias Neubauer: S. 122
Shutterstock: S. 116–119, alle Grafiken und Illustrationen
Thorsten Suedfels: S. 123
Michael Wilfling: S. 50–67, 159, 172–173

FORMEL FROBÖSE

Ihre Formel für Lebensqualität und Wohlbefinden

Lebensqualität und Wohlbefinden: Das sind Ziele und Ideale, nach denen jeder Mensch strebt. Was wir darunter verstehen ist jedoch höchst individuell und geprägt von unserer Kultur, unserer Entwicklung und unserer Persönlichkeit. Und genau an dieser Individualität setzt die Formel Froböse an. Wie ein Kompass bietet sie Ihnen Orientierung, um Ihre persönlichen Ressourcen selbst zu erkennen und zu fördern. Auf diese Weise werden Sie selbst zum Antrieb, wenn es darum geht, Ihrem persönlichen Optimum an Wohlbefinden und Lebensqualität näher zu kommen! Was es dazu braucht? Das ist für jeden unterschiedlich, doch die Basis ist für uns alle gleich. Und diese Basis möchten wir Ihnen mit der Formel Froböse an die Hand geben.

Den Grundstein für die Formel Froböse legte Prof. Dr. Ingo Froböse mit seiner über dreißigjährigen Erfahrung als Sportwissenschaftler an der Deutschen Sporthochschule Köln. Gemeinsam mit den ambitionierten Nachwuchswissenschaftlern unserer Denkfabrik fischimwasser entwickelte Ingo Froböse daraus einen Leitfaden, der seine wissenschaftliche Expertise und persönlichen Erfahrungen, in einer lebenspraktischen Philosophie und gezielten Handlungsempfehlungen bündelt.
Im Mittelpunkt dieses ganzheitlichen Prinzips stehen unsere natürlichen Bedürfnisse nach Bewegung, ausgewogener Ernährung und gezielter Regeneration. Auf diesem Dreiklang beruhen alle Empfehlungen der Formel Froböse und bieten Ihnen die nötige Orientierung auf Ihrem persönlichen Weg zu Vitalität und einer möglichst hohen Lebensqualität.
Dabei entschieden Sie als der Motor auf diesem Weg, ganz selbstbestimmt, welche Angebote und Empfehlungen Platz in Ihren alltäglichen Routinen finden und welche eben nicht.

Gemeinsam mit Ingo Froböse verfolgen wir mit der Denkfabrik fischimwasser das Ziel, Sie mit nachhaltigen und wirkungsvollen Empfehlungen dabei zu unterstützen, den Herausforderungen in Alltag und Beruf leistungsstark und vital begegnen zu können. Sondern auch in Ihrer Freizeit, bei den Dingen, die Ihnen Freude bereiten. Mit der Formel Froböse möchten wir das gute Leben, die guten Jahre fördern, so, dass Sie möglichst jeden Moment in vollen Zügen genießen können.

Weitere Infos und praktische Tipps für mehr Lebensqualität finden Sie auf www.formel-froboese.de und auf unserem gleichnamigen YouTube Kanal.

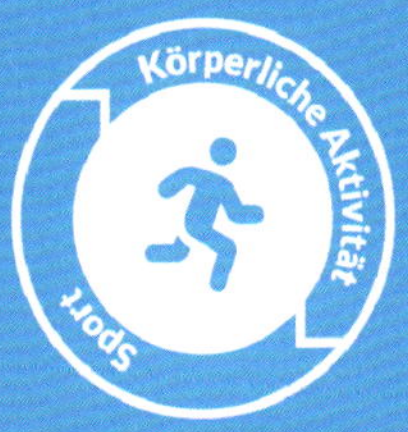

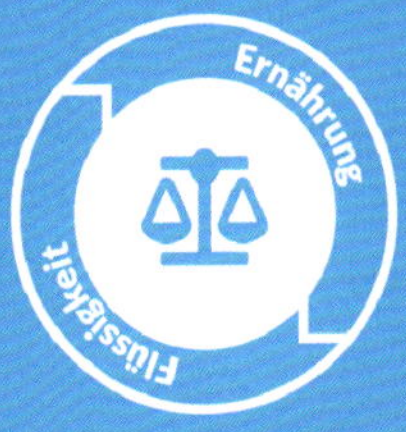

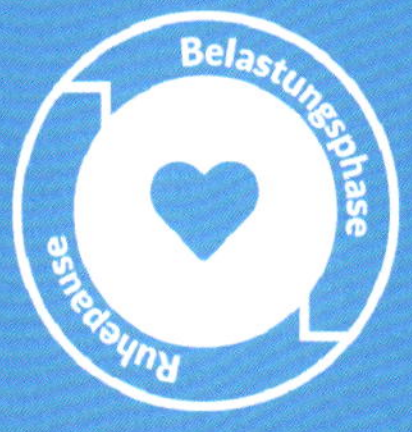

Impressum

Kaiserstraße 14 b
D-80801 München

ISBN 978-3-96584-061-4
2. Auflage 2021

Projektleitung: Kathrin Mayr

Mitarbeit am Text: Ulrike Schöber, Dortmund

Lektorat: Eva-Maria Hege

Cover und Grafisches Konzept: ZERO Werbeagentur

Satz: Karin Miller

Herstellung: Frank Jansen

Producing: Jan Russok

Druck & Bindung: optimal media GmbH, Röbel

Kurze Wege schonen die Umwelt
Dieses Buch wurde in Deutschland gedruckt

Im Buch enthaltene Fotos können zur
eigenen Nutzung erworben werden unter
www.stockfood.com

Die ZS Verlag GmbH ist ein Unternehmen der
Edel SE & Co. KGaA, Hamburg.
www.zsverlag.de | www.facebook.com/zsverlag